Markus Priemer

Scribus kompakt

– das Anwenderhandbuch –

Umschlaggestaltung: Brain-Media.de

Satz: Brain-Media.de

Cover: Hilde Vanstraelen

Druck: COD

ISBN: 978-3-939316-40-4

Inhaltsverzeichnis

1 Einleitung

Scribus ist eines der herausragenden Open-Source-Projekte der letzten Jahre. Während viele Open-Source-Anwendungen bereits so weit entwickelt sind, dass sie kaum mehr einen Vergleich mit der kommerziellen Konkurrenz fürchten müssen, ging bis vor Kurzem im Bereich Desktop-Publishing praktisch kein Weg an proprietären Lösungen vorbei. Genau diese Tatsache bewegte Franz Schmid dazu, ein an den Funktionen von Quark Express angelehntes freies Desktop-Publishing-Programm zu entwickeln. Desktop-Publishing bedeutet so viel wie Publizieren am Schreibtisch und umfasst die Erstellung von Druckvorlagen zur Produktion von Handzetteln, Broschüren, CD-Cover, Postern, Visitenkarten, Newsletter, (Online-) Zeitschriften, Prospekten und Katalogen bis hin zu Büchern.

War Scribus ursprünglich eine Entwicklung für Linux-Betriebssysteme, so gibt es das Programm mittlerweile auch für die Betriebssysteme Windows und Mac OS und es stellt heute zweifellos eine echte Alternative zu den kommerziellen Produkten wie InDesign, FrameMaker, PageMaker Ragtime und QuarkXPress dar, da es auch bereits im professionellen Umfeld verwendet wird.

Und das sind einige der Gründe: Das Programm Scribus bietet umfangreiche EPS- und PDF-Import-/-Exportfunktionen, Farbseparierung sowie ein ICC-Farbmanagement. Zudem unterstützt es alle relevanten Grafikformate, den SVG-Import und -Export und folgt dem WYSIWYG-Prinzip (What You See Is What You Get), d. h., die Bildschirmdarstellung entspricht weitgehend auch dem Druckergebnis.

Es lassen sich druckfähige PDF-Dokumente erzeugen, die den Standards professioneller Druckereien und Belichtungsstudios entsprechen. Als Referenz für die Darstellung wird hierzu der Adobe Reader in der neuesten Version empfohlen. Das von Scribus erzeugte Dateiformat SLA ist XML-basiert. Der Vorteil: Bei einem Systemcrash können im Unterschied zu proprietären Formaten beschädigte Dokumente zumindest teilweise mit einem einfachen Texteditor wiederhergestellt werden. Scribus unterstützt unter der KDE 3.x außerdem Drag&Drop.

Das Entwickler-Team ist inzwischen auf rund zehn Personen angewachsen, sodass für die nächsten Jahre eine weitere rasante Entwicklung erwartet werden kann.

Hinweis
Bei Drucklegung dieses Buches wurde die Version 1.3.4 noch immer als Entwicklerversion bezeichnet und empfohlen, produktive Arbeiten mit der Version 1.3.3.9 vorzunehmen.

1.1 *Neue Funktionen und Aussichten*

Die neue Version Scribus 1.3.4 bietet neben einem neuen Outfit mit neuen Icons auch Neuerungen, die das Arbeiten mit dem Programm noch professioneller und komfortabler gestalten. Dazu gehört ein erweitertes Farbmanagement, eine neue Bibliothek mit erweiterten Funktionen, größere Unterstützung der Formate PSD und TIFF, neue Transparenzeffekte, erweiterte Möglichkeiten zum Verteilen und Ausrichten von Objekten und vieles mehr. Die wichtigsten Änderungen und Planungen für zukünftige Versionen werden hier kurz erläutert.

1.1.1 Textsystem

Für eine gleichmäßigere Verteilung des Textes und günstigere Zeilenumbrüche wird beim Blocksatz der Text nicht nur automatisch vergrößert, sondern kann nun auch verkleinert werden. Ebenso ist es über das Fenster *Eigenschaften* in der Kategorie *Text* möglich, die Glyphen manuell entsprechend anzupassen. Hier ist eine Stauchung von 90–110 % möglich, es wird jedoch empfohlen, im Bereich von 98–102 % zu bleiben, um keine sichtbare Verzerrung zu erzeugen.

Neu ist auch die Funktion *Optischer Randausgleich*, die Spaltenränder so gestaltet, dass sie gleichmäßiger wahrgenommen werden. Dabei verschiebt Scribus die verschiedenen Satzzeichen um bis zu 70 % ihrer Größe.

1.1.2 Druckermarken

Von vielen Anwendern früherer Versionen vermisst, verfügt Scribus nun auch über die Funktionen Druckermarken, Registrierungsmarken und Farbbalken in ein Dokument einzufügen sowie den Anschnitt individuell einzurichten. Diese Funktionen finden Sie unter *Datei> Exportieren> Als PDF speichern* im Register *Pre-Press*.

1.1.3 Stile

Im Vergleich zu älteren Versionen von Scribus wurde der Stilmanager komplett überarbeitet und bietet nun in der neuen Form als *Stilverwaltung* die Möglichkeit, zentral alle Stile anzulegen, vorhandene zu klonen oder Stileigenschaften zu vererben. Auch Tastenkürzel können für die einzelnen Absatz-, Zeichen- und Linienstile festgelegt werden. Bei Absatzstilen ist es nun möglich, auch die Auszeichnungen für Zeichen festzulegen. Kommende Versionen sollen weitere Stile für Objekte und Tabellen beinhalten.

1.1.4 Silbentrennung

Bei der Silbentrennung wurden diese Änderungen vorgenommen:

Fügen Sie ein bedingtes Trennzeichen über den Menübefehl *Einfügen > Zeichen > Bedingtes Trennzeichen* oder die Tastenkombination Strg + Shift + - ein, so wird die Vorgabe der Silbentrennung in Bezug auf die Zahl der aufeinanderfolgenden Trennungen und die minimale Wortlänge ignoriert sowie die automatische Trennung auf dieses Wort nicht angewandt.

Ein manueller Zeilenumbruch in einem Absatz mit Blocksatz bewirkt nun automatisch, dass Scribus den vorherigen Absatz ebenfalls im Blocksatz setzt, sodass Wörter in die nächste Zeile verschoben werden können, ohne ein geschütztes Leerzeichen zu verwenden.

1.1.5 Farben

Über den Farbwähler in der Symbolleiste *Werkzeuge* kann nun auch eine Farbe aus dem Dokument ausgewählt werden.

Zudem gibt es im Fenster *Farbkreis* (*Extras> Farbkreis*) eine Vorschaufunktion, um zu überprüfen, wie Farben von Menschen mit bestimmten Sehbehinderungen wahrgenommen werden. Dies ist vor dem Hintergrund, dass ca. 5–10 % an Sehbehinderungen leiden, die Einfluss auf die Farbwahrnehmung haben, eine nicht zu unterschätzende Hilfe, um Zielgruppen zu erreichen.

1.1.6 Bibliothek

Die Bibliothek bietet nun die Möglichkeit, mehrere Bibliotheken zu öffnen und Bibliotheken aus den Formen der Programme Kivio und Dia zu erstellen, die sich ebenso wie andere Objekte mit der Maus direkt in ein Scribus-Dokument ziehen lassen und dort weiter bearbeitet werden können.

1.2 *Schriften*

Die passende Schrift gibt jedem Dokument erst die gewisse Note. Schriften werden in der DIN 16518 aus dem Jahr 1964 in elf Kategorien bzw. Schriftfamilien unterteilt. Hier soll nicht weiter auf diese Einteilung eingegangen werden, da dies den Rahmen sprengen würde.

Generell unterscheidet die Typografie zwischen Serifenschrift (Antiqua-Schrift) und serifenloser Schrift (auch Groteske oder Sans Serif). Serifen sind hierbei die kleinen Schnörkel und Häkchen, auch Füßchen, Schraffen oder Endstriche genannt, die sich an den Buchstabenenden befinden.

Beispiel: F (Serifenschrift Times New Roman, Schriftgröße 18) und F (serifenlose Schrift Verdana, Schriftgröße 18).

Die Frage „Serifen – ja oder nein?“ ist letztendlich immer eine Geschmacksfrage, die individuell geklärt werden muss. Dennoch haben sich im Printbereich die Serifenschriften bei Fließtexten aufgrund der besseren Lesbarkeit durchgesetzt, während die serifenlosen Schriften zumeist für Überschriften, großflächige Werbungen, Plakate, Beschriftungen und sehr kleine Schriftgrößen (sogenanntes Kleingedrucktes wie AGB oder Ähnliches) verwendet werden.

Eine andere generelle Unterscheidung ist die von Proportional- und Festbreitenschriften. Proportionalschriften sehen in aller Regel harmonischer aus und lassen sich angenehmer lesen. Festbreitenschriften, die im Fachjargon auch dicktengleiche Schriften genannt werden, kennen viele nur noch aus der Zeit der Schreibmaschine oder für Formulare.

Mittlerweile sind unzählige freie wie auch kommerzielle Schriften auf dem Markt. Während freie Schriften oft kostenlos bzw. für den privaten Gebrauch kostenlos vertrieben werden – hier sind die jeweiligen Lizenzbestimmungen zu beachten –, können kommerzielle Schriften durchaus noch bis zu 500 € kosten. Obwohl immer wieder vor freien Schriften gewarnt wird, weil sie mannigfaltige Probleme beim Druck mit sich bringen können, gibt es mittlerweile auch sehr viele gute, die auch im Vergleich mit der kommerziellen Konkurrenz bestehen.

1.2.1 Schriftformate für den Computer

Es gibt verschiedene Schriftformate, die Sie am Computer einsetzen können. Die wichtigsten sollen hier erklärt werden:

- **Bitmap-Schriften**: Dies sind pixelbasierte Schriften, die meist in verschiedenen festen Größen existieren. Jedes Zeichen ist dabei als Rastergrafik erfasst. Zwischengrößen bzw. nicht vorhandene Größen muss das Programm oder ein Font-Manager errechnen. Diese Schriften werden heute noch bevorzugt in mobilen Geräten wie Handy oder PDA verwendet.

- **TrueType**: TrueType wurde von Apple entwickelt. Gemeinsam mit dem PostScript Type-1-Format wurden damit die bis dahin vorherrschenden Bitmap-Schriften abgelöst. Das neue an diesen Schriften war, dass sie auf mathematisch definierten Umrisslinien (Outlines) basieren, die sich praktisch auf jede Größe skalieren lassen. TrueType hat gegenüber Postscript-Type1-Schriften den Vorteil, dass es mit einer Bildschirmoptimierung, dem sogenannten Hinting versehen ist.

- **Postscript-Type1**: Dieses Format wurde von Adobe entwickelt und war praktisch ein Schrift-Standard im Grafikdesign und der Druckvorstufe. Es basiert ebenso wie TrueType auf Umrissbeschreibungen. Eine wesentliche Einschränkung dieser Schriften besteht darin, dass nur maximal 256 Zeichen darstellbar und sie damit nur bedingt Unicode-fähig sind. Mittlerweile werden Postscript-Type1-Schriften zunehmend durch OpenType-Schriften abgelöst.
- **Postscript-Type3**: Ist die Weiterentwicklung von Postscript-Typ1 und kann sowohl Vektor- als auch Bitmap-Schriften beinhalten.
- **OpenType**: OpenType ist eine Weiterentwicklung des TrueTyp-Formats und wurde von Adobe und Microsoft zusammen entwickelt. Ziel war es, ein einheitliches, plattformübergreifendes Schriftformat zu entwickeln. Schriften des OpenType-Formats unterstützen die Umrissbeschreibung auch im PostScript-Format.

1.2.2 Die passende Schrift auswählen

Eine der beliebtesten Fragen im Zusammenhang mit DTP lautet: Welche ist die passende Schrift für meine Arbeit? Diese Frage ist nicht pauschal zu beantworten und letztendlich auch immer eine Frage des Geschmacks. Allerdings sollte bei der Frage nach Schriften auch immer bedacht werden, dass Schriften sehr häufig für Probleme beim Druck sorgen. Einfach dadurch, dass sie nicht sauber entwickelt wurden. Deshalb sollten vor allem frei verfügbare Schriften vor einem Einsatz intensiv getestet werden.

Wie finden Sie nun die Schrift, die zu Ihrer speziellen Publikation passt? Hier sollen einige wichtige Kriterien erörtert werden, die helfen sollen, Ihre Auswahl einzugrenzen:

- Gibt es Vorgaben für die Publikation oder sind Sie gänzlich frei in Ihrer Auswahl?
- Welches Thema behandelt Ihre Arbeit? Zweifellos bedarf eine Hochzeitseinladung einer anderen Schrift als eine Abhandlung über die griechische Mythologie oder die Festschrift einer Handwerksinnung.
- Einer der wichtigsten Faktoren, der Einfluss auf die Lesbarkeit von Texten hat, ist die Größe der Schrift in Verbindung mit der jeweiligen Zeilenlänge und dem Zeilenabstand. Testen Sie deshalb die Lesbarkeit mit verschiedenen Einstellungen.

- Wie ist das Verhältnis zwischen Text und Grafiken? Beinhaltet Ihre Arbeit überwiegend Text, so sollten Sie das Hauptaugenmerk auf eine gute Lesbarkeit der Schrift legen. In diesem Fall ist eine eher unauffällige und neutrale Schrift zu bevorzugen.

- Benötigen Sie für Ihre Arbeit bestimmte Sonderzeichen? Ist dies der Fall, müssen Sie die Schriften zunächst daraufhin überprüfen. Nutzen Sie dazu zum Beispiel im Editiermodus den Menübefehl *Einfügen> Zeichen*. Hier können Sie im Fenster *Zeichenpalette* direkt nach einem Unicodewert suchen.

- Bei regelmäßig erscheinenden Publikationen sollten Sie auch die Anzahl verfügbarer Schriftschnitte bei der Schriftauswahl berücksichtigen. Je größer hier die Auswahl ist, desto mehr Variationsmöglichkeiten stehen Ihnen später zur Verfügung und Sie vermeiden ein inkonsistentes Aussehen. Geben Sie deshalb gut ausgebauten Schriftfamilien, die mehr als die vier Grundschnitte (normal, fett, kursiv und fettkursiv) aufweisen, den Vorzug.

- Berücksichtigen Sie die individuelle Laufweite der verschiedenen Schriften. Dies ist vor allem dann besonders notwendig, wenn der Text in Spalten gegliedert ist.

- Welche Weiterverarbeitung der Druckvorlage wird angestrebt? Auf Zeitungspapier sind bspw. bestimmte Feinheiten einer Schrift (z. B. Serifen) nicht darstellbar, die beim Offsetdruck hervorragend funktionieren.

- Bei einer mehrstufigen Struktur sollten Sie überlegen, ob der Einsatz weiterer Schriftarten hilft, den Text übersichtlicher zu gestalten. Als goldene Regel gilt hier, dass nur in Ausnahmefällen mehr als zwei bzw. drei Schriften gemischt werden dürfen. Auch das Mischen sehr ähnlicher Schriften gilt als problematisch.

Sie sehen, die scheinbar grenzenlose Auswahl an Schriften, die wiederum unendlich viele Kombinationsmöglichkeiten eröffnet, macht die Schriftauswahl zu einer wirklichen Herausforderung, die gut vorbereitet und durchdacht sein will. Für größere bzw. längere Projekte sollten Sie deshalb dafür eine angemessene Zeit einplanen und Varianten ausprobieren. Anschauungsmaterial mit guten und weniger guten Ergebnissen finden Sie in jedem besser sortierten Zeitschriftenladen zur Genüge.

1.3 Der Arbeitsablauf

Grundsätzlich sollten Ihnen als Anwender die Unterschiede zwischen einem Programm für Desktop-Publishing (DTP) und einer Textverarbeitung bewusst sein, wenngleich Textverarbeitungsprogramme mehr und mehr auch Elemente von DTP-Programmen übernehmen.

Auch wenn Sie „nur" eine Visitenkarte, eine Geburtstagseinladung oder einen Geschenkgutschein erstellen wollen, ein professionelles Layout, welches das punktgenaue zum Teil überlagerte Setzen der einzelnen Inhalte, das Arbeiten mit Ebenen oder die exakte Veränderung von Text- bzw. Bildrahmen erfordert, gelingt im Moment nur mit einem DTP-Programm. Der typische Arbeitsablauf für eine Druckvorlage soll hier kurz beschrieben werden und Ihnen bei der Vorbereitung Ihrer Projekte mit Scribus helfen, ein möglichst gutes Ergebnis zu erzielen.

Die professionelle Planung für ein Layout erfolgt zunächst in Form von Skizzen, die Scribbles genannt und meist mit Kohlestiften angefertigt werden. Hierbei wird grob die Platzierung von Text, Grafiken, Bildern und weiteren Elementen angedeutet. Text wird dabei durch waagerechte Linien symbolisiert, während Bilder und Grafiken skizzenhaft gezeichnet werden.

Als Orientierungshilfe für die Lage der einzelnen Objekte, wird ein Gitternetz darüber gelegt, um die Grundpositionen der einzelnen Elemente bestimmen zu können.

Der nächste Schritt besteht darin, die Umsetzung des Layouts am Rechner, auszuprobieren. Meist werden hierzu Platzhalter verwendet. Für die Texte sogenannter Blindtext und für Bilder und Grafiken Bildplatzhalter. Hierbei können Sie im Programm Scribus, dank der Möglichkeit verschiedene Ebenen zu generieren, beispielsweise alle gleichartigen Elemente auf einer eigenen Ebene positionieren, um eine bestmögliche Kontrolle zu haben. Da der Blindtext auch zur Überprüfung der Lesbarkeit dient, sollte er in der Sprache des Endprodukts gewählt werden. Scribus bietet hier neben dem Klassiker „Lorem ipsum dolor...", der angeblich bereits im 16. Jahrhundert von Setzern verwendet wurde, Texte in vielen verschiedenen Sprachen an.

Nach der Umsetzung des Layouts am Rechner, müssen alle notwendigen Inhalte zusammengetragen werden. Diese Arbeit kann natürlich auch am Anfang bzw. parallel erfolgen. Dazu müssen z. B. Texte erstellt bzw. besorgt, Bilder, Grafiken und Logos erstellt oder eingescannt, Dateien konvertiert, Auflösungen umgerechnet und Schriften getestet und ggf. auf notwendige Sonderzeichen hin überprüft werden.

Nun kann die Druckvorlage selbst erstellt werden. Die Blindtexte werden gegen die Originaltexte getauscht und die Bildplatzhalter werden mit den entsprechenden Logos, Diagrammen, Grafiken und Bildern gefüllt.

Als Endprodukt setzt sich dabei immer mehr die druckfertige PDF-Datei durch. Diese hat den entscheidenden Vorteil, dass Schriften genauso wie Grafiken und Bilder komplett in die Datei eingebunden werden können. Für den professionellen Bereich steht zudem mit PDF/X-3 ein Format zur Verfügung, das auch ein Farbmanagement ermöglicht. Wird ein anderes Format gewählt, so empfiehlt sich die Übergabe aller notwendigen Dateien (Layoutdokument, Bilder, Grafiken, Schmuckelemente und Schriften) an die Druckerei bzw. das Belichtungsstudio.

Die wichtigsten Druckverfahren sind heute der Digitaldruck und der Offsetdruck. Während beim Digitaldruck die Daten der Druckvorlage ohne Zwischenschritte direkt an die Druckmaschine übergeben werden, sind für den Offsetdruck etliche Arbeitsschritte vor dem eigentlichen Druck notwendig. Die wichtigsten sind: Filmbelichtung, Filmentwicklung, Montage, Plattenbelichtung und Plattenentwicklung. Schließlich werden die Druckplatten in die Offsetdruckmaschine eingespannt und der Druck kann beginnen.

Die Nachteile in der Druckvorbereitung macht der Offsetdruck allerdings (im Moment noch) durch eine höhere Qualität wett. Eine interessante Mischung aus beiden Verfahren gewinnt auch zunehmend an Bedeutung. Das Verfahren nennt sich CTP, was für „Computer To Plate“ steht. Hierbei entfällt die Filmbelichtung und -entwicklung, dadurch dass mit den Computerdaten der Druckvorlage direkt die Druckplatte erstellt wird.

Wollen Sie Ihre Vorlage in einer Druckerei drucken lassen, so sollten Sie sich im Vorfeld über die möglichen Druckverfahren und die individuellen Anforderungen informieren.

2 Programmstart und -aufbau

In diesem Kapitel wird der Ablauf des Programmstarts sowie der Programmaufbau dargestellt.

2.1 *Programmstart*

Nach dem ersten Start von Scribus wird zunächst das Fenster *Neues Dokument* geöffnet. Standardmäßig ist hierbei das Register *Neues Dokument* aktiviert, später können Sie auch über die weiteren Register bereits gespeicherte Dokumente öffnen. Legen Sie zunächst die Eigenschaften des neuen Dokuments fest.

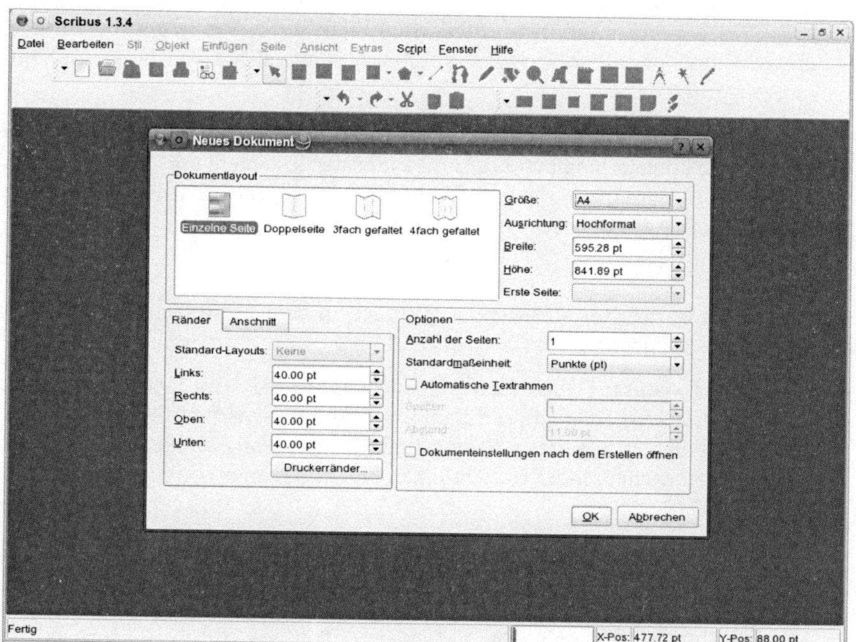

Scribus nach Erststart.

Die einzelnen Optionen von oben nach unten:

- **Dokumentlayout**: Hier legen Sie fest, ob die Seite gefaltet werden soll und falls ja, in welcher Form. Wählen Sie die Standardeinstellung *Einzelne Seite*, so sind die Listenfenster *Erste Seite*, in dem Sie festlegen, um welcher Seite es sich handelt, und *Standard-Layouts*, über das Sie ein vorgegebenes Layout wählen können, deaktiviert.
- **Größe**: Über dieses Listenfenster wählen Sie die Größe des Seitenformats aus. Hinterlegt sind die DIN-Größen sowie nordamerikanische Papierformate. Über die Auswahl *Benutzerdefiniert* können Sie auch eigene Vorgaben machen.
- **Ausrichtung**: Bei der Ausrichtung können Sie zwischen dem Hochformat und dem Querformat wählen.
- **Breite/Höhe**: Hier wird Ihnen Breite und Höhe des ausgewählten Seitenformats angezeigt. Haben Sie *Benutzerdefiniert* gewählt, so können Sie das Seitenformat hier selbst bestimmen. Die Einträge können Sie direkt editieren oder über die rechts stehenden Pfeiltasten vornehmen. Verändern Sie ein voreingestelltes Format, so springt die Auswahl automatisch von *Größe* auf *Benutzerdefiniert*.
- **Erste Seite**: Haben Sie ein anderes Dokumentlayout als eine *Einzelne Seite* gewählt, so können Sie über dieses Listenfenster festlegen, um welche Seite es sich handelt. Bei einem 3fach gefalteten Dokumentlayout haben Sie z. B. die Wahl zwischen *Linke Seite*, *Mitte* und *Rechte Seite*.

Standardmäßig ist das Register *Ränder* geöffnet, in dem Sie folgende Einstellungen vornehmen können:

- **Standard-Layouts:** Dieses Listenfeld steht Ihnen bei allen Dokumentlayouts außer bei *Einzelne Seite* zur Verfügung. Sie können zwischen *Gutenberg*, *Zeitschrift*, *Fibonacci*, *Goldener Schnitt* und *Neunerteilung* wählen. Die jeweils zugeordneten Seitenränder werden Ihnen in den darunter befindlichen Feldern angezeigt.
- **Links**: Hier legen Sie den Abstand zwischen linkem Seitenrand und dem linken Rand des Satzspiegels fest. Für gefaltete Layouts kann hier die Bindung mit berücksichtigt werden. Standardmäßig ist die Maßeinheit pt. Eine andere Maßeinheit können Sie über das Listenfenster *Standardmaßeinheit* auswählen.
- **Rechts**: Legen Sie hier den Abstand zwischen rechtem Seitenrand und dem rechten Rand des Satzspiegels fest. Für gefaltete Layouts kann hier die Bindung mit berücksichtigt werden.

- **Oben**: Hier legen Sie den Kopfsteg fest. Das ist der Abstand zwischen oberem Seitenrand und oberem Satzspiegel.
- **Unten**: Legen Sie hier den Fußsteg fest. Dies ist der Abstand zwischen unterem Seitenrand und unterem Satzspiegel.
- **Druckerränder**: Alternativ zu der Eingabe von bestimmten Seitenrändern bzw. der Übernahme eines Standard-Layouts, können Sie auch die Druckränder eines installierten Druckers übernehmen.

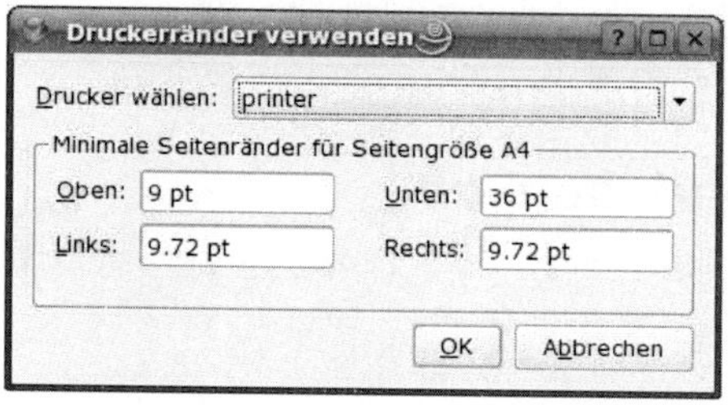

Druckerränder eines installierten Druckers verwenden.

Im Register *Anschnitt* können Sie für *Links*, *Rechts*, *Oben* und *Unten* den Anschnitt vorgeben. Aktivieren Sie dabei das Verkettungssymbol, so werden alle Werte gemeinsam hoch- bzw. heruntergesetzt. Lösen Sie das Verkettungssymbol, so können unterschiedliche Werte eingegeben werden.

Im Bereich *Optionen* bestehen noch die folgenden Einstellmöglichkeiten:

- **Anzahl der Seiten**: Geben Sie hier die Anzahl der Seiten für Ihr Dokument ein. Die möglichen Werte sind 1–10.000.
- **Standardmaßeinheit**: Standardmäßig ist die Maßeinheit *pt* für Punkt voreingestellt. Sie können jedoch auch *Millimeter (mm)*, *Zoll (in)*, *Picas (p)*, *Zentimeter (cm)* oder *Cicero (c)* als Standardmaßeinheit wählen.
- **Automatische Textrahmen**: Wählen Sie diese Option, so wird automatisch ein Textrahmen erzeugt, dessen Eigenschaften in den Feldern *Spalten* und *Abstand* festgelegt werden.
- **Spalten**: Legen Sie hier fest, wie viele Spalten (1–99) der automatisch erzeugte Textrahmen enthalten soll.

- **Abstand**: Geben Sie hier den gewünschten Abstand zwischen den Spalten im automatisch erzeugten Textrahmen an.
- **Dokumenteinstellungen nach dem Erstellen öffnen**: Aktivieren Sie diese Option, so wird mit dem Erstellen des Dokuments sofort das Fenster *Dokument einrichten* geöffnet, in dem Sie verschiedene Einstellungen vornehmen können, die sich ausschließlich auf das aktuelle Dokument beziehen.

Haben Sie alle Einstellungen vorgenommen, so bestätigen Sie Ihre Angaben über die Schaltfläche *OK* und das Dokument wird erstellt.

2.2 Der Arbeitsbereich

Nach dem ersten Anlegen eines neuen Dokuments präsentiert sich Ihnen ungefähr folgendes Bild:

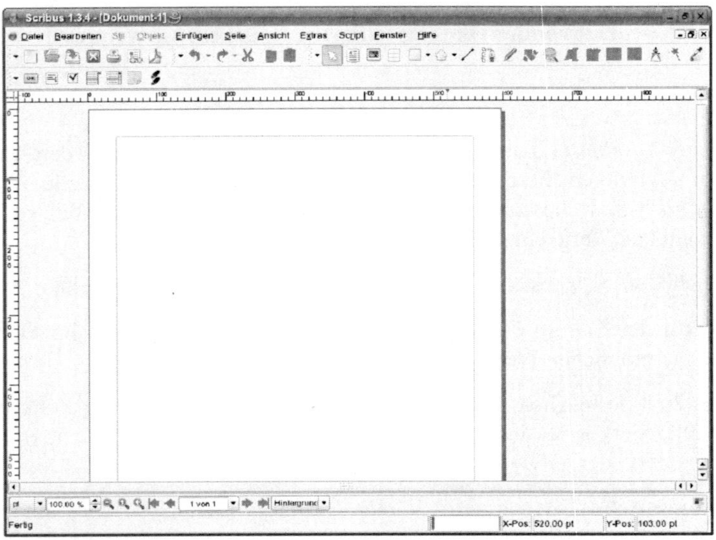

Scribus 1.3.4 nach dem Erststart mit angelegtem Dokument.

Unterhalb der Titelleiste, die Programm, Programmversion und Dokumenttitel anzeigt, befindet sich die Menüleiste mit den Einträgen *Datei, Bearbeiten, Stil, Ob-*

jekt usw. Darunter befinden sich die Symbolleisten. Diese heißen *Datei*, *Bearbeiten*, *Werkzeuge* und *PDF-Werkzeuge*. Die einzelnen Symbolleisten können Sie nahezu beliebig positionieren. Die „Anfasser" sind jeweils die gepunkteten Trennlinien. Führen Sie den Mauszeiger auf diese Trennlinie und verschieben Sie die Leiste bei gehaltener Maustaste an die gewünschte Stelle.

Als Nächstes sehen Sie das eingeblendete horizontale Lineal und darunter den Arbeitsbereich, der in DTP-Applikationen auch Montagefläche genannt wird. Das vertikale Lineal wird auf der linken Seite angezeigt. Unter der Montagefläche befindet sich die Ansichtsleiste, über die Sie beispielsweise die Maßeinheit und die Dokumentansicht ändern, in einem mehrseitigen Dokument navigieren, verschiedene Ebenen aktivieren sowie das Farbmanagement aktivieren bzw. deaktivieren können.

Die unterste Zeile ist die Statusleiste, die eine Fortschrittsanzeige beinhaltet und die Mausposition in der eingestellten Maßeinheit anzeigt.

2.3 *Symbolleisten und Ansichtsleiste*

Die meisten Arbeitsschritte können Sie mit der Maus erledigen, entweder über das Menü, die jeweiligen Kontextmenüs, die über die rechte Maustaste angezeigt werden, oder über die verschiedenen Symbolleisten. Im Folgenden werden die verschiedenen Symbolleisten und die Ansichtsleiste mit ihren Befehlen dargestellt.

2.3.1 Die Symbolleisten Datei und Bearbeiten

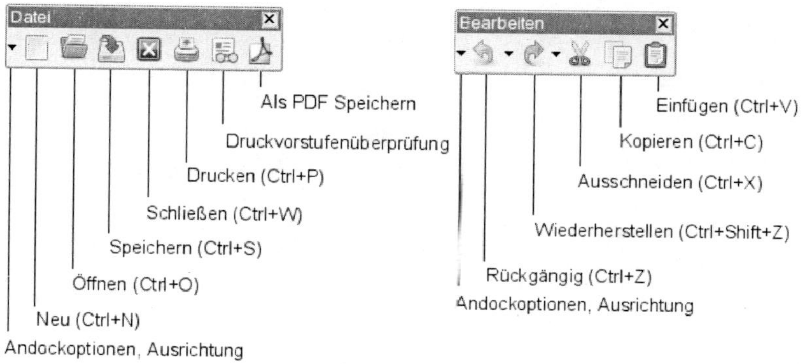

Die Funktionen der Symbolleisten *Datei* und *Bearbeiten*.

Die Tastenkombinationen in den Klammern können jeweils alternativ zu den Schaltflächen (bzw. den Menübefehlen) benutzt werden.

2.3.2 Die Symbolleiste Werkzeuge

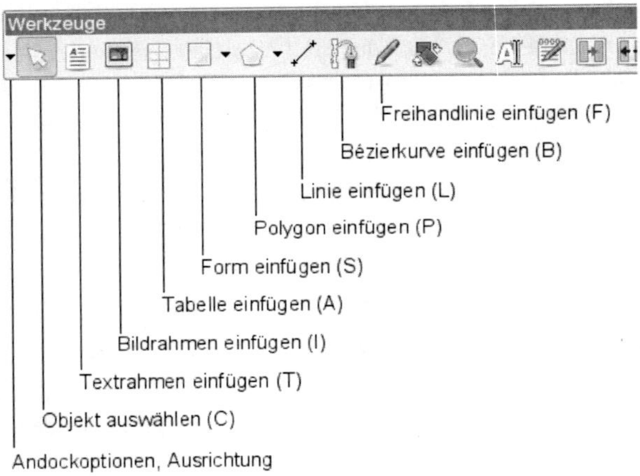

Die Funktionen der Symbolleiste *Werkzeuge* Teil 1.

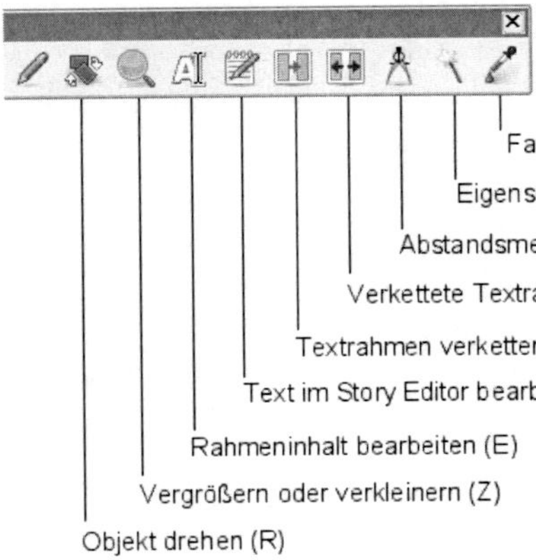

Die Funktionen der Symbolleiste *Werkzeuge* Teil 2.

2.3.3 Die Symbolleiste PDF-Werkzeuge

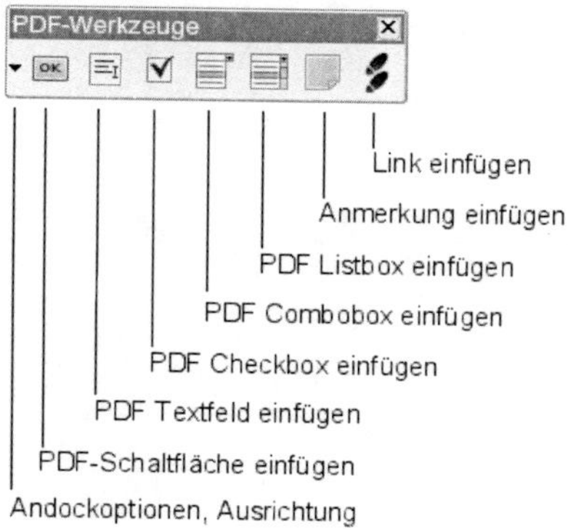

Die Funktionen der Symbolleiste *PDF-Werkzeuge.*

2.3.4 Die Ansichtsleiste

Mit der Ansichtsleiste, die sich oberhalb der Statusleiste befindet, können Sie im Dokument navigieren, die Ansichtsgröße festlegen sowie das Farbmanagement und die verschiedenen Ebenen aktivieren.

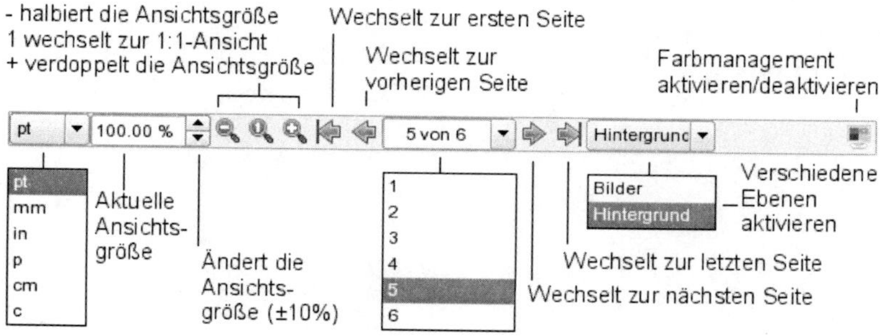

Die Funktionen der Ansichtsleiste.

3 Mit Scribus arbeiten

In diesem Kapitel werden die wichtigsten Grundfunktionen von Scribus dokumentiert. Nachdem Sie ein Dokument angelegt haben, können Sie verschiedene Objekte auf der Montagefläche erstellen. Für Texte oder Bilder müssen Sie zunächst die entsprechenden Rahmen, also Text- bzw. Bildrahmen erstellen, bevor Sie diese mit Inhalten füllen können. Andere Objekte wie Tabellen, Formen, Polygone, Linien, Bézierkurven und Freihandlinien können Sie direkt auf der Montagefläche erstellen.

3.1 *Textrahmen*

Als Erstes soll die Arbeit mit dem Objekt Textrahmen beschrieben werden. Sie erfahren hier, wie Sie einen Textrahmen erstellen, Inhalte einfügen und welche weitere Bearbeitung möglich ist.

3.1.1 Textrahmen erstellen

Zunächst müssen Sie für die Erstellung eines Textes in Scribus einen Textrahmen erstellen. Gehen Sie dazu wie folgt vor:

- Nutzen Sie eine der folgenden Möglichkeiten, um einen Textrahmen zu erzeugen.

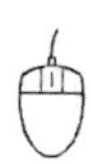

Betätigen Sie die Schaltfläche [A≡].

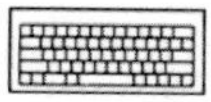

Wählen Sie den Buchstaben T.

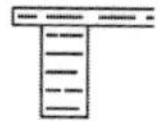

Wählen Sie den Menübefehl *Einfügen> Textrahmen.*

- Der Mauszeiger wird nun so [+A≡] dargestellt und Sie können bei gehaltener Maustaste auf der Montagefläche einen Textrahmen aufziehen. Hierbei reicht es, zunächst die ungefähre Größe und Position zu wählen. Die exakte Größe und Position können Sie später mithilfe des Fensters *Eigenschaften* in der Kategorie *X,Y,Z* festlegen.

Wollen Sie hingegen den Rahmen gleich exakt anlegen, können Sie alternativ zum letzten Schritt der Anleitung einen Anfangspunkt des Textrahmens festlegen, indem Sie einmal dort klicken. Es wird das Fenster *Objektgröße eingeben* geöffnet, in dem Sie den Ursprungspunkt des Textrahmens und dessen Größe festlegen können.

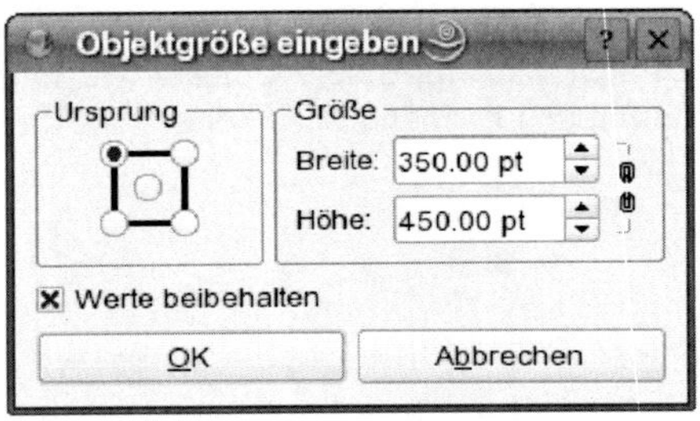

Legen Sie Ursprung und Größe des Textrahmens fest.

Wollen Sie gleiche Textrahmen für mehrere Seiten erstellen, so rufen Sie den Menübefehl *Einfügen> Rahmen* auf, der das Fenster *Rahmen einfügen* öffnet (siehe Kapitel 3.3, Mehrere Text- oder Bildrahmen erzeugen).

3.1.2 Kontextmenü Textrahmen

Über das Kontextmenü, welches Sie mit einem rechten Mausklick auf den Textrahmen öffnen, stehen Ihnen die wichtigsten Befehle zur Verfügung.

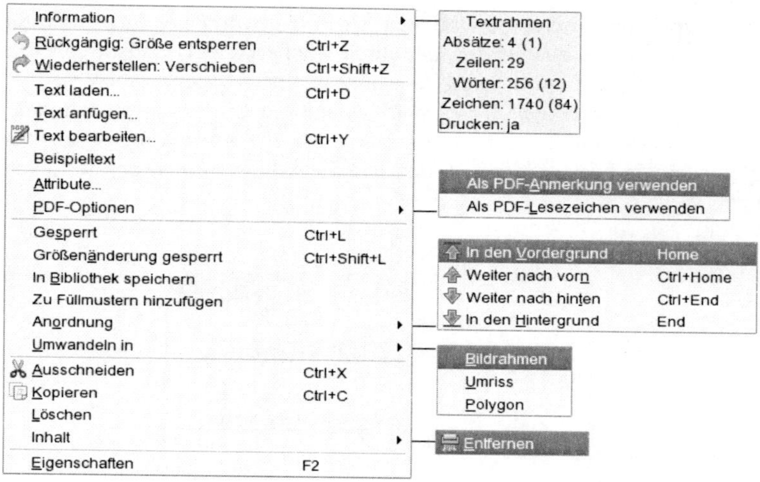

Die Kontextmenüs bei markiertem Textrahmen.

- **Information**: Hier werden Ihnen die Grundinformationen zum Textrahmen gegeben. Sie können sehen, wie viele Absätze, Zeilen, Wörter und Zeichen der Text beinhaltet und ob das Objekt gedruckt wird. Werden Ihnen Zahlen in Klammern angezeigt, so handelt es sich um einen überfüllten Textrahmen und die Zahlen in Klammern geben die Anzahl des nicht angezeigten Textes an.
- **Rückgängig/Wiederherstellen**: Lässt Sie vorgenommene Änderungen rückgängig machen bzw. rückgängig gemachte Änderungen wiederherstellen.
- **Text laden**: Öffnet das Fenster *Öffnen*, in dem Sie eine Datei auswählen, die in den Textrahmen geladen werden soll.
- **Text anfügen**: Öffnet das Fenster *Öffnen*, in dem Sie eine Datei auswählen, die dem Text im Textrahmen angefügt werden soll.
- **Text bearbeiten**: Öffnet den *Story Editor*, in dem Sie den Text weiter bearbeiten können.
- **Beispieltext**: Öffnet das gleichnamige Fenster, in dem Ihnen eine große Auswahl von sogenannten Blindtexten angeboten wird, die Sie in den Textrahmen laden.
- **Attribute**: Öffnet das Fenster *Eigenschaften des Seitenobjekts*, in dem Sie Attribute für das Objekt vergeben (siehe Kapitel 4.4, Inhaltsverzeichnis anlegen).

- **PDF-Optionen**: Bietet die Optionen *Als PDF-Anmerkung verwenden* und *Als PDF-Lesezeichen verwenden*, wodurch Anmerkungen und Lesezeichen in PDF-Dokumenten am Monitor angezeigt werden können. Haben Sie die Option *Als PDF-Anmerkung verwenden* gewählt, so wird das Kontextmenü unter *PDF-Optionen* um den Eintrag *Eigenschaften der Anmerkung* ergänzt, der das gleichnamige Fenster öffnet, in dem Sie die Art der Anmerkung festlegen können.

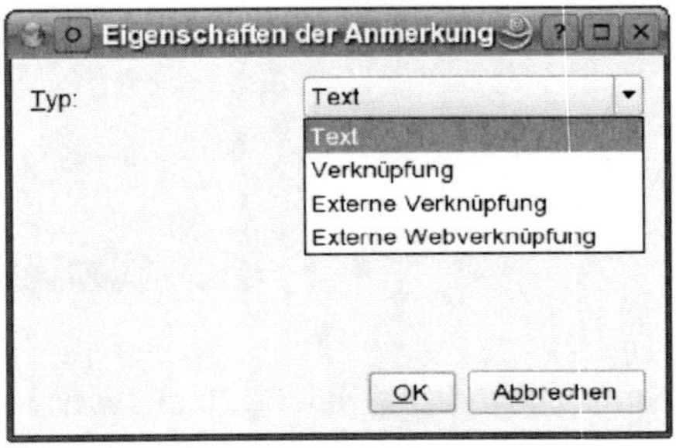

Legen Sie die Art der Anmerkung fest.

- **Gesperrt**: Ermöglicht das Sperren des Objekts. Ist diese Funktion aktiviert, so wird dies mit einem davorstehenden Kreuz gekennzeichnet und eine weitere Bearbeitung ist nicht möglich.
- **Größenänderung gesperrt**: Ermöglicht das Sperren der Größe des Textrahmens, während der Text selbst weiterhin bearbeitet werden kann. Ist diese Funktion aktiviert, so wird dies mit einem davorstehenden Kreuz gekennzeichnet.
- **In Bibliothek speichern**: Über diese Funktion können Sie das Objekt in der Bibliothek speichern. Es wird zunächst das Fenster *Neuer Eintrag* geöffnet, in dem Sie dem Objekt eine eindeutige Bezeichnung geben können.
- **Zu Füllmustern hinzufügen**: Über diese Funktion können Sie den Objektinhalt als Füllmuster abspeichern.
- **Anordnung**: Öffnet ein Untermenü, in dem Sie das Objekt auf dieser Ebene weiter oder ganz in den Vordergrund bzw. weiter oder ganz in den Hintergrund stellen können.

- **Umwandeln in**: Öffnet ein Untermenü, über das Sie das Objekt Textrahmen in einen Bildrahmen, einen Umriss oder ein Polygon umwandeln können.
- **Ausschneiden**: Schneidet den Textrahmen aus und speichert ihn in der Zwischenablage.
- **Kopieren**: Kopiert den Textrahmen in die Zwischenablage.
- **Löschen**: Löscht den Textrahmen.
- **Eigenschaften**: Öffnet das Fenster *Eigenschaften*, über das Sie das Objekt weiter bearbeiten können.

3.1.3 Textinhalte erzeugen

Scribus bietet die Möglichkeit, Textinhalte auf verschiedene Arten zu erzeugen. So können Sie:

- Text aus vorhandenen Dateien importieren (CSV, HTML, HTM, ODT, PDB, SXW, TXT).
- Text händisch erzeugen: Dazu können Sie direkt im Textrahmen arbeiten oder den *Story Editor* (Ctrl + Y) verwenden.
- Blindtext in vielen verschiedenen Sprachen einfügen.
- Texte aus anderen Applikationen kopieren (Ctrl + C) und im Textrahmen einfügen (Ctrl + V).

Um Textinhalte zu erzeugen, gehen Sie folgendermaßen vor:

- Nutzen Sie eine der folgenden Möglichkeiten, um Text aus einer Datei zu importieren oder händisch Text zu erzeugen:

  Klicken Sie mit der rechten Maustaste auf den Textrahmen und wählen Sie in dem Kontextmenü einen der Befehle *Text laden* oder *Text anfügen*, um den Text einer Datei zu laden bzw. an bestehenden Text anzufügen.

  Wählen Sie *Text bearbeiten* oder die Schaltfläche, um den *Story Editor* zu öffnen oder *Beispieltext,* um Blindtext einzufügen.

  Klicken Sie doppelt auf einen Textrahmen, so können Sie direkt in den Textrahmen schreiben.

Wählen Sie die Tastenkombination Ctrl + D, um den Text einer Datei zu laden oder die Kombination Ctrl + Y, um den *Story Editor* zu öffnen.

Wählen Sie den Menübefehl *Datei> Importieren> Text laden* bzw. *Datei> Importieren> Text anfügen*, um den Text einer Datei zu laden bzw. vorhandenem Text anzufügen. Den *Story Editor* können Sie über den Befehl *Bearbeiten> Text bearbeiten* aufrufen.

- Die Befehle zu *Text laden* bzw. *Text anfügen* öffnen das Fenster *Öffnen*, in dem Sie die gewünschte Datei auswählen können.

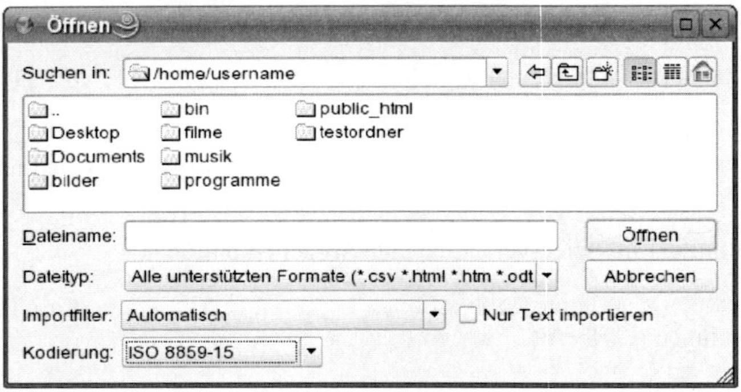

Wählen Sie die gewünschte Datei aus.

Über die Listenfelder stehen Ihnen noch Filter für den Dateityp sowie die Kodierung der Zeichensätze zur Verfügung. Zudem können Sie auf Formatierungen verzichten, indem Sie die Option *Nur Text* auswählen. Wählen Sie ein OpenOffice-Dokument, so wird das folgende Fenster geöffnet, in dem Sie einige Optionen festlegen.

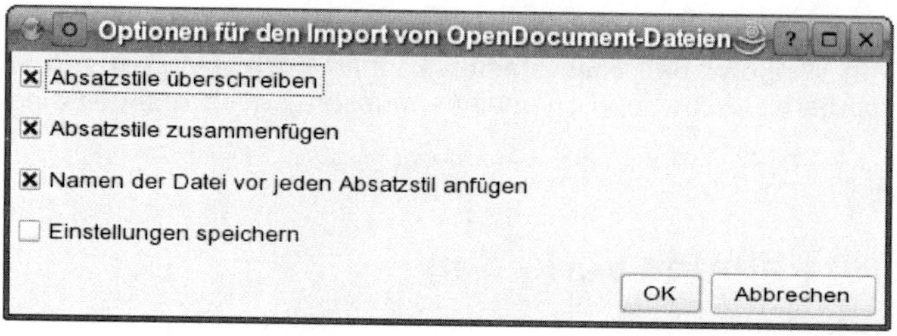

Fenster mit Optionen zum Import von OpenOffice-Dokumenten.

- **Absatzstile überschreiben**: Überschreibt die bereits existierenden Absatzstile im Dokument.
- **Absatzstile zusammenfügen**: Fügt die Absatzstile mit gleichen Attributen zusammen.
- **Namen der Datei vor jeden Absatzstil anfügen**: Ergänzt den Absatzstil jeweils um den Namen der importierten Datei (bei langen Dateinamen kann diese Option zu etwas unübersichtlichen Namen führen).
- **Einstellungen speichern**: Speichert die hier vorgenommenen Einstellungen.

Der Befehl *Text bearbeiten* öffnet den *Story Editor* (siehe Kapitel 5.6, Der Story Editor), der eine eigene Typografie- und Textwerkstatt innerhalb von Scribus darstellt. Der Befehl *Beispieltext* öffnet das gleichnamige Fenster, über das Sie sogenannte Blindtexte in den Textrahmen laden können. Sie können hier aus einer Vielzahl von Sprachen auswählen sowie die Anzahl der Absätze vorgeben.

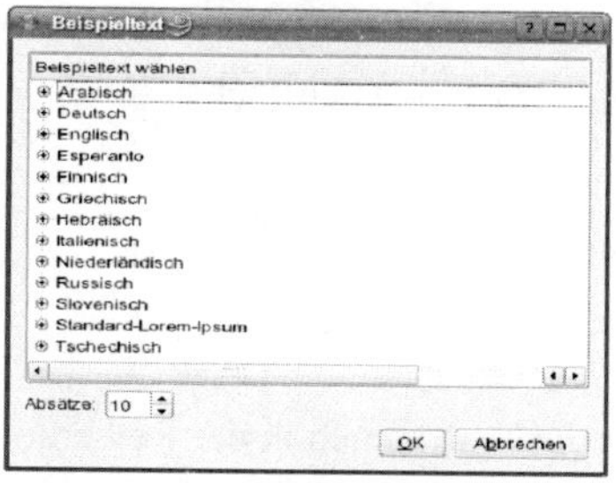

Wählen Sie den gewünschten Blindtext aus.

Tipp
Benutzer von Windows-Betriebssystemen können auch den Text von Word-Dokumenten importieren. Bilder und Hyperlinks müssen jedoch manuell eingefügt werden.

3.1.4 Textrahmen verketten

Hier wird gezeigt, wie einzelne Textrahmen verkettet werden, sodass „der überfließende Text" automatisch in dem nächsten verketteten Rahmen angezeigt wird. An dem kleinen Symbol unten rechts am Textrahmen erkennen Sie, dass der Textrahmen eine Überfüllung aufweist, d. h., dass nicht der komplette Text innerhalb des Rahmens dargestellt werden kann.

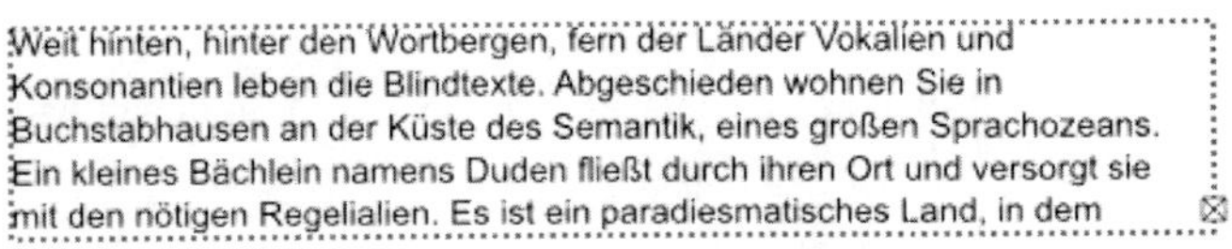

Beispiel eines überfüllten Textrahmens.

Nun gibt es die Möglichkeit, den Textrahmen weiter aufzuziehen bzw. größer einzustellen oder aber ihn mit einem anderen Textrahmen zu verketten, in dem dann der Text fortgesetzt wird. Dabei können sich diese Rahmen auf derselben Seite oder auf verschiedenen Dokumentseiten befinden. Zum Verketten eines Textrahmens mit anderen Textrahmen gehen Sie so vor:

- Markieren Sie den ersten Textrahmen und benutzen Sie eine der folgenden Möglichkeiten:

  Wählen Sie die Schaltfläche *Textrahmen verketten.*

  Wählen Sie den Buchstaben N.

- Klicken Sie jetzt die Textrahmen in der Reihenfolge an, in der sie mit dem ersten Textrahmen verkettet werden sollen. Die Pfeile zeigen Ihnen die Verkettung an.

- Klicken Sie auf einen freien Platz auf der Montagefläche, um den Bearbeitungsmodus zu beenden.

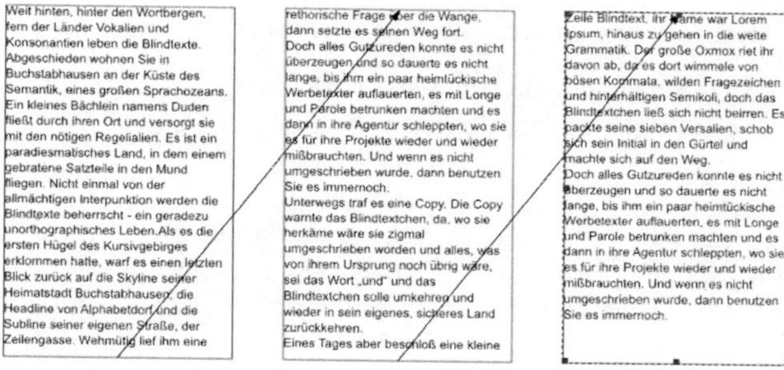

Verketten von Textrahmen.

Die einzelnen Textrahmen sind nun verkettet. Nachdem Sie den Bearbeitungsmodus beendet haben, können Sie sich die verketteten Textrahmen über den Menübefehl *Ansicht> Verkettete Textrahmen anzeigen* darstellen lassen.

Genauso können Sie verkettete Textrahmen aus der Verkettung lösen. Bereits erzeugte Textinhalte werden dabei nicht gelöscht:

- Markieren Sie den Textrahmen, dessen Verkettung Sie löschen wollen, und benutzen Sie eine der folgenden Möglichkeiten:

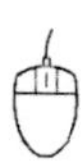
Wählen Sie die Schaltfläche *Verkettete Textrahmen trennen.*

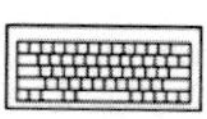
Wählen Sie den Buchstaben U.

- Klicken Sie jetzt den Textrahmen an, dessen Verkettung mit dem markierten Textrahmen gelöst werden soll.

Verkettete Textrahmen verhalten sich wie ein einzelner Textrahmen. Das heißt, wenn Sie Text in den letzten verketteten Textrahmen laden, so beginnt der Text dennoch im ersten Textrahmen der Verkettung.

3.1.5 Textspalten erzeugen

Textspalten können Sie auf verschiedene Arten erzeugen:

- Direkt beim Anlegen eines neuen Dokuments im Fenster *Neues Dokument* im Bereich *Optionen* (siehe Kapitel 2.1, Programmstart).
- Für einen bereits angelegten Textrahmen funktioniert dies über das Fenster *Eigenschaften* in dem Register *Form* (siehe Kapitel 3.14.2, Form).

Sie können auch in den Voreinstellungen generell für alle Dokumente (*Datei> Allgemeine Einstellungen> Werkzeuge> Textrahmen*) oder nur für das aktuelle Dokument (*Datei> Dokument einrichten> Werkzeuge> Textrahmen*) die Anzahl der Spalten und deren Abstand zueinander festlegen.

Natürlich können Sie auch einzelne Textrahmen so positionieren und verketten, dass sie wie Spalten wirken. Dieses Vorgehen sollte dann angewendet werden, wenn Sie beispielsweise unterschiedliche Spaltenabstände oder eine unregelmäßige Verkettung realisieren wollen. Aber streng genommen bleiben es natürlich verkettete Textrahmen.

3.1.6 Seitenzahlen einfügen

Das Einfügen einer Seitenzahl ist recht einfach zu bewerkstelligen. Gehen Sie so vor:

- Erzeugen Sie einen Textrahmen dort, wo die Seitenzahlen im Dokument platziert sein sollen.
- Doppelklicken Sie auf den Textrahmen, um in den Editiermodus zu wechseln.
- Wählen Sie eine der folgenden Möglichkeiten:

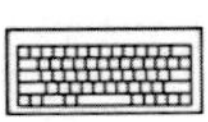

Wählen Sie die Tastenkombination *Ctrl + Alt + Shift + P.*

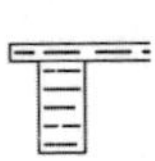

Wählen Sie den Menübefehl *Einfügen> Zeichen> Seitenzahl.*

- Die Seitenzahl wird nun angezeigt.

Bei längeren Dokumenten ist das manuelle Einfügen von Seitenzahlen eine mühselige Arbeit, die Sie sich dadurch erleichtern können, dass Sie sich eine oder mehrere Musterseiten für die Seitenzahlen (beispielsweise eine für rechte, die andere für linke Seiten) anlegen und diese dann dem Dokument zuweisen. Im nachfolgenden Beispiel wird eine Musterseite für die Seitenzahlen erstellt.

Gehen Sie dazu so vor:

- Legen Sie Ihr neues Dokument an.
- Erstellen Sie auf der ersten Seite einen Textrahmen für die Seitenzahlen.
- Führen Sie einen Doppelklick auf dem Textrahmen aus, um in den Editiermodus zu gelangen und wählen Sie die Tastenkombination *Ctrl +Alt + Shift + P* oder benutzen Sie den den Menübefehl *Einfügen> Zeichen> Seitenzahl.*
- Formatieren Sie ggf. das Zeichen über das Fenster *Eigenschaften* oder den *Story Editor* und beenden Sie den Editiermodus.
- Wählen Sie den Menübefehl *Seite> In Musterseite umwandeln* und benennen Sie die neue Musterseite mit *Seitenzahlen.*

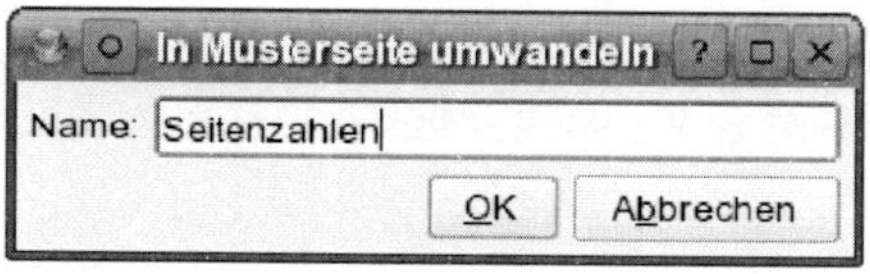

Musterseite für die Seitennummerierung.

- Löschen Sie den Textrahmen auf der ersten Seite.
- Wählen Sie den Menübefehl *Seite> Musterseite anwenden* und legen Sie fest, dass die Musterseite *Seitenzahlen* auf alle Seiten angewendet wird.

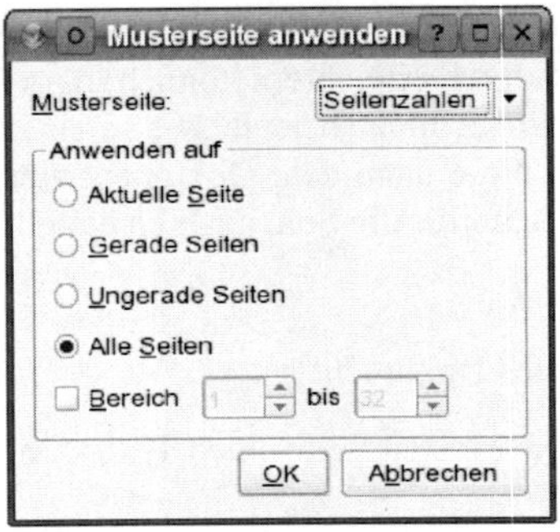

Musterseite Seitenzahlen auf alle Seiten anwenden.

Die Seitenzahlen werden nun auf allen Seiten angezeigt. Wollen Sie für gerade und ungerade Seiten unterschiedliche Positionen für die Seitenzahlen verwenden, so legen Sie zuvor die zwei entsprechenden Musterseiten an und weisen die eine nur geraden und die andere nur ungeraden Seiten zu.

Hinweis
Bei früheren Versionen mussten für zweistellige Seitenzahlen zwei Platzhalter, für dreistellige Seitenzahlen drei Platzhalter eingefügt werden. Sollten also zweistellige Seitenzahlen nicht korrekt angezeigt werden, könnte dies der Grund dafür sein.

3.1.7 Nummerierung individuell ändern

Nicht jedes Dokument soll durchgängig bzw. durchgängig gleich nummeriert werden. Für solche Fälle, in denen bspw. ein Inhaltsverzeichnis keine Seitenzahlen erhalten oder ein Anhang mit Buchstaben oder einer speziellen Nummerierung versehen werden soll, bietet Scribus die Möglichkeit, Nummerierungsabschnitte zu definieren.

Im folgenden Beispiel soll in einem 25-seitigen Dokument das Deckblatt und das Inhaltsverzeichnis auf den ersten sechs Seiten nicht nummeriert werden. Der ab der siebten Seite beginnende Text, soll mit Seite 7 beginnend durchnummeriert werden, während der Anhang ab Seite 20 mit römischen Ziffern, beginnend mit I, versehen werden soll. Gehen Sie dazu wie folgt vor:

- Öffnen Sie die Dokumenteinstellungen über den *Menübefehl Datei> Dokument einrichten> Abschnitt*. Für die bestehende Nummerierung existiert bereits ein Nummerierungsabschnitt.

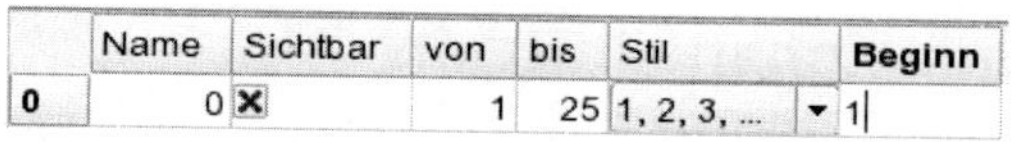

Ein Beispiel eines bestehenden Nummerierungsabschnitts.

- Ändern Sie den bestehenden Nummerierungsabschnitt, indem Sie als Namen *Inhaltsverzeichnis* eingeben, die Option *Sichtbar* deaktivieren und den Seitenbereich 1-6 festlegen.
- Legen Sie einen weiteren Abschnitt über die Schaltfläche *Hinzufügen* an und geben Sie ihm den Namen *Text.* Legen Sie fest, dass die Nummerierung sichtbar sein soll und sich auf die Seiten 7–19 beziehen soll und im Stil von europäischen Zahlen mit der Seite 7 beginnen soll.
- Legen Sie schließlich den letzten Abschnitt über die Schaltfläche *Hinzufügen* an, den Sie Anhang nennen, der sichtbar sein, von Seite 20–25 reichen, römische Ziffern beinhalten und mit I beginnen soll.

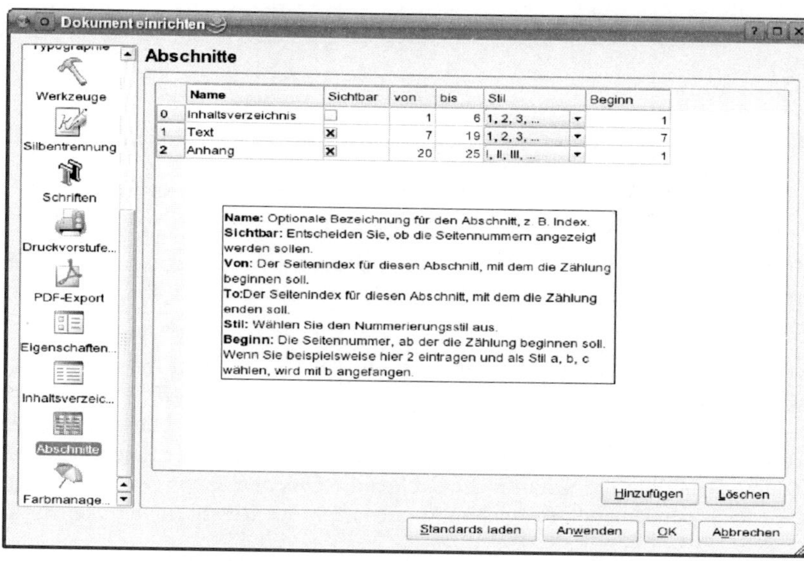

Das Anlegen verschiedener Nummerierungsabschnitte.

- Bestätigen Sie Ihre Eingaben mit der Schaltfläche *OK.* Die Seiten werden nun den Anforderungen entsprechend nummeriert.

3.1.8 Sonderzeichen einfügen

Für alle, die öfter mit Sonderzeichen arbeiten, stellt die neue Lösung der *Zeichenpalette* in Scribus eine enorme Hilfe und Erleichterung dar. Befinden Sie sich im Editiermodus, so steht Ihnen der Menübefehl *Einfügen> Zeichen* zur Verfügung, über den Sie das Fenster *Zeichenpalette* öffnen. Hierin können Sie sich von allen Schriften die kompletten Zeichensätze darstellen lassen.

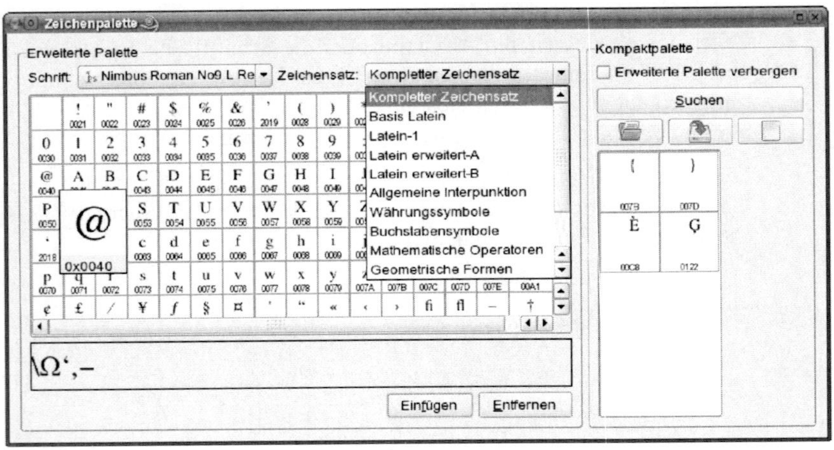

Die Zeichenpalette zeigt den gesamten Zeichensatz einer Schrift.

Per Mausklick fügen Sie das Zeichen aus der erweiterten Palette in die darunter stehende Zeile, die über die Schaltfläche *Einfügen* in den Text übernommen und über *Entfernen* gelöscht werden kann.

Klicken Sie mit der rechten Maustaste auf ein Zeichen, so wird Ihnen ein vergrößertes Vorschaubild angezeigt, wie im obigen Bild das Zeichen @. Außerdem sind über das Listenfeld *Zeichensatz* bestimmte Kategorien des Zeichensatzes getrennt einzusehen. Die Option *Erweiterte Palette verbergen* schließt die *Erweiterte Palette*. Zudem steht über die Schaltfläche *Suchen* die *Unicode-Suche* zur Verfügung, in der Sie nach der Unicode-Bezeichnung oder nach der Beschreibung suchen können.

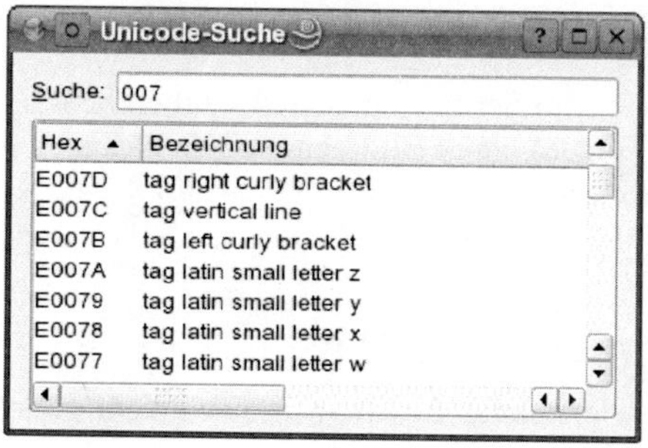

Die Unicode-Suche.

Häufig verwendete Zeichen ziehen Sie per Drag&Drop in das rechte Feld der Kompaktpalette. Die Zeichen können dort während der Scribus-Sitzung verbleiben oder als Scribus-Zeichenpalette im Format UCP für einen späteren Gebrauch abgespeichert werden. Benutzen Sie dazu die darüber befindlichen Schaltflächen.

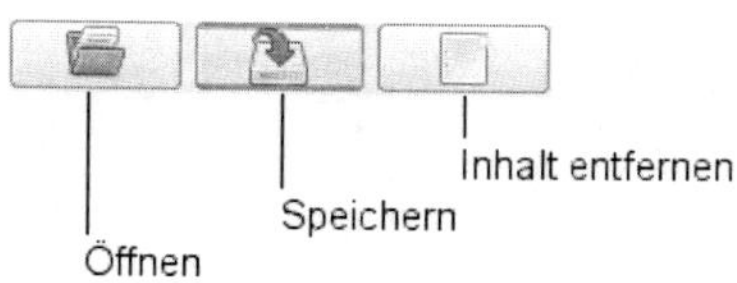

Schaltflächen der *Kompaktpalette*.

Um Zeichen aus dem rechten Feld zu löschen, klicken Sie mit der rechten Maustaste auf das entsprechende Zeichen und wählen *Löschen*.

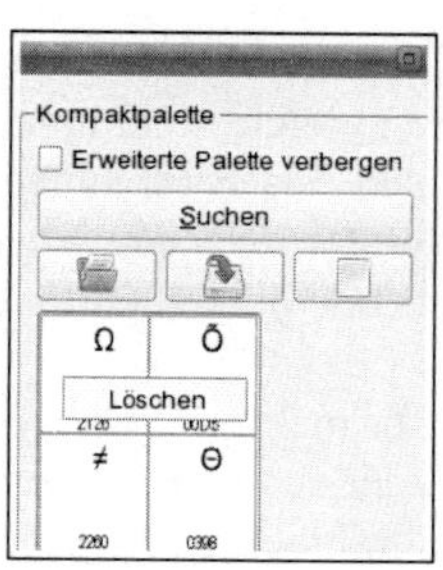

Löschen von Zeichen der *Kompaktpalette*.

3.2 *Bildrahmen*

Ebenso, wie Sie für Text in Scribus einen Textrahmen benötigen, brauchen Sie für die Darstellung von Bildern einen Bildrahmen. Die nächsten Abschnitte behandeln die Arbeit mit Bildrahmen.

3.2.1 Bildrahmen erstellen

Einen Bildrahmen zu erstellen, funktioniert nach dem gleichen Prinzip wie bei Textrahmen. Gehen Sie dazu wie folgt vor:

- Nutzen Sie eine der folgenden Möglichkeiten, um in den Werkzeugmodus für Bildrahmen zu wechseln:

  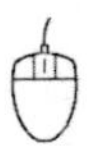 Betätigen Sie die Schaltfläche  *Bildrahmen einfügen.*

  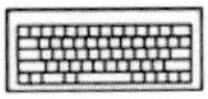 Wählen Sie den Buchstaben I.

  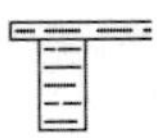 Wählen Sie den Menübefehl *Einfügen> Bildrahmen.*

- Der Mauszeiger wird nun so  dargestellt und Sie können bei gehaltener Maustaste im Dokument einen Bildrahmen aufziehen. Hierbei reicht es zunächst, die ungefähre Größe und Position zu wählen. Die exakte Größe und Position können Sie später mithilfe des Werkzeugs *Eigenschaften* festlegen. Der Bildrahmen wird mit einem diagonalen Kreuz angezeigt.

Wollen Sie hingegen den Rahmen gleich exakt anlegen, können Sie alternativ zum letzten Schritt einen Anfangspunkt des Bildrahmens festlegen, indem Sie einmal dort klicken. Es wird das Fenster *Objektgröße eingeben* geöffnet, in dem Sie den Ursprungspunkt des Bildrahmens und dessen Größe festlegen können.

Wollen Sie gleiche Bildrahmen für mehrere Seiten erstellen, so rufen Sie den Menübefehl *Einfügen> Rahmen* auf, der das Fenster *Rahmen einfügen* öffnet (siehe Kapitel 3.3, Mehrere Text- oder Bildrahmen erzeugen).

3.2.2 Kontextmenübefehle Bildrahmen

Auch beim Bildrahmen finden Sie die wichtigsten Befehle über das Kontextmenü, das Sie durch das Betätigen der rechten Maustaste auf den Bildrahmen öffnen.

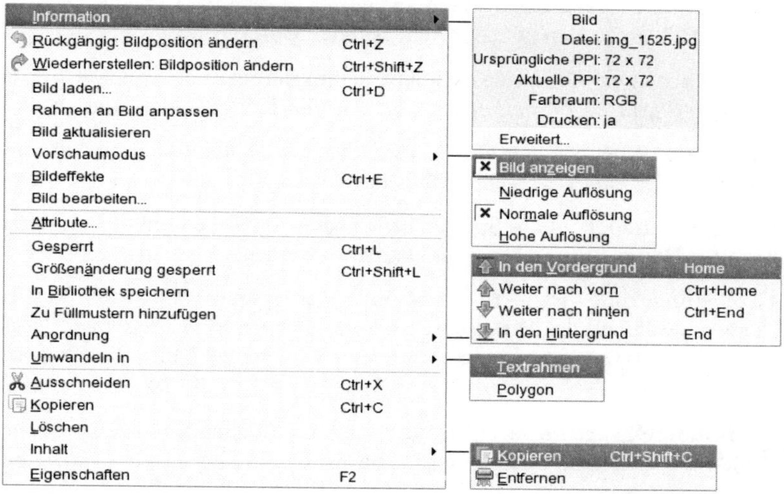

Das Kontextmenü des Bildrahmens.

Die Funktionen im Überblick:

- **Information**: Hier werden Ihnen folgende Informationen zum Bild angezeigt: *Dateiname*, *Ursprüngliche PPI*, *Aktuelle PPI*, *Farbraum* sowie, ob das Objekt gedruckt wird. Wählen Sie *Erweitert* am Ende des Untermenüs, so wird das Fenster *Bildinformationen* geöffnet, in dem Sie weitere Details über eingebettete Profile und Pfade sowie bei Digitalfotografien einige EXIF-Informationen erhalten.
- **Rückgängig/Wiederherstellen**: Lässt Sie vorgenommene Änderungen rückgängig machen bzw. rückgängig gemachte Änderungen wiederherstellen.
- **Bild laden**: Öffnet das Fenster *Öffnen*, in dem Sie eine Datei auswählen können, die in den Bildrahmen geladen werden soll.
- **Rahmen an Bild anpassen**: Passt die Rahmengröße an die Bildgröße an.

- **Bild aktualisieren**: Aktualisiert die Bildvorschau, beispielsweise um vorgenommene Änderungen zu übernehmen.
- **Vorschaumodus**: Öffnet ein Untermenü, in dem Sie festlegen, ob und in welcher Auflösung das Bild angezeigt werden soll.
- **Bildeffekte**: Öffnet das gleichnamige Fenster, in dem Sie verschiedene Effekte auf das Bild anwenden können (siehe Kapitel 3.14.5, Bild).
- **Bild bearbeiten**: Öffnet das Bildbearbeitungsprogramm, welches Sie unter *Datei> Allgemeine Einstellungen> Externe Tools* eingerichtet haben.
- **Attribute**: Öffnet das Fenster *Eigenschaften des Seitenobjekts*, in dem Sie Attribute für das Objekt vergeben können.
- **Gesperrt**: Ermöglicht das Sperren des Objekts. Ist diese Funktion aktiviert, so kann der Bildrahmen nicht weiter bearbeitet werden.
- **Größenänderung gesperrt**: Ermöglicht das Sperren der Größe des Bildrahmens, während das Bild selbst weiterhin bearbeitet werden kann. Ist diese Funktion aktiviert, so wird dies mit einem davorstehenden Kreuz gekennzeichnet.
- **In Bibliothek speichern**: Über diese Funktion können Sie das Objekt in der Bibliothek speichern. Hierbei wird zunächst das Fenster *Neuer Eintrag* geöffnet, in dem Sie dem Objekt eine eindeutige Bezeichnung geben können.
- **Zu Füllmustern hinzufügen**: Über diese Funktion können Sie den Objektinhalt als Füllmuster abspeichern.
- **Anordnung**: Öffnet ein Untermenü, in dem Sie das Objekt auf dieser Ebene weiter oder ganz in den Vordergrund bzw. weiter oder ganz in den Hintergrund stellen können.
- **Umwandeln in**: Öffnet ein Untermenü, über das Sie das Objekt Bildrahmen in einen *Textrahmen* oder ein *Polygon* umwandeln können.
- **Ausschneiden**: Schneidet den Bildrahmen aus und speichert ihn in der Zwischenablage.
- **Kopieren**: Kopiert den Bildrahmen in die Zwischenablage.
- **Löschen**: Löscht den Bildrahmen.
- **Eigenschaften**: Öffnet das Fenster *Eigenschaften*, über das Sie das Objekt weiter bearbeiten können.

3.2.3 Bilder einem Bildrahmen zufügen

In einen Bildrahmen können Sie folgende Datei-Formate laden: GIF, JPEG, PNG, TIFF, XPM, PSD und PDF. Allerdings ist bei PDF-Dateien zu beachten, dass hier nur die erste Seite geladen wird. Zusätzlich können die Formate EPS und SVG in einem eigenen Rahmen importiert werden, was im nächsten Punkt behandelt wird.

Gehen Sie so vor, um Bilder in einen Bildrahmen zu laden:

- Verwenden Sie eine dieser Möglichkeiten, um einem Bild einen Bildrahmen zuzufügen:

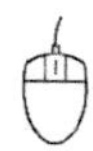

Öffnen Sie mit einem rechten Mausklick auf den Bildrahmen das Kontextmenü und wählen Sie den Eintrag *Bild laden.* Schneller geht es, wenn Sie einen Doppelklick auf dem leeren Bildrahmen ausführen.

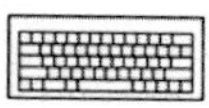

Wählen Sie die Tastenkombination *Ctrl + D.*

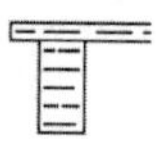

Wählen Sie den Menübefehl *Datei> Importieren> Bild laden.*

- In allen Fällen wird das Fenster *Öffnen* angezeigt, über das Sie die gewünschte Datei auswählen können.
- Bestätigen Sie die Bildauswahl mit der Schaltfläche *Öffnen* und das Bild wird Ihnen in der Vorschau angezeigt.

Weitere Bearbeitungsschritte können Sie über das Kontextmenü oder über das Fenster *Eigenschaften* in der Kategorie *Bild* vornehmen.

Sollten die Bilder nicht angezeigt werden, überprüfen Sie, ob die Bilderansicht unter *Ansicht> Bilder anzeigen* auch aktiviert ist. Weiterhin können Sie noch überprüfen, ob unter *Datei> Allgemeine Einstellungen> Anzeige* bzw. unter *Datei> Dokument einrichten> Anzeige* die Option *Bilder anzeigen* evtl. deaktiviert wurde.

3.2.4 Dateien importieren

Scribus bietet zusätzlich die Möglichkeit, verschiedene Formate wie EPS/PS, ODG, SXD und SVG zu importieren. Der generelle Unterschied zu den Formaten, die Sie direkt in vorhandene Text- oder Bildrahmen laden können, besteht darin, dass die importierten Formate einen eigenen Rahmen mitbringen.

Über den Menübefehl *Datei> Importieren* stehen Ihnen folgende Befehle zur Verfügung:

- *EPS/PS-Dateien importieren,*
- *OpenOffice.org-Zeichnung importieren*
- *SVG importieren*

Die weiteren Schritte:

- Im Fenster *Öffnen* wählen Sie die gewünschte Datei und bestätigen den Vorgang.

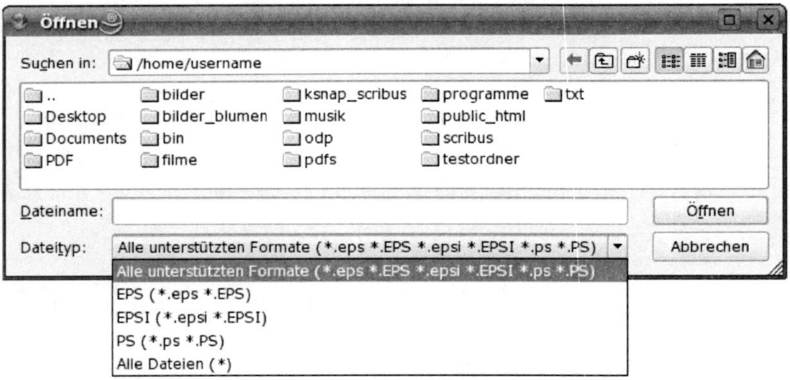

Das Fenster *Öffnen* beim Importieren einer EPS/PS-Datei.

- Positionieren Sie den Rahmen an die gewünschte Stelle und fügen Sie ihn per Mausklick ein.

Nach dem Import von SVG- oder OpenOffice-Dateien können Sie in Scribus den Menübefehl *Objekt> Gruppe auflösen* (oder den gleichen Kontextmenübefehl) verwenden, um die einzelnen Objekte weiter bearbeiten zu können.

Während das Importieren dieser Dateien in der Regel gut funktioniert, gibt es auch bestimmte Funktionen, die noch nicht unterstützt werden, und Sie erhalten schon einmal diese Meldungen:

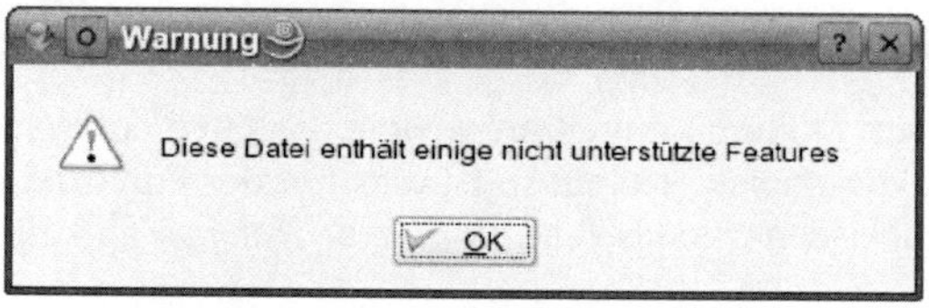

Scribus kann eine OpenOffice-Zeichnung nicht richtig darstellen.

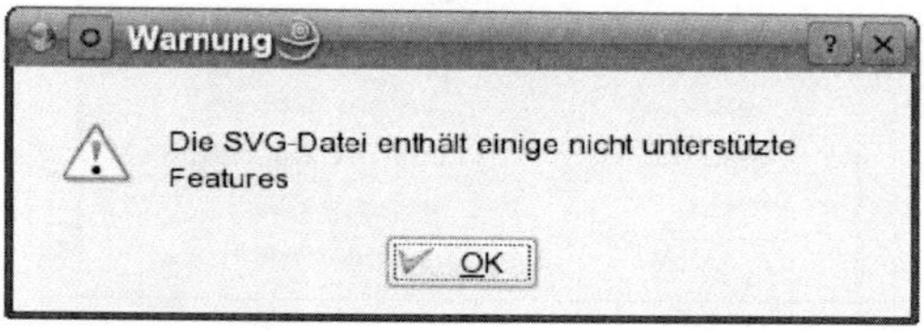

Scribus kann eine SVG-Datei nicht richtig darstellen.

Angesichts des Entwicklungstempos von Scribus wird hier jedoch sicher bald Abhilfe geschaffen werden. Folgende Merkmale werden beim SVG-Import nicht bzw. noch nicht vollständig unterstützt:

- Text
- Farbverläufe
- Maskieren & Beschneiden (Masking, Clipping)
- eingebettete SVG-Bilder
- Animationen
- proprietäre Tags

Bitte beachten Sie, dass fehlerhafte Dateien sogar das Plug-In komplett zum Absturz bringen können.

3.3 *Mehrere Text- oder Bildrahmen erzeugen*

Wollen Sie in einem Dokument mehrere gleiche Rahmen auf verschiedenen Seiten positionieren und diese exakt setzen, so ist dies mit der Funktion *Rahmen einfügen* möglich, die Sie über den Menübefehl *Einfügen> Rahmen* aufrufen.

Auf der Registerseite *Typ* entscheiden Sie zunächst, ob Sie Text- oder Bildrahmen erstellen wollen.

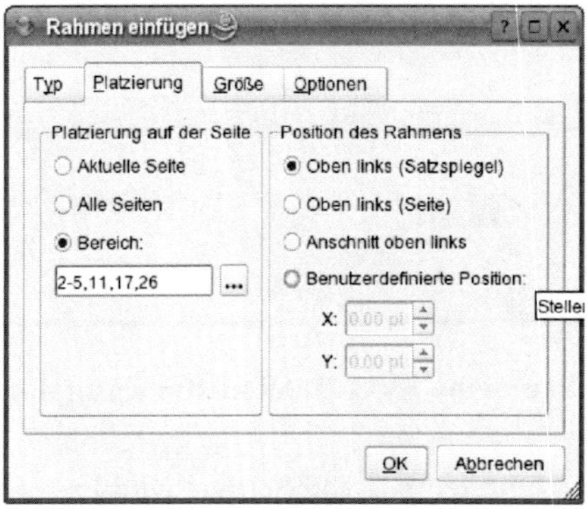

Register *Platzierung* im Fenster Rahmen einfügen.

Im Register *Platzierung* können Sie die Seite(n), in denen der Rahmen erstellt werden soll, sowie die exakte Position innerhalb der Seite(n) bestimmen:

- **Platzierung auf der Seite**: Hier legen Sie fest, wo der Rahmen angelegt werden soll. Sie können zwischen *Aktuelle Seite*, *Alle Seiten* und *Bereich* wählen. Über die Schaltfläche mit den drei Punkten steht Ihnen die erweiterte Funktion *Seitenfolge erstellen* zur Verfügung (siehe nächstes Bild).
- **Position des Rahmens**: Sie können hier zwischen *Oben links (Satzspiegel)*, *Oben links (Seite)* und *Anschnitt oben links* oder der Option *Benutzerdefinierte Position* wählen und Ihre eigenen Vorgaben eingeben.

Das Fenster *Seitenfolge erstellen* öffnen Sie – wie oben bereits erwähnt – über das Register *Platzierung* im Fenster *Rahmen erstellen,* indem Sie die Option *Bereich* wählen und die Schaltfläche mit den drei Punkten hinter dem Eingabefeld auswählen:

- **Grundeinstellungen**: In diesem Register können Sie Bereiche von aufeinanderfolgenden Seiten angeben, eine kommaseparierte Liste erstellen oder die Optionen *Gerade Seiten* bzw. *Ungerade Seiten* wählen. Über die Schaltfläche

Zur Folge hinzufügen wird die jeweilig vorgenommene Auswahl in die Seitenfolge übernommen. Markieren Sie dort einen Eintrag, so können Sie mithilfe der links stehenden Schaltflächen die Position des Eintrags verändern bzw. den Eintrag löschen.

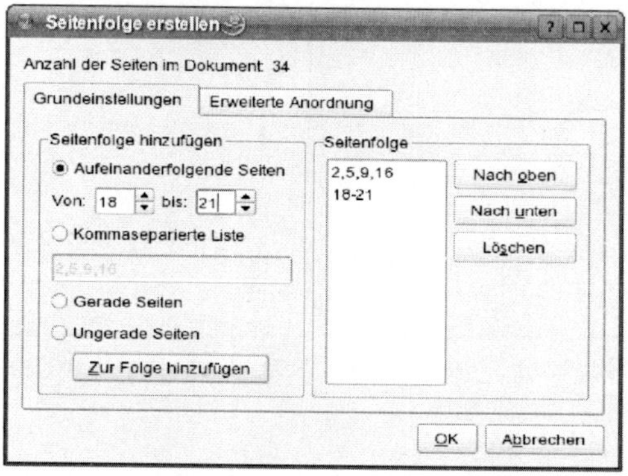

Die erweiterte Funktion *Seitenfolge erstellen.*

- **Erweiterte Anordnung**: Hier können Sie zusätzlich die Größe einer Seitengruppe festlegen.

In dem Register *Größe* des Fensters *Rahmen einfügen* wird die Größe des Rahmens festgelegt. Zur Auswahl stehen Ihnen die Optionen *Satzspiegel* (blauer Rand), *Seite* (roter Rand), *Anschnitt* (je nach Einstellung) oder *Benutzerdefiniert*, wo Sie die Größe selbst festlegen können.

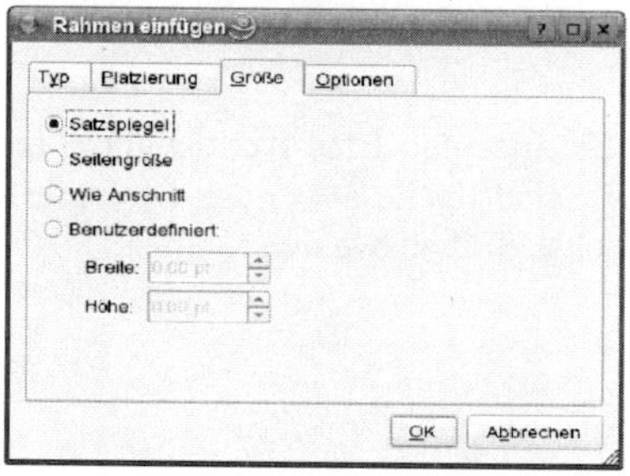

Das Register *Größe.*

Je nachdem, ob Sie Text- oder Bildrahmen erstellen, wird Ihnen im Register *Optionen* die entsprechende Auswahl angezeigt.

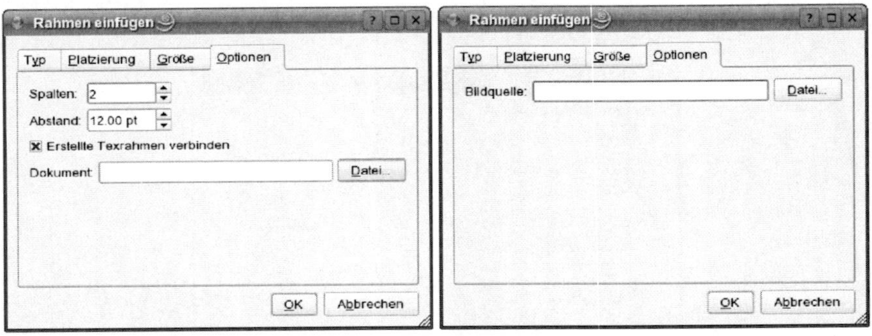

Das Register *Optionen* für Text- bzw. für Bildrahmen.

Bei der Erstellung von Textrahmen können Sie im Register *Optionen* folgende Einstellungen vornehmen:

- **Spalten**: Legen Sie hier die Anzahl der Spalten im Textrahmen fest.
- **Abstand**: Hier bestimmen Sie den Abstand zwischen den einzelnen Spalten.
- **Erstellte Textrahmen verbinden**: Aktivieren Sie diese Option, so werden die einzelnen Textrahmen miteinander verkettet.
- **Dokument**: In dem Eingabefeld können Sie eine Datei angeben, deren Inhalt in die Textrahmen geladen werden soll. Alternativ können Sie über die Schaltfläche *Datei* das Dialogfenster *Öffnen* aufrufen, in dem Sie die gewünschte Datei auswählen können.

Bei der Erstellung von Bildrahmen können Sie im Register *Optionen* lediglich die Bildquelle auswählen:

- **Bildquelle**: Geben Sie hier den Pfad des gewünschten Bildes ein. Alternativ können Sie über die Schaltfläche *Datei* das Dialogfenster *Öffnen* aufrufen, in dem Sie das gewünschte Bild auswählen können.

3.4 *Tabellen erzeugen*

Um eine Tabelle zu erzeugen, gehen Sie folgendermaßen vor:

- Nutzen Sie eine der folgenden Möglichkeiten, um das Tabellenwerkzeug auszuwählen:

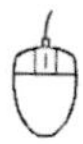

Betätigen Sie die Schaltfläche *Tabelle einfügen.*

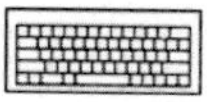

Wählen Sie den Buchstaben A.

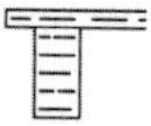

Wählen Sie den Menübefehl *Einfügen> Tabelle.*

- Der Mauszeiger wird nun so dargestellt und Sie können bei gehaltener Maustaste im Dokument eine Tabelle aufziehen.
- Nach dem Loslassen der gehaltenen Maustaste wird das Fenster *Tabelle einfügen* geöffnet, in dem Sie die Anzahl der Zeilen und Spalten festlegen.

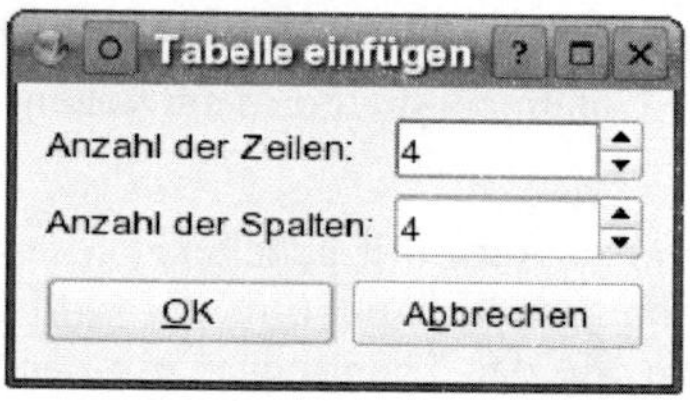

Legen Sie die Anzahl von Zeilen und Spalten der Tabelle fest.

Hierbei reicht es auch wieder, zunächst nur die ungefähre Größe und Position zu wählen. Die exakten Eigenschaften können Sie später mithilfe des Werkzeugs *Eigenschaften* in der Kategorie *X, Y, Z* festlegen.

In Scribus besteht eine Tabelle aus gruppierten Textrahmen, die Sie auch einzeln bearbeiten können. Doppelklicken Sie auf eine Zelle der nicht markierten Tabelle, so wird diese Zelle markiert und Sie können diese bspw. über das Kontextmenü in einen Bildrahmen umwandeln oder die Größe der Zelle ändern. Ein weiterer Doppelklick startet den Editiermodus und Sie können direkt in die Zelle Text eingeben.

3.5 *Formen erzeugen*

In Scribus stehen Ihnen verschiedene Formen zur Verfügung, die Sie auf der Montagefläche erzeugen können. Standardmäßig ist hierbei das Rechteck aktiviert.

Eine Form erzeugen Sie wie folgt:

- Nutzen Sie eine der folgenden Möglichkeiten, um das Formwerkzeug auszuwählen:

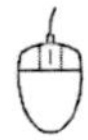

Betätigen Sie die Schaltfläche ☐.

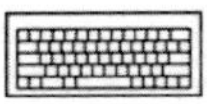

Wählen Sie den Buchstaben S.

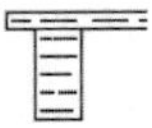

Wählen Sie den Menübefehl *Einfügen> Form.*

- Der Mauszeiger wird nun so ⁺☐ dargestellt und Sie können bei gehaltener Maustaste im Dokument die Form aufziehen.

Alternativ zum Aufziehen der Form mit gehaltener Maustaste klicken Sie einmal auf den gewünschten Anfangspunkt der Form. Es wird das Fenster *Objektgröße eingeben* geöffnet, in dem Sie den Ursprungspunkt der Form und dessen Größe festlegen können. Zur Auswahl einer anderen Form klicken Sie auf den Pfeil neben der Schaltfläche *Form einfügen* in der Symbolleiste und es öffnet sich eine Übersicht der Formen.

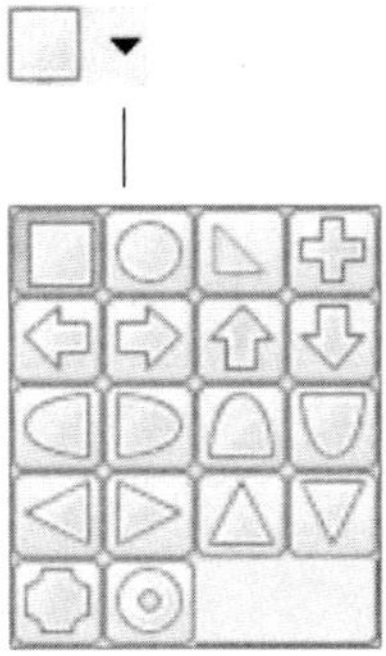

Wählen Sie die gewünschte Form aus.

Wählen Sie die gewünschte Form per Mausklick aus und Sie können diese Form bei gehaltener Maustaste aufziehen. Die Schaltfläche wechselt ihr Aussehen und zeigt die ausgewählte Form, z. B. ⇩ ▾, an.

Bei Formen wird zwischen der Füll- und der Linienfarbe unterschieden, die Sie getrennt über das Fenster *Eigenschaften* in der Kategorie *Farben* bearbeiten. Die Linie der Form kann in der Kategorie *Linien* bearbeitet werden.

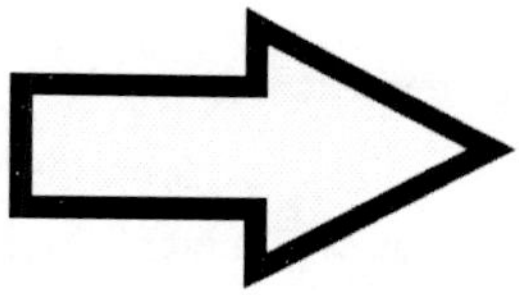

Beispiel einer bearbeiteten Form.

Im obigen Beispiel wurde die Linienbreite vergrößert und eine andere Füllfarbe verwendet. Führen Sie einen Doppelklick auf der erstellten Form aus, so öffnen Sie damit das Fenster *Pfade* und können die Form wie eine Bézierkurve bearbeiten.

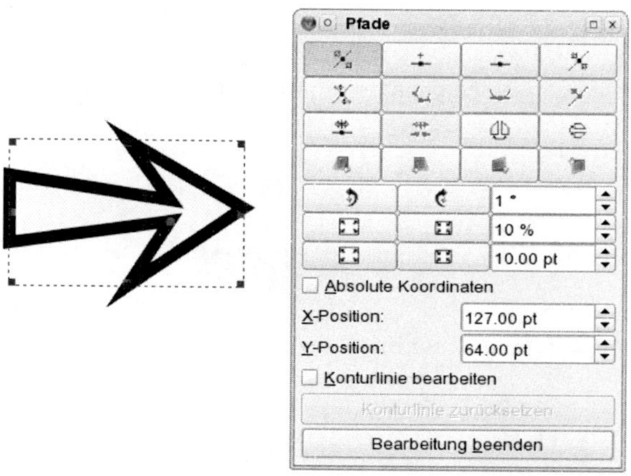

Form weiter bearbeiten.

3.6 *Polygone erzeugen*

Polygone, wie Vielecke auch genannt werden, können Sie wie folgt erstellen:

- Nutzen Sie eine der folgenden Möglichkeiten, um das Polygonwerkzeug auszuwählen:

  Betätigen Sie die Schaltfläche .

  Wählen Sie den Buchstaben P.

  Wählen Sie den Menübefehl *Einfügen> Polygon.*

- Der Mauszeiger wird nun so dargestellt und Sie können bei gehaltener Maustaste im Dokument das Polygon aufziehen. Alternativ klicken Sie einmal auf den gewünschten Anfangspunkt des Polygons. Es wird das Fenster *Objektgröße eingeben* geöffnet, in dem Sie den Ursprungspunkt des Polygons und dessen Größe festlegen können.

Zur Bearbeitung von Polygonen klicken Sie auf den Pfeil neben der Schaltfläche *Polygon einfügen* und wählen dann den Eintrag *Eigenschaften.*

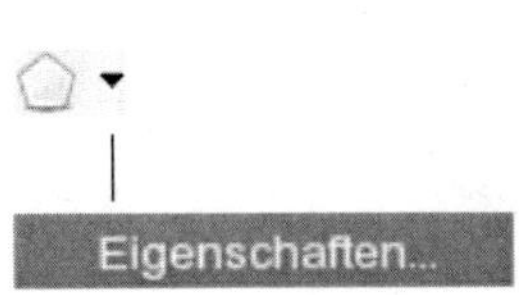

Eigenschaften* öffnet das Fenster *Polygon-Eigenschaften.

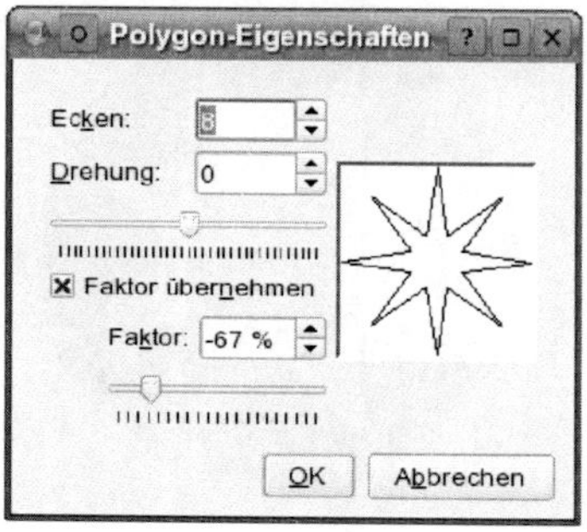

Das Fenster *Polygon-Eigenschaften.*

Das Fenster *Polygon-Eigenschaften* wird geöffnet.

- **Ecken**: Legen Sie hier die Anzahl der Ecken des Polygons fest.
- **Drehung**: Hier können Sie festlegen, um wie viel Grad das Polygon gedreht werden soll.
- **Faktor übernehmen**: Die Option aktiviert das Feld *Faktor*, in dem Sie einstellen können, wie stark konvex bzw. konkav das Polygon gezeichnet wird. Dabei steht ein negativer Wert für ein konkaves (sternförmiges) Objekt, während ein positiver Wert ein konvexes Objekt erzeugt. Ihre Eingaben können Sie direkt in das Feld, über die Pfeiltasten oder den unten stehenden Schieberegler vornehmen.

Auch Polygone lassen sich als Bézierkurven bearbeiten. Führen Sie dazu auf dem Polygon einen Doppelklick aus. Das Fenster *Pfade* wird geöffnet und Sie können das Polygon weiter bearbeiten.

Erstellen Sie mehrere Polygone, beispielsweise über den Befehl *Objekt> Mehrfach duplizieren*, so können Sie diese markieren und über den Befehl *Objekt> Polygone kombinieren* zusammenfassen. Damit ergeben sich viele zusätzliche Möglichkeiten, Formen zu entwickeln. Die zusammengefassten Polygone können über den Menübefehl *Objekt> Polygone teilen* auch wieder getrennt werden.

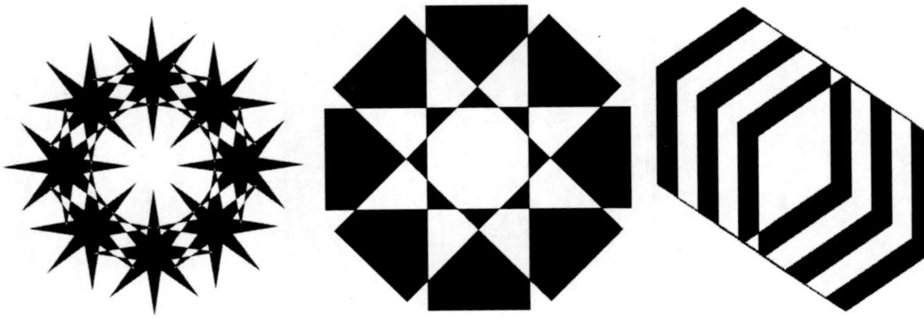

Beispiele kombinierter Polygone.

3.7 *Linien erzeugen*

Linien erzeugen Sie wie folgt auf der Montagefläche:

- Nutzen Sie eine der folgenden Möglichkeiten, um das Linienwerkzeug auszuwählen:

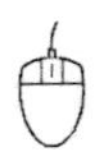 Betätigen Sie die Schaltfläche 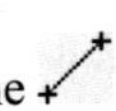 *Linie einfügen.*

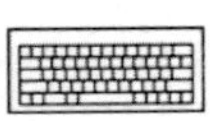 Wählen Sie den Buchstaben L.

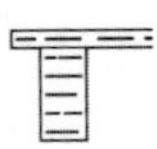 Wählen Sie den Menübefehl *Einfügen> Linie.*

- Der Mauszeiger wird nun als einfaches Kreuz dargestellt und Sie können bei gehaltener Maustaste die Linie erstellen.

Tipp

Bei gehaltener Ctrl-Taste rastet die Linie standardmäßig alle 15 Grad ein. So können Sie beispielsweise exakte 45-Grad-Linien erstellen. Die Einstellung für diese Funktion können Sie unter *Datei> Allgemeine Einstellungen> Werkzeuge> Weitere Einstellungen* individuell vornehmen.

Wollen Sie hingegen die Linie gleich exakt anlegen, können Sie alternativ zum letzten Schritt einen Anfangspunkt der Linie festlegen, indem Sie einmal dort mithilfe der Maus klicken. Es wird das Fenster *Objektgröße eingeben* geöffnet, in dem Sie den Ursprung der Linie (Anfangs-, Mittel- oder Endpunkt der Linie), dessen Länge und einen Winkel festlegen können.

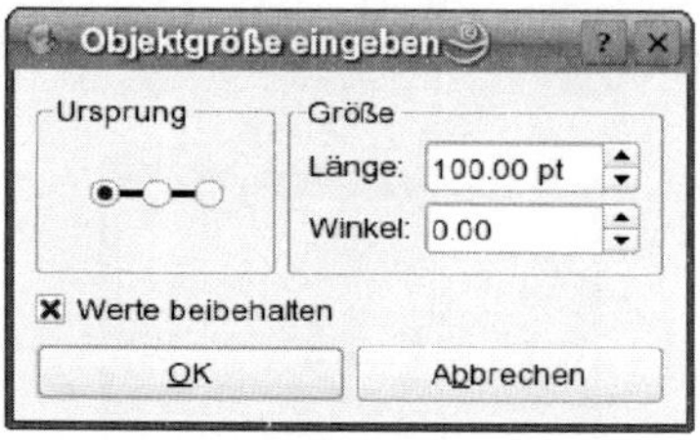

Legen Sie die Objektgröße der Linie fest.

Die Option *Werte beibehalten* speichert die eingegebenen Werte. Die weitere Bearbeitung von Linien können Sie im Fenster *Eigenschaften* in der Kategorie *Linien* vornehmen. Dort können Sie der Linie auch bereits erstellte Linienmuster zuweisen.

3.8 *Bézierkurven erstellen und bearbeiten*

Das Arbeiten mit Bézierkurven ist etwas gewöhnungsbedürftig. Die goldene Regel lautet hier: So wenig Punkte wie möglich und so viele Punkte wie nötig setzen. Denn je weniger Punkte Sie verwenden, desto glatter wird der Pfad Ihrer Kurven. Gehen Sie wie folgt vor, um eine Bézierkurve zu erstellen und zu bearbeiten:

- Nutzen Sie eine Möglichkeit, um das Bézierwerkzeug auszuwählen:

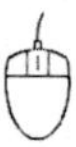 Betätigen Sie die Schaltfläche 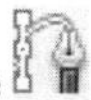.

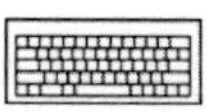 Wählen Sie den Buchstaben B.

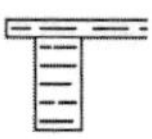 Wählen Sie den Menübefehl *Einfügen> Bézierkurve.*

Der Mauszeiger wird nun als einfaches Kreuz dargestellt und Sie können die Punkte Ihrer Kurve festlegen.

- Haben Sie alle Punkte gesetzt, so klicken Sie die rechte Maustaste, um in den Normalmodus zu wechseln.
- Um die Kurve weiter zu bearbeiten, führen Sie einen Doppelklick auf der Kurve aus. Es wird das Fenster *Pfade* geöffnet, über das Ihnen die verschiedenen Bearbeitungsfunktionen bereitgestellt werden.

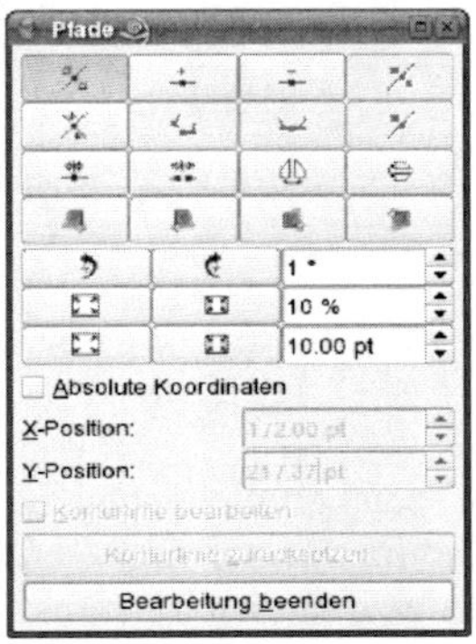

Das Fenster *Pfade*.

Die einzelnen Schaltflächen in der Übersicht:

Icon	Funktion
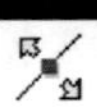	Punkte verschieben. Aktiviert die Unterfunktionen *Punkte hinzufügen* und *Punkte entfernen.*
	Punkte entfernen. Ermöglicht das Entfernen von Punkten des Pfads.
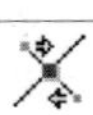	Kontrollpunkte verschieben. Aktiviert die Unterfunktionen *Kontrollpunkte unabhängig verschieben* und *Kontrollpunkte symmetrisch verschieben.*

Icon	Funktion
	Punkte hinzufügen. Ermöglicht das Hinzufügen von Punkten auf dem Pfad.
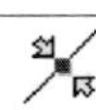	Kontrollpunkte zurücksetzen. Ermöglicht das Zurücksetzen von verschobenen Kontrollpunkten.
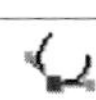	Kontrollpunkte unabhängig verschieben. Ermöglicht das unabhängige Verschieben der einzelnen Kontrollpunkte.

Icon	Funktion
	Kontrollpunkte symmetrisch verschieben.
	Bézierkurve oder Polygon öffnen.
	Pfad vertikal spiegeln.
	Pfad horizontal nach links verschieben.
	Pfad nach oben scheren.
	Pfad gegen den Uhrzeigersinn drehen.
	Größe des Pfads um den angezeigten Wert vergrößern.

Icon	Funktion
	Diesen Kontrollpunkt zurücksetzen. Ermöglicht das Zurücksetzen des aktiven Kontrollpunkts (rot).
	Bézierkurven schließen.
	Pfad horizontal spiegeln.
	Pfad horizontal nach rechts verschieben.
	Pfad nach unten scheren.
	Pfad im Uhrzeigersinn drehen.
	Größe des Pfads um den angezeigten Wert verringern.

Die weiteren Funktionen sind:

- **Absolute Koordinaten**: Aktivieren Sie diese Option, so werden die Koordinaten relativ zur Seite, anderenfalls werden die Koordinaten relativ zum Objekt verwendet.
- **X-/Y-Position**: Zeigt die Koordinaten des Objekts je nach Einstellung relativ zur Seite oder zum Objekt an.
- **Konturlinie bearbeiten**: Wechselt in den Konturmodus.
- **Konturlinie zurücksetzen**: Setzt die Kontur auf die originale Form zurück.
- **Bearbeitung beenden**: Schließt das Fenster Pfade und deaktiviert die Ansicht der Kontrollpunkte des Objekts.

Beispiel einer einfachen Bézierkurve:

- Aktivieren Sie mit einer oben beschriebenen Methode das Bézierwerkzeug und legen Sie eine möglichst gerade Linie an. Dies sollte ungefähr so aussehen:

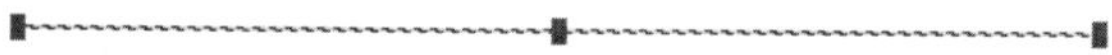

Einfache Linie mit dem Bézierwerkzeug.

- Klicken Sie nun doppelt auf das Objekt, um das Fenster *Pfade* zu öffnen.
- Wählen Sie zunächst die Schaltfläche *Kontrollpunkte verschieben* 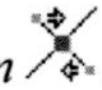.
- Ziehen Sie nun die beiden Kontrollpunkte im 45-Grad-Winkel Richtung Objektmitte ca. 150 pt hoch.
- Das Ergebnis sollte ungefähr so aussehen:

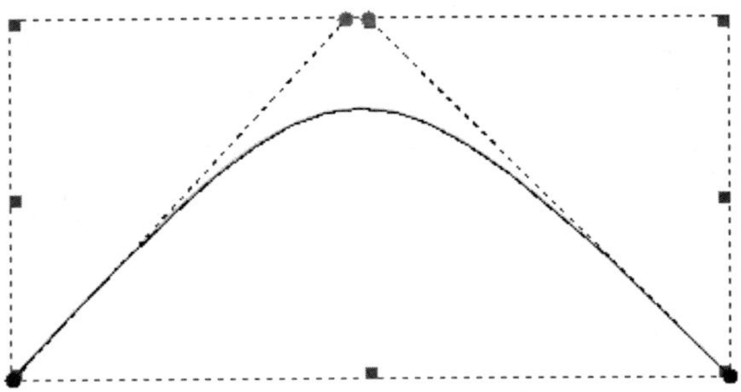

Eine einfache Bézierkurve.

Diese einfache Bézierkurve können Sie verwenden, um das Anwendungsbeispiel *Text an Pfad ausrichten* durchzuführen (siehe Kapitel 4.1, Text an Pfad ausrichten).

Um das Arbeiten mit Bézierkurven intensiver zu üben, können Sie auch eine Form oder ein Polygon erzeugen und in eine Bézierkurve umwandeln, um dann zu versuchen, bestimmte Veränderungen vorzunehmen.

3.9 *Freihandlinien erstellen*

Freihandlinien können Sie wie folgt auf der Montagefläche erstellen:

- Nutzen Sie eine der folgenden Möglichkeiten, um eine Freihandlinie zu erzeugen:

Betätigen Sie die Schaltfläche .

Wählen Sie den Buchstaben F.

Wählen Sie den Menübefehl *Einfügen> Freihandlinie.*

- Der Mauszeiger wird nun so dargestellt und Sie können bei gehaltener Maustaste die Freihandlinie erstellen.

Weitere Bearbeitungsschritte, wie beispielsweise die Linienstärke oder die Linienfarbe verändern, können Sie über das Fenster *Eigenschaften* vornehmen. Auch das Bearbeiten der Freihandlinie als Bézierkurve ist möglich. Dazu führen Sie einfach einen Doppelklick auf der Freihandlinie aus, wodurch das Fenster *Pfade* geöffnet wird und Sie die Linie weiter bearbeiten können.

3.10 *Objekte umwandeln*

Nachdem Sie Ihre Objekte erstellt haben, können diese abhängig vom Objekttyp auf unterschiedliche Weise bearbeitet werden. Die wichtigsten Befehle dazu finden Sie über das Kontextmenü, welches Sie mit einem rechten Mausklick auf das Objekt öffnen. Zudem können Sie auch Objekttypen ändern. So können Sie bspw. einen Bildrahmen in einen Textrahmen umwandeln und umgekehrt. Hier eine Übersicht der Umwandlungsmöglichkeiten, die Ihnen zur Verfügung stehen:

	Bildrahmen	Textrahmen	Form	Polygon	Bézierkurve	Umriss
Bildrahmen	-	x	-	x	-	-
Textrahmen	x	-	-	x	-	x
Form	x	x	-		x	-
Polygon	x	x	-	-	x	-
Bézierkurve	-	-	-	-	-	-
Umriss	x	x	-	-	-	-

In allen Fällen gehen Sie so vor:

- Markieren Sie das Objekt.
- Verwenden Sie eine der Möglichkeiten, um das markierte Objekt umzuwandeln:

Klicken Sie mit der rechten Maustaste auf das Objekt, um das Kontextmenü zu öffnen. Führen Sie den Mauszeiger auf den Eintrag *Umwandeln in* und wählen Sie den gewünschten Eintrag im Untermenü.

Wählen Sie den Menüpunkt *Objekt> Umwandeln in* und wählen Sie den gewünschten Eintrag im Untermenü.

Einen Sonderfall stellt die Umwandlung eines Textrahmens in einen *Umriss* dar. Hierbei wird jedes Textzeichen des Textrahmens in einen Umriss umgewandelt, wobei die einzelnen Umrisse zunächst gruppiert sind.

3.11 *Objekte duplizieren*

Auch für das Duplizieren von Objekten stehen Ihnen verschiedene Vorgehensweisen zur Verfügung. So lassen sich Objekte einmalig oder auch mehrfach duplizieren. Für ein einmaliges Duplizieren gehen Sie wie folgt vor:

- Markieren Sie das gewünschte Objekt und nutzen Sie eine der aufgeführten Möglichkeiten.
- Betätigen Sie die Schaltfläche *Kopieren*. Zum Einfügen nutzen Sie die Schaltfläche *Einfügen*. Der Befehl *Kopieren* steht Ihnen auch über das Kontextmenü zur Verfügung.
- Verschieben Sie das Objekt bei gehaltener rechter Maustaste, so wird ein Kontextmenü geöffnet, über das Sie das Objekt kopieren können.
- Wählen Sie die Tastenkombination *Ctrl + C* und zum Einfügen *Ctrl + V* oder alternativ die Tastenkombination *Ctrl + Alt + Shift + D*, die das Objekt dupliziert und standardmäßig mit einem Versatz von 10 pt auf der X-Achse und 10 pt auf der Y-Achse ausgibt. Diesen Versatz können Sie unter *Datei> Allgemeine Einstellungen> Werkzeuge> Weitere Einstellungen.*

- Wählen Sie den Menübefehl *Objekt> Duplizieren*. Der Menübefehl dupliziert das Objekt und gibt es etwas versetzt aus. Standardmäßig beträgt der Versatz 10 pt auf der X-Achse und 10 pt auf der Y-Achse. Diesen Versatz können Sie unter *Datei> Allgemeine Einstellungen> Werkzeuge> Weitere Einstellungen* beliebig gestalten.

Eine sehr nützliche Funktion, mit der Sie auch besondere Effekte erzielen können, ist das mehrfache Duplizieren von Objekten. Zudem erlaubt diese Funktion auch, Objekte in genau definierte Zeilen und Spalten zu duplizieren. Für das mehrfache Duplizieren von Objekten sollten Sie so vorgehen:

- Markieren Sie das Objekt, welches Sie mehrfach duplizieren wollen.
- Wählen Sie den Menübefehl *Objekt> Mehrfach duplizieren*. Das Fenster *Mehrfach Duplizieren* wird geöffnet.
- Legen Sie die Anzahl der Kopien fest.
- Wählen Sie zwischen den Optionen *Erstellte Objekte verschieben um* und *Abstand zwischen Objekten erstellen.*

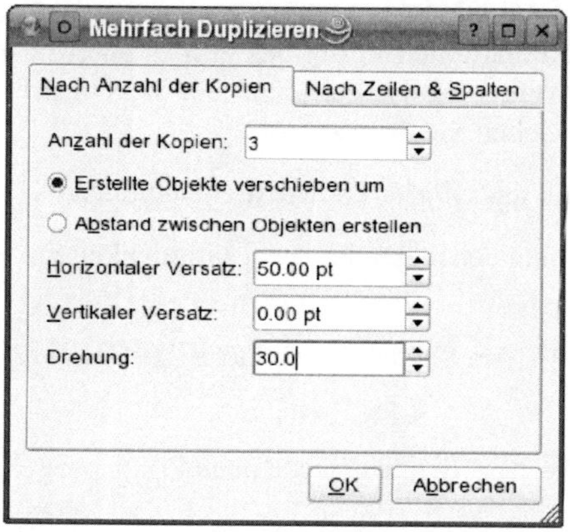

Das Fenster *Mehrfach Duplizieren.*

- Legen Sie den horizontalen und vertikalen Versatz sowie die Drehung der duplizierten Objekte fest. Die Objekte werden nun nach Ihren Angaben dupliziert.

- Über das Register *Nach Zeilen & Spalten* können Sie ein Objekt in Zellen und Spalten duplizeren. Hier ein Beispiel:
- Sie erstellen eine Form (hier im Beispiel wird ein Kreuz verwendet).
- Sie wählen den Menübefehl *Objekt> Mehrfach duplizieren.* Das gleichnamige Fenster wird geöffnet.
- Wechseln Sie in das Register *Nach Zeilen & Spalten* und legen Sie *2 Zeilen* und *5 Spalten* fest. Den vertikalen und horizontalen Abstand belassen Sie bei 0 pt.
- Bestätigen Sie Ihre Eingaben über die Schaltfläche *OK*.

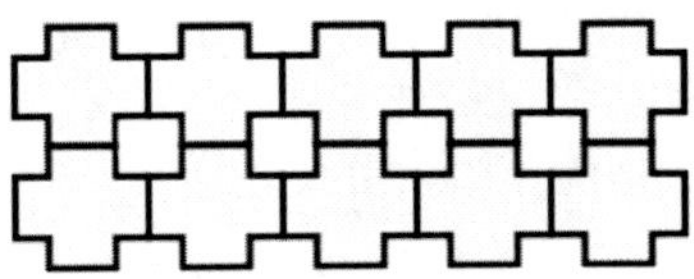

Das Ergebnis.

3.12 *Objekte drehen*

Wie bei nahezu allen Funktionen in Scribus gibt es auch für das Drehen von Objekten verschiedene Vorgehensweisen. Zunächst wird das manuelle Drehen von Objekten dargestellt. Gehen Sie dazu so vor:

- Markieren Sie das Objekt, das Sie drehen wollen.
- Wählen Sie eine der folgenden zwei Möglichkeiten:

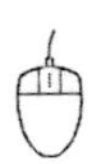 Wählen Sie die Schaltfläche *Objekt drehen.*

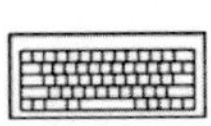 Wählen Sie den Buchstaben R.

- Führen Sie nun den Mauszeiger auf einen Eckpunkt des Rahmens. Der Mauszeiger wird nun so dargestellt.

- Drehen Sie nun den Objektrahmen bei gehaltener Maustaste in die gewünschte Position. Das Drehzentrum ist dabei stets der diagonal gegenüberliegende Eckpunkt des Rahmens.

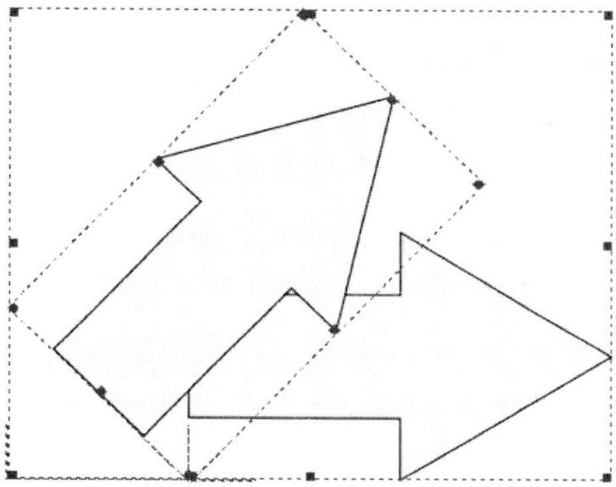

Drehen eines Pfeils.

In oben stehendem Beispiel können Sie sehr gut sehen, dass der Drehpunkt stets der gegenüberliegende Eckpunkt des Rahmens und nicht der des Objekts ist.

Tipp

Bei gehaltener Ctrl-Taste rastet die Drehung des Objekts standardmäßig alle 15 Grad ein. So können Sie bspw. das Objekt exakt 15, 30, 45 Grad usw. drehen. Die Einstellung für diese Funktion können Sie unter *Datei> Allgemeine Einstellungen> Werkzeuge> Weitere Einstellungen* individuell vornehmen.

Wollen Sie ein Objekt um eine ganz bestimmte Gradzahl drehen, bspw. 23 Grad, so können Sie dies über das Fenster *Eigenschaften* in der Kategorie *X, Y, Z* folgendermaßen durchführen:

- Markieren Sie das Objekt.
- Öffnen Sie mit einem rechten Mausklick auf das Objekt das Kontextmenü und wählen Sie *Eigenschaften.*
- Wechseln Sie in die Kategorie *X, Y, Z* und legen Sie unter Ursprung das Drehzentrum fest. Hier haben Sie auch die Möglichkeit, den Mittelpunkt des Rahmens zu wählen.

- Geben Sie im Feld *Drehung* die 23 Grad ein (falls Sie den Wert direkt editieren, müssen Sie einmal die Enter-Taste betätigen) und das Objekt wird um diesen Winkel gedreht.

3.13 *Objekte löschen*

Sie löschen ein Objekt, indem Sie es zuvor per Mausklick markieren und dann eine der folgenden Möglichkeiten verwenden:

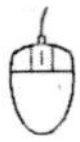

Klicken Sie mit der rechten Maustaste auf den Textrahmen und wählen Sie im Kontextmenü den Befehl *Löschen.*

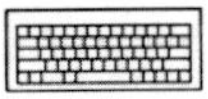

Wählen Sie die Rücklöschtaste (Backspace-Taste) bzw. die Tastenkombination *Ctrl + K* oder *Ctrl + X.*

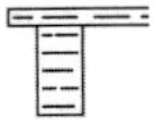

Wählen Sie den Menübefehl *Objekt> Löschen.*

Haben Sie versehentlich ein Objekt gelöscht, so können Sie es ggf. noch über das Untermenü des Befehls *Datei> Zuletzt verwendete einfügen* aufrufen.

3.14 *Das Fenster Eigenschaften*

Das zentrale Werkzeug, um Objekte zu bearbeiten, ist das Fenster *Eigenschaften,* welches Sie wie folgt aufrufen:

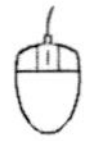

Klicken Sie mit der rechten Maustaste auf das Objekt und wählen Sie im Kontextmenü den Eintrag *Eigenschaften.*

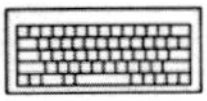

Wählen Sie die Funktionstaste *F2.*

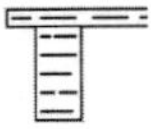

Wählen Sie den Menübefehl *Fenster> Eigenschaften.*

Es wird das Fenster *Eigenschaften* geöffnet, das in verschiedene Kategorien unterteilt ist, die nach ihrer Reihenfolge beschrieben werden.

3.14.1 X, Y, Z

X, Y, Z ist die erste Kategorie des Fensters *Eigenschaften*. Hier können Sie dem Objekt einen Namen geben, die Größe und Lage bestimmen sowie das Objekt spiegeln oder an einem wählbaren Punkt drehen. Zusätzlich können Sie weitere Einstellungen vornehmen. Hier die einzelnen Funktionen:

- **Name**: Hier können Sie dem Objekt einen aussagekräftigen Namen geben. Besonders bei umfangreicheren Projekten sollten Sie die Möglichkeit nutzen, einen Namen zu vergeben

- **X- und Y-Position**: Über diese Einstellung bestimmen Sie die Lage des Objekts im Dokument. Die X-Position ist die horizontale und die Y-Position die vertikale Lage des Punktes, der bei dem Punkt *Ursprung* aktiviert ist.

- **Breite/Höhe**: Legen Sie Breite und Höhe des Objekts fest. Über die dahinter befindliche Schaltfläche können Sie die Änderungen unter Beibehaltung des Seitenformats vornehmen oder aber die Werte unabhängig verändern.

- **Drehung/Ursprung**: Im Feld *Drehung* können Sie eingeben, um welche Gradzahl das Objekt gedreht werden soll, während Sie bei *Ursprung* den Drehmittelpunkt (für Textrahmen bspw. oben links, oben rechts, unten links, unten rechts oder den Mittelpunkt) bestimmen können. Für Linien ist die Funktion *Ursprung* deaktiviert. Bei der Linie wird immer um den Anfangspunkt gedreht.

- **Anordnung**: Mit den grünen Pfeilsymbolen bringen Sie das Objekt innerhalb einer Ebene weiter oder ganz in den Vordergrund bzw. weiter oder ganz in den Hintergrund. Die Ziffer zeigt die Objektnummer an.

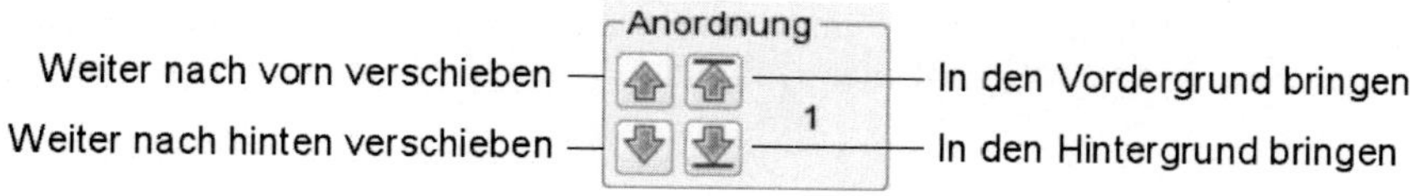

Die Schaltflächen zur Anordnung der Objekte.

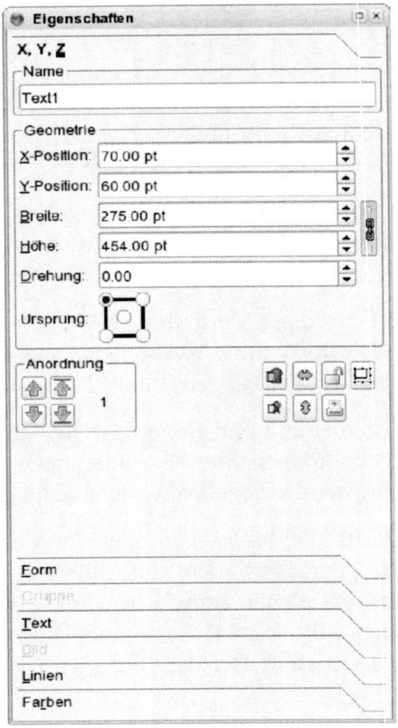

Die Kategorie *X,Y,Z* im Fenster *Eigenschaften.*

Mithilfe der Symbole stehen Ihnen weitere Funktionen, wie Spiegeln, Sperren und Gruppieren zur Verfügung. Sie können auch das Drucken einzelner Objekte deaktivieren, was vielerlei Möglichkeiten eröffnet.

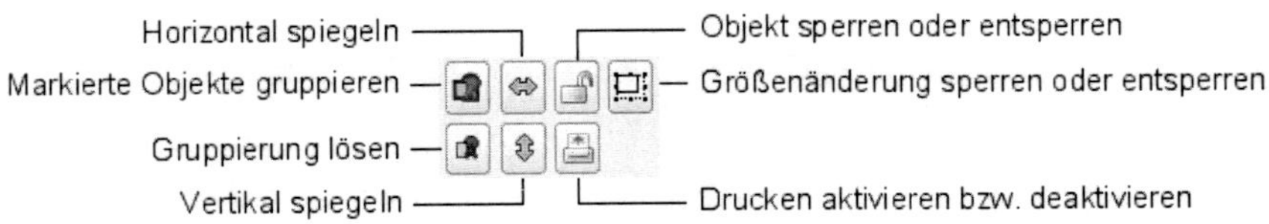

Die Schaltflächen der Kategorie *X,Y,Z* im Fenster *Eigenschaften.*

Hinweis

Das Gruppieren von markierten Objekten ist nur möglich, wenn diese sich auf der selben Ebene befinden.

3.14.2 Form

Mithilfe der Kategorie *Form* können Sie den Rahmen eines Objekts als Form bearbeiten. Bei ausgewähltem Textrahmen können die Spaltenzahl verändert und die Abstände zum Rahmen festgelegt werden. Außerdem kann tiefer liegender Text um verschiedene Rahmen fließen. Je nach Art des markierten Objekts beinhaltet das Fenster unterschiedliche Optionen. Die Funktionen im Einzelnen:

- **Form**: Über diese Schaltfläche öffnen Sie ein Untermenü, in dem Sie dem markierten Rahmen eine andere Form zuweisen können.
- **Form bearbeiten**: Diese Schaltfläche öffnet das Fenster *Pfade,* über das Sie die Form bearbeiten können.
- **Ecken abrunden**: Legen Sie hier fest, um welchen Wert die Ecken abgerundet werden sollen. Ein positiver Wert wölbt die Ecke nach außen, während ein negativer Wert die Ecke nach innen wölbt.
- **Spalten**: Für einen markierten Textrahmen können Sie hier die Anzahl der Spalten festlegen.
- **Abstand/Breite**: Wählen Sie zunächst über das Listenfeld zwischen der Einstellung für den Abstand der Spalten bzw. der Breite der Spalten aus und geben Sie danach den gewünschten Wert in dem dahinter stehenden Feld ein.
- **Oben/Unten/Links/Rechts**: Legen Sie hier den Abstand des Textes zu den verschiedenen Rändern des Rahmens fest.

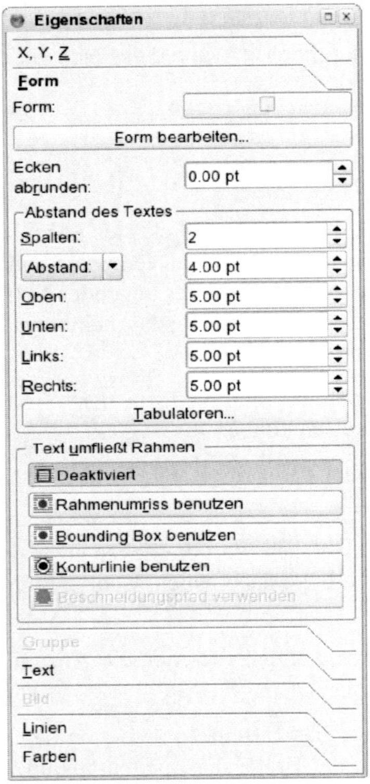

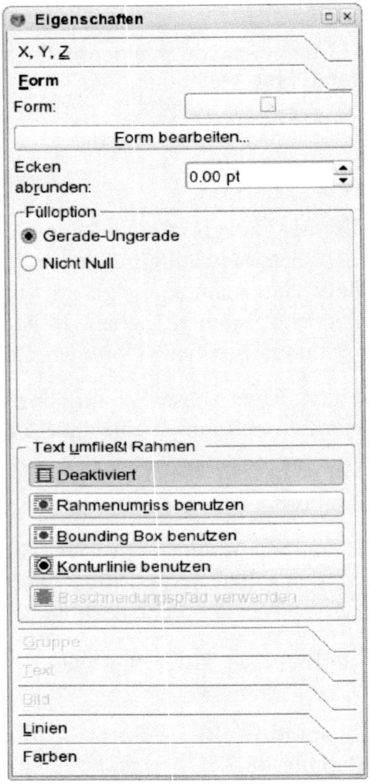

Die Kategorie *Form* im Fenster *Eigenschaften.*

- **Tabulatoren**: Öffnet das Fenster *Tabulatoren bearbeiten*, in dem Sie Tabulatoren setzen und verändern können.

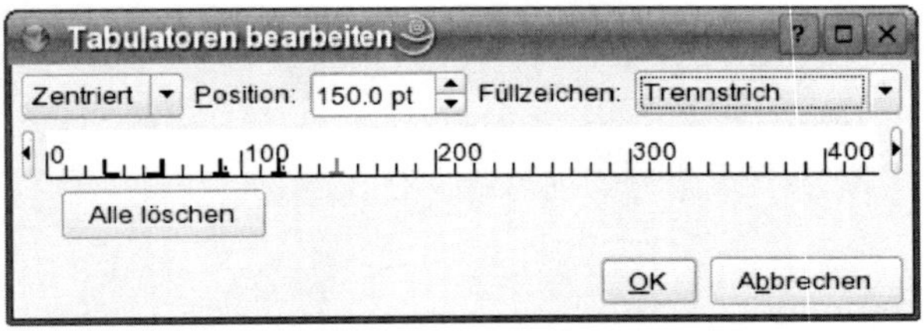

Das Fenster *Tabulatoren bearbeiten.*

In dem Fenster *Tabulatoren bearbeiten* können Sie exakte Tabulatoren setzen. Hierzu stehen Tabulatoren für rechtsbündig, linksbündig, zentriert nach Punkt, zentriert nach Komma und zentriert zur Verfügung.

Zum Setzen eines Tabulators führen Sie den Mauszeiger auf das Lineal, der Mauszeiger ändert dabei seine Form in einen linksbündigen Tabulator. Klicken Sie direkt auf das Lineal, um einen Tabulator zu setzen.

Die Ausrichtung des Tabulators können Sie über das erste Listenfeld links im Fenster bestimmen. Das Feld *Position* gibt die Lage des markierten Tabulators, der immer in roter Farbe dargestellt wird, an. Der Wert kann über die Pfeiltasten oder durch direktes Editieren geändert werden.

Im Listenfeld *Füllzeichen* können Sie für den markierten Tabulator die Art der Füllzeichen festlegen. Wählen Sie hier *Benutzerdefiniert*, so können Sie ein Zeichen in das Listenfeld eingeben. Mit den Pfeilen rechts und links des Lineals können Sie das Lineal verschieben.

Einzelne Tabulatoren entfernen Sie, indem Sie diese bei gehaltener Maustaste aus dem Lineal ziehen und dann die Maustaste loslassen.

Der Bereich *Text umfließt Rahmen* bietet noch diese Funktionen:

- **Deaktiviert**: Das Umfließen von Text wird deaktiviert.
- **Rahmenumriss benutzen**: Text tiefer liegender Rahmen umfließt den Rahmenumriss eines Objektes.
- **Bounding Box benutzen**: Text tiefer liegender Rahmen umfließt eine Bounding Box.
- **Konturlinie benutzen**: Text tiefer liegender Rahmen umfließt eine Konturlinie.

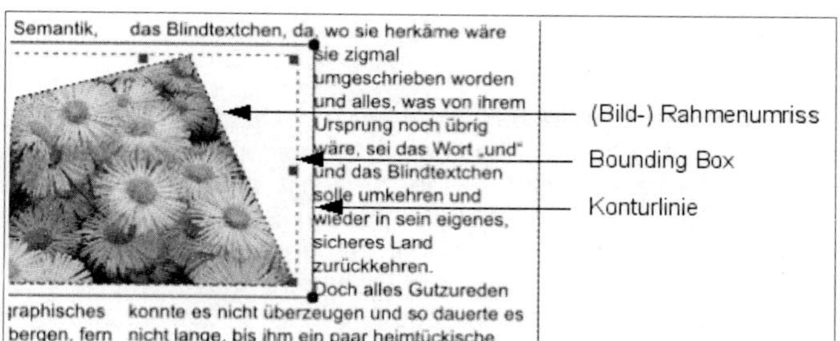

Die verschiedenen Rahmen.

- **Beschneidungspfad verwenden**: Für den Umfluss von Text tiefer liegender Rahmen wird der Beschneidungspfad verwendet. Diese Funktion können Sie bspw. für freigestellte Bilder verwenden, in denen ein Beschneidungspfad mit abgespeichert wurde. Allerdings werden hierbei nur die Formate PSD und TIFF unterstützt. Stellen Sie sicher, dass Sie in den Dokumenteinstellungen unter *Datei> Dokument einrichten> Werkzeuge> Bildrahmen* die Option *Eingebetteten Pfad verwenden* aktiviert haben.

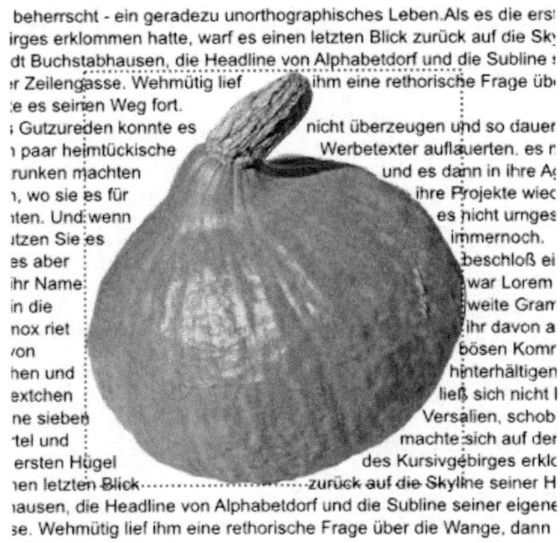
beherrscht - ein geradezu unorthographisches Leben.Als es die ers
irges erklommen hatte, warf es einen letzten Blick zurück auf die Sk
dt Buchstabhausen, die Headline von Alphabetdorf und die Subline
r Zeilengasse. Wehmütig lief ihm eine rethorische Frage üb
e es seinen Weg fort.
Gutzureden konnte es nicht überzeugen und so dauer
paar heimtückische Werbetexter auflauerten. es r
runken machten und es dann in ihre A
, wo sie es für ihre Projekte wiec
ten. Und wenn es nicht umges
tzen Sie es immernoch.
es aber beschloß ei
ihr Name war Lorem
in die weite Gran
nox riet ihr davon a
von bösen Komr
hen und hinterhältigen
extchen ließ sich nicht I
ne sieben Versalien, schob
tel und machte sich auf der
ersten Hügel des Kursivgebirges erklc
en letzten Blick zurück auf die Skyline seiner H
ausen, die Headline von Alphabetdorf und die Subline seiner eigene
se. Wehmütig lief ihm eine rethorische Frage über die Wange, dann

Text um Beschneidungspfad.

Tipp

Verfügen Sie über kein Bildbearbeitungsprogramm mit dem Sie Beschneidungspfade im Bild speichern können, so können Sie folgenden Workaround nutzen: Exportieren Sie den gewünschten Pfad zunächst in einem Bildbearbeitungsprogramm als SVG-Datei (dies ist bspw. mit der Software Gimp möglich), die Sie dann in Scribus importieren und über den Textrahmen legen. Wählen Sie nun im Fenster *Eigenschaften*, Kategorie *Form* die Schaltfläche *Rahmenumriss benutzen* und legen Sie anschließend das Bild exakt in den Rahmenumriss. Abschließend setzen Sie die Linienfarbe des Pfades in der SVG-Datei über das Fenster *Eigenschaften*, Kategorie *Farben* auf *Keine*. Alternativ kann natürlich in der Kategorie X, Y, Z auch das Drucken für dieses Objekt deaktiviert werden.

Für Formen und Polygone stehen in der Kategorie *Form* diese Fülloptionen bereit:

- **Gerade-Ungerade**: Aktiviert die alternierende Füllung. Dabei wird bei jeder Überschneidung des Vektorpfades von „Füllung“ auf „keine Füllung“ gewechselt.

- **Nicht Null**: Diese Option deaktiviert die alternierende Füllung. Der Name der Option erklärt sich dadurch, dass zwischen Flächen, die zu „innen“ bzw. zu „außen“ gezählt werden, unterschieden wird. Hier gilt die folgende Regel: Immer wenn der Pfad einen Strahl von links nach rechts schneidet, zählt man +1 und wenn der Pfad einen Strahl von rechts nach links schneidet, zählt man -1. Ist die Summe 0, so liegt der Punkt „außen“, ist er ungleich 0, liegt er „innen“.

3.14.3 Gruppe

Diese Kategorie ist nur für Tabellen und gruppierte Objekte aktiv und enthält neben der Möglichkeit, die Form zu bearbeiten, und den Optionen für den Bereich *Text umfließt Rahmen,* die bereits in der Kategorie *Form* beschrieben wurden, lediglich noch die Funktion *Deckkraft* unter *Transparenzeinstellungen.* Hier können Sie die Deckkraft in Prozent einstellen.

3.14.4 Text

Die Kategorie *Text* ist besonders für globale Anpassungen oder Veränderungen von Texten geeignet. Der Funktionsumfang ist dabei nahezu identisch mit dem des *Story Editors*.

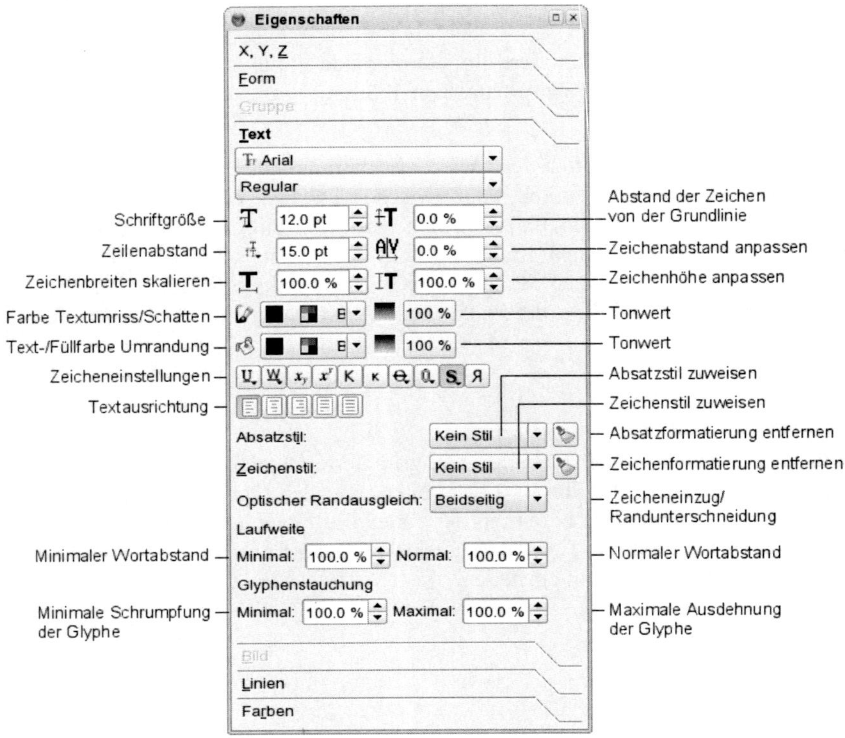

Die Kategorie *Text* im Fenster *Eigenschaften*.

Für Inhalte von Textrahmen, die markiert sind, können Sie über die Kategorie *Text* global Änderungen zuweisen. Wollen Sie hingegen nur bestimmte Zeichen oder Textstellen bearbeiten, so müssen die entsprechenden Stellen zuvor im Text markiert werden. Dies können Sie bequem mit der Maus erledigen, indem Sie auf den Text klicken und bei gehaltener Maustaste die entsprechenden Textzeichen markieren.

Etwas versteckt findet sich auch die Möglichkeit, Text am Grundlinienraster auszurichten. Führen Sie dazu die Maustaste auf das Symbol Zeilenabstand und halten Sie die Maustaste so lange gedrückt, bis sich das Untermenü öffnet, in dem sich die Option befindet. Diese Funktion ist besonders dann wichtig, wenn Sie Objekte von Text umfließen lassen.

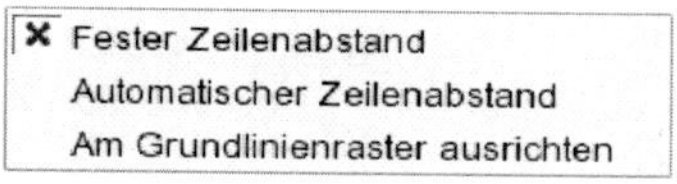

Untermenü des Symbols Zeilenabstand.

Neben den klassischen Zeichenformatierungen können Sie hier auch Füll- und Textumrissfarben getrennt bestimmen sowie angelegte Absatz- und Zeichenstile anwenden.

Um einen Absatzstil zuzuweisen, müssen Sie nur den Cursor in den entsprechenden Absatz stellen und wählen dann über das Listenfeld den gewünschten Absatzstil aus. Für Zeichenstile hingegen müssen Sie zunächst den Text markieren, bevor Sie den gewünschten Zeichenstil über das Listenfeld zuweisen können.

Die Zeicheneinstellungen bieten für markierte Textstellen folgende Formatierungsmöglichkeiten an: *Unterstrichen, Wörter unterstrichen, Tiefgestellt, Hochgestellt, Großbuchstaben, Kapitälchen, Durchgestrichen, Umriss, Schattierter Text* und *Rechtsläufiger Text.*

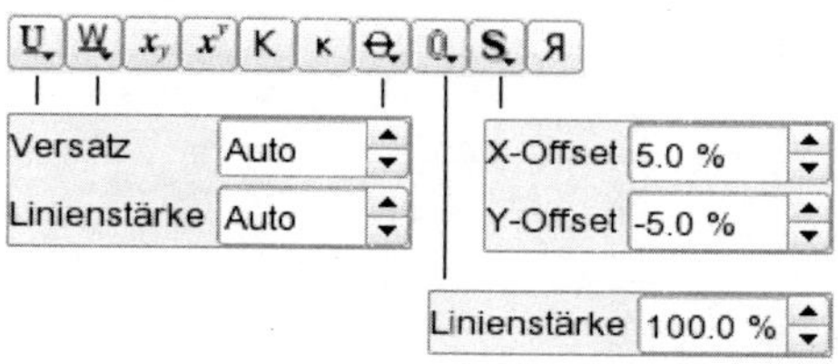

Zusätzliche Einstellmöglichkeiten.

Zusätzlich können bei den Schaltflächen *Unterstreichen*, *Wörter unterstreichen* und *Durchstreichen* die zusätzlichen Einstellungen *Versatz* und *Linienstärke* vorgenommen werden. Die Linienstärke kann ebenfalls bei der Schaltfläche *Umriss* bestimmt werden, während bei der Schaltfläche *Schattierter Text* der Abstand des Schattens festgelegt werden kann. Klicken Sie dazu auf die Schaltfläche und halten die Maustaste so lange, bis das entsprechende Fenster geöffnet wird.

3.14.5 Bild

Diese Kategorie dient der exakten Positionierung eines Bildes im Bildrahmen sowie der Anpassung des Bildes bzw. Bildausschnittes an den Rahmen. Zusätzlich können Sie hier das Bild mit einigen Effekten versehen. Wie sich die Kategorie *Bild* präsentiert, ist dabei davon abhängig, ob Sie das Farbmanagement aktiviert haben oder nicht.

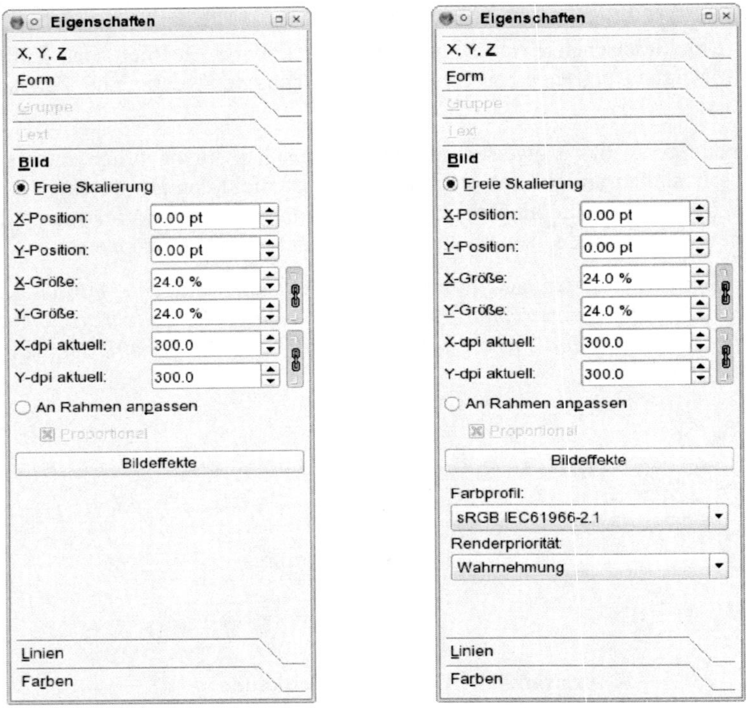

Kategorie *Bild* ohne und mit aktiviertem Farbmanagement.

Bei aktiviertem Farbmanagement werden Ihnen zusätzlich die Listenfelder *Farbprofil* und *Renderpriorität* angezeigt. Die Funktionen im Einzelnen:

- **X-Position/Y-Position**: Legen Sie hier die Position des Bildes in Bezug zum Rahmen fest.
- **X-Größe/Y-Größe**: Skalieren Sie das Bild horizontal (X) und vertikal (Y). Über die hinter den Eingabefeldern befindliche Schaltfläche können Sie Ihre Einstellungen unter Beibehaltung des Seitenverhältnisses (X- und Y-Wert werden im Seitenverhältnis des Bildes verändert) bzw. frei vornehmen und so das Bild dehnen oder stauchen.

- **X-DPI/Y-DPI aktuell**: Hier legen Sie die Punktdichte des Bildes fest. DPI steht für „Dots Per Inch" (Punkte pro Zoll). Dabei sind 72 DPI für Grafiken im Internet und 300 DPI für Bilder, die gedruckt werden sollen, gute Richtwerte. Je höher Sie die Punktdichte setzen, desto kleiner wird das Bild im Rahmen. Über die hinter den Eingabefeldern befindliche Schaltfläche können Sie Ihre Einstellungen unter Beibehaltung des Seitenverhältnisses (X- und Y-Wert werden im Seitenverhältnis des Bildes verändert) bzw. frei vornehmen und so das Bild dehnen oder stauchen.

- **An Rahmen anpassen/Proportional**: Die Funktion *An Rahmen anpassen* fügt das Bild in den Rahmen ein. Entspricht der Rahmen in seinen Proportionen nicht dem des Bildes, wird das Bild dabei entsprechend gestaucht bzw. gedehnt, also den Rahmenproportionen angepasst Die Unterfunktion *Proportional* verhindert dies und sorgt für die Übernahme der Bildproportionen, wobei meist ein Teil des Rahmens leer bleibt.

- **Bildeffekte**: Zusätzlich können Sie das Bild noch bearbeiten. Dazu öffnen Sie über die Schaltfläche *Bildeffekte* das gleichnamige Fenster, in dem Sie verschiedene Funktionen auf das Bild anwenden können.

Gehen Sie so vor, um das Bild mit einem der verfügbaren Effekte zu bearbeiten:

- Wählen Sie im Feld *Verfügbare Effekte* den gewünschten Effekt per Mausklick aus. Der Effekt ist nun markiert.

- Wählen Sie die Schaltfläche >>, um den Effekt in das Feld *Verwendete Effekte* zu schieben.

- Legen Sie im Bereich *Optionen* ggf. Ihre Einstellungen fest und das Ergebnis wird direkt angezeigt.

Genauso schnell können Sie Bildeffekte wieder rückgängig machen:

- Wählen Sie im Feld *Verwendete Effekte* den gewünschten Effekt per Mausklick aus. Der Effekt ist nun markiert.

- Wählen Sie die Schaltfläche <<, um den Effekt in das Feld *Verfügbare Effekte* zu schieben. Das Bild wird nun ohne den Effekt angezeigt.

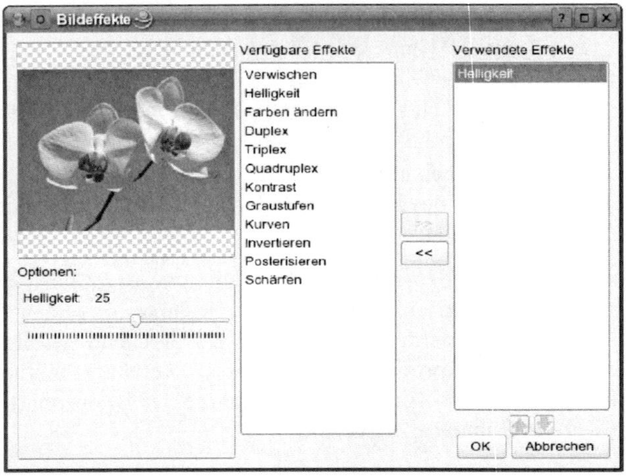

Die Bildbearbeitung über das Fenster *Bildeffekte*.

- **Farbprofil**: Weisen Sie dem Bild ein Farbprofil über das Listenfeld zu. Die Auswahl ist dabei abhängig von den hinterlegten Farbprofilen, die Scribus unter *Datei> Allgemeine Einstellungen> Allgemein> ICC-Profile* findet.

- **Renderpriorität**: Bietet die folgenden Einstellmöglichkeiten für das Konvertieren des Farbraums: *Wahrnehmung*, *Relativ Farbmetrisch*, *Farbsättigung* und *Absolut Farbmetrisch*. Die Einstellung *Wahrnehmung* erhält das optische Verhältnis zwischen den Farben für das menschliche Auge. *Absolut Farbmetrisch* lässt alle Farben innerhalb des Zielfarbumfangs unverändert. So kann es passieren, dass in einem kleineren Farbraum unterschiedliche Farben aus dem Quellfarbraum in die gleiche Farbe des Zielfarbraums konvertiert werden. Bei der Option *Relativ Farbmetrisch* wird im Prinzip ein Weißabgleich zwischen Quell- und Zielmedium vorgenommen und ggf. die Farbwerte entsprechend verschoben. *Farbsättigung* erzeugt dadurch kräftigere Farben, dass die relative Farbsättigung auf Kosten der Farbtreue erhalten bleibt. Bei dieser Skalierung kann es zu kleineren Farbverschiebungen kommen. Diese Option sollten Sie verwenden, wenn das Verhältnis zwischen den Farben weniger wichtig ist als satte, leuchtende Farben.

3.14.6 Linien

Mit dieser Kategorie können Sie Linien bearbeiten. Dies können sowohl Linien mit Anfangs- und Endpunkten als auch die Linien von Formen und Polygonen sein. Lediglich die Umrisslinien von Text können Sie hier nicht bearbeiten.

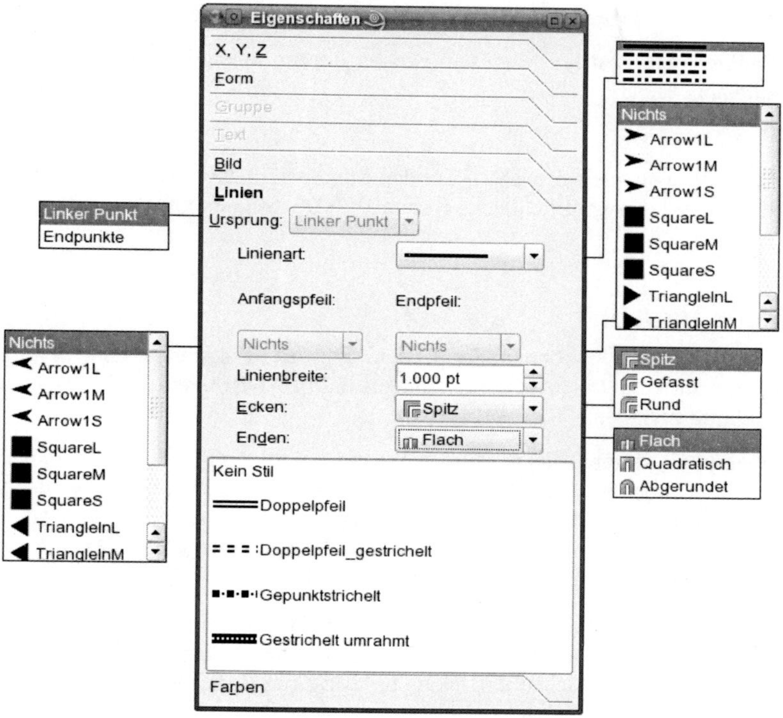

Die Kategorie *Linien*.

Die einzelnen Funktionen:

- **Ursprung**: Hier haben Sie die Auswahl zwischen *Linker Punkt* und *Endpunkte*. Die Einstellung *Endpunkte* bewirkt beispielsweise, dass das Feld *Drehung* für die Linie im Fenster *Eigenschaften* Kategorie *X, Y, Z* nicht aktiv ist.
- **Linienart**: Dieses Listenfeld beinhaltet verschiedene Linienmuster, die Sie der Linie zuweisen können.

- **Anfangspfeil/Endpfeil**: Über die Listenfelder können Sie verschiedene Anfangs- und Endpfeile zuweisen.
- **Linienbreite**: Legen Sie hier die Linienbreite fest.
- **Ecken**: Für Ecken von Linien bspw. in Formen können Sie die Kontur festlegen. Diese Funktion steht für unterbrochene Linien nicht zur Verfügung.
- **Enden**: Hier legen Sie über das Listenfeld die Kontur der Enden fest.
- **Fenster (Linienstile)**: In diesem Fenster werden Ihnen die angelegten Linienstile angezeigt.

Um Linienstile anzulegen, wählen Sie den Menübefehl *Bearbeiten> Stile*, der das Fenster *Stilverwaltung* öffnet (siehe Kapitel 5.7, Die Stilverwaltung).

3.14.7 Farben

Über diese Kategorie können Sie Linien, Formen, Polygonen und Texthintergründen Farben zuweisen bzw. vorhandene Farben bearbeiten und verschiedene Farbverläufe gestalten.

Zur Bearbeitung Ihrer Objekte müssen Sie diese markieren und zunächst über die Schaltflächen wählen, ob die Linienfarbe oder die Füllfarbe bearbeitet werden soll. Diesen Schritt können Sie jedoch überspringen, wenn Sie einen Verlauf oder ein Füllmuster verwenden wollen und dies direkt über das Listenfeld auswählen. Des Weiteren können Sie folgende Einstellungen vornehmen:

- **Tonwert**: Legen Sie den Tonwert fest. Der Tonwert bestimmt die Größe der Rasterpunkte. So bedeutet ein Tonwert von 100 %, dass die Rasterpunkte so groß sind, dass zwischen ihnen kein unbedruckter Bereich bleibt.
- **Deckkraft**: Legen Sie die Deckkraft fest. Je geringer die Deckkraft, desto sichtbarer werden darunterliegende Objekte dargestellt.
- **Knockout**: Wählen Sie *Knockout*, so wird bei überlappenden Objekten aus dem unten stehenden Objekt exakt der Umriss des oben stehenden Objekts ausgespart. So kommt es nicht zu einem Übereinanderdruck verschiedener Farben.
- **Überdrucken**: Wählen Sie *Überdrucken*, so werden die Farben übereinander gedruckt. Hierbei ist die Farbe eines unterliegenden Objekts zu beachten.

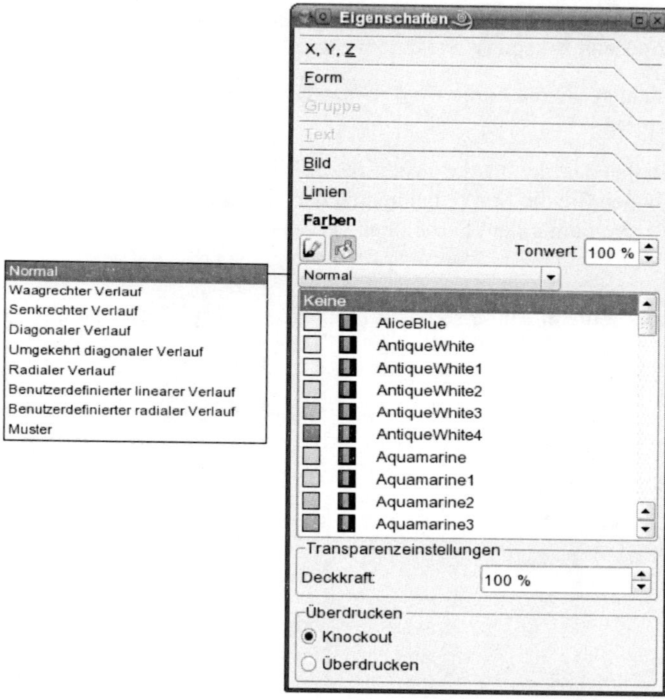

Die Kategorie *Farben* im Fenster *Eigenschaften*.

Im folgenden Beispiel wird gezeigt, wie Sie einen waagerechten Verlauf erstellen:

- Erstellen Sie ein Rechteck mit dem Formwerkzeug.
- Öffnen Sie das Fenster *Eigenschaften* und wechseln Sie in die Kategorie *Farben*.
- Wählen Sie im Listenfenster *Waagerechter Verlauf* aus. Nun wird Ihnen ein Farbbalken in der vordefinierten Füllfarbe (*Datei> Allgemeine Einstellungen> Werkzeuge> Formen*) angezeigt, unter dem sich auf beiden Seiten dreieckige Farbmarken befinden, denen eine Farbe, Deckkraft und Tonwert zugeordnet werden können. Wobei die rote Farbmarke aktiviert ist, d. h., die Einstellungen werden immer dieser Marke zugewiesen.
- Führen Sie nun den Mauszeiger unter den Farbbalken und setzen Sie ungefähr in die Mitte eine neue Farbmarke. Unter dem Farbbalken ändert

der Mauszeiger seine Form und wird nun mit einem kleinen Pluszeichen angezeigt, sodass Sie eine weitere Farbmarke setzen können.

- Wählen Sie die Farbe *Weiß*. Diese Farbe wird nun der neuen Marke zugewiesen.
- Stellen Sie die Marke genau in die Mitte des Farbbalkens (50 %). Dazu können Sie die Marke bei gehaltener Maustaste verschieben oder das Feld *Position* unter dem Farbbalken verwenden.

Das Ergebnis sollte ungefähr so wie im folgenden Beispiel aussehen:

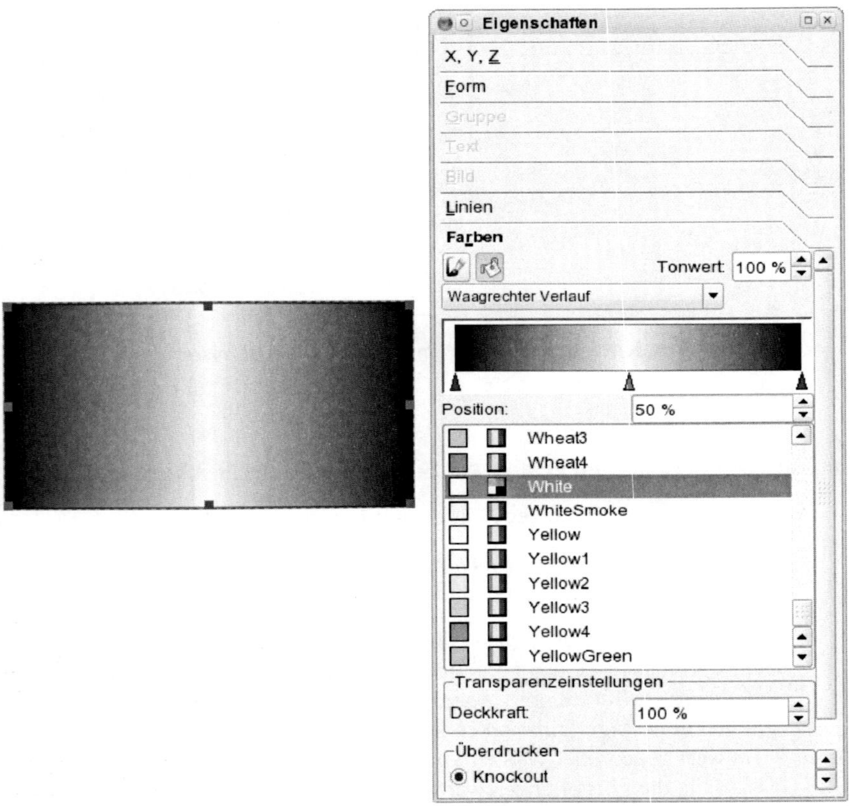

Der waagerechte Verlauf.

Farbmarken entfernen Sie, indem Sie diese bei gehaltener Maustaste aus dem Bereich des Farbbalkens ziehen und dann die Maustaste loslassen. Der Mauszeiger ändert dabei seine Form in einen Pfeil mit einem Minuszeichen ↖-. Lediglich die jeweils äußeren Farbmarken lassen sich nicht entfernen, da immer wenigstens zwei Marken für einen Farbverlauf notwendig sind.

Über den Befehl *Zu Füllmustern hinzufügen* des Kontextmenüs können Sie beispielsweise oben erstellten Farbverlauf als Muster abspeichern und für andere Objekte verwenden. Wählen Sie danach über das Listenfeld statt eines Verlaufs die Funktion *Muster*, so wird Ihnen das gespeicherte Füllmuster angezeigt.

3.15 *Verwenden der Maus*

Die meisten Aktionen können Sie mit der Maus erledigen. Über das Kontextmenü finden Sie zu jedem Objekt die wichtigsten Befehle. Zugleich stehen Ihnen innerhalb von Scribus einige raffinierte Zusatzfunktionen in Form von Kurzbefehlen bzw. Tastenkombinationen zur Verfügung die – einmal angeeignet – das Arbeiten mit der Maus noch effizienter gestalten. Die Gestaltung der Mauszeiger weicht je Betriebssystem und eingesetzter Version ggf. etwas ab:

Befehl	Funktion
Führen Sie den Mauszeiger auf den Rahmen eines Objekts, so ändert er seine Form. Bei horizontalen Seiten zu einem senkrechten ↕, bei vertikalen Seiten zu einem waagerechten und an Eckpunkten zu einem diagonalen Doppelpfeil.	Das Objekt lässt sich bei gehaltener Maustaste auf die gewünschte Größe ändern.
Der Mauszeiger ändert sich auf dem Objekt zu einem gekreuzten Doppelpfeil ✥.	Das Objekt lässt sich bei gehaltener Maustaste verschieben.
Doppelklick in einen Textrahmen	Wechselt in den Editiermodus, dies wird durch einen blinkenden Cursor angezeigt.
Doppelklick in einen gefüllten Bildrahmen	Wechselt in den Verschiebemodus, wobei der Mauszeiger als Hand ☝ angezeigt wird und Sie das Bild innerhalb des Rahmens verschieben können. Bei Verwendung der Option *Eigenschaften> Bild> An Rahmen anpassen* ist diese Funktion deaktiviert.

Befehl	Funktion
Mausklick der mittleren Maustaste (oder des Scroll-Rads, bei Zweitasten-Maus drücken beider Tasten gleichzeitig)	Aktualisieren der Ansicht
Ctrl + Shift + Maustaste	Auswahl eines im Hintergrund befindlichen Objekts auf der gleichen Ebene
Gehaltene rechte Maustaste + Verschieben.	Ermöglicht das Verschieben oder Kopieren des Objekts. Sobald Sie die rechte Maustaste loslassen, öffnet sich ein Kontextmenü, in dem Sie festlegen, ob das Objekt kopiert oder verschoben werden soll.
Ctrl + Mausrad.	Verkleinern oder Vergrößern der Ansicht

Die Lage und Größe eines markierten Objekts können Sie auch über die Pfeiltasten auf Ihrer Tastatur verändern. Dies eignet sich besonders für Objekte, die sich im Hintergrund anderer Objekte befinden. Die einzelnen Funktionen in der Übersicht:

Befehl	Funktion
Pfeiltaste	Bewegt das markierte Objekt in 1er Schritten in die jeweilige Pfeilrichtung.
Ctrl + Pfeiltaste	Bewegt das markierte Objekt in 10er Schritten in die jeweilige Pfeilrichtung.
Ctrl + Shift + Pfeiltaste	Bewegt das markierte Objekt in 100stel Schritten in die jeweilige Pfeilrichtung.
Alt + Pfeiltaste	Vergrößert das Objekt in 1er Schritten in die jeweilige Pfeilrichtung.
Alt + Shift + Pfeiltaste	Verkleinert das Objekt in 1er Schritten in die jeweilige Pfeilrichtung.

Je nach Konfiguration können Sie auch über das Mausrad Werte verändern. Setzen Sie dazu den Cursor z. B. in das Feld *X-Position* und bewegen das Mausrad. Je weiter Sie den Cursor nach links verschieben, desto größer werden die einzelnen Schritte.

3.16 *Mit Raster- und Hilfslinien arbeiten*

Um Objekte innerhalb des Dokuments optimal ausrichten zu können, stehen Ihnen Raster- und Hilfslinien zur Verfügung. Das Raster, dessen Gestaltung Sie über *Datei> Dokument einrichten> Hilfslinien* unter *Großes Raster* und *Kleines Raster* einrichten können, blenden Sie über den Menübefehl *Ansicht> Raster anzeigen* ein oder aus. Hilfslinien können Sie mit der Maus oder über das Fenster *Hilfslinien bearbeiten* anlegen.

Mit der Maus funktioniert dies, indem Sie den Mauszeiger auf eines der Lineale führen, die linke Maustaste gedrückt halten und den Mauszeiger zurück in das Dokument ziehen, wo Sie an der gewünschten Stelle die Maustaste loslassen und die Hilfslinie eingefügt wird. Je nachdem, ob Sie eine horizontale oder vertikale Hilfslinie brauchen, müssen Sie das entsprechende Lineal wählen. Zum Verschieben einer Hilfslinie führen Sie den Mauszeiger auf die Linie, bis sich die Form des Mauszeigers in einen vertikalen bzw. horizontalen Doppelpfeil ändert, der von einer Linie durchkreuzt ist, und verschieben die Hilfslinie bei gehaltener Maustaste.

Das Fenster *Hilfslinien bearbeiten,* in dem Ihnen drei Register angeboten werden, rufen Sie über das Menü *Seite* auf.

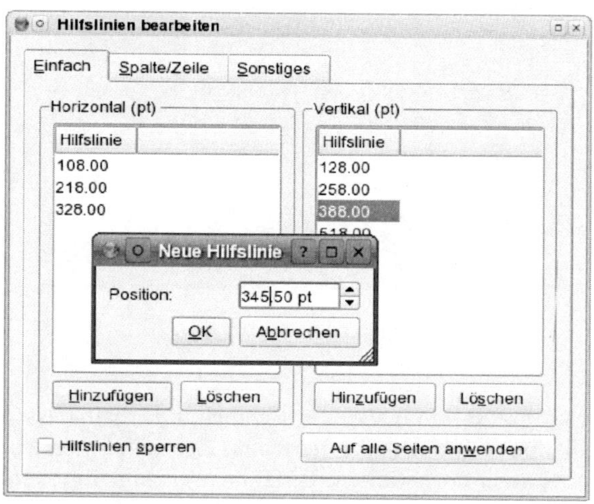

Anlegen einer neuen Hilfslinie.

Tipp

Wollen Sie sehr genau arbeiten, so sollten Sie die Position der von Hand angelegten Hilfslinien bei stark vergrößertem Dokument überprüfen.

Im Register *Einfach* können Sie über die Schaltflächen *Hinzufügen* und *Löschen* die horizontalen und vertikalen Hilfslinien anlegen bzw. entfernen. Die Option *Hilfslinien sperren* sorgt dafür, dass die Hilfslinien nicht mehr mit der Maus verschoben werden können.

In dem Register *Spalte/Zeile* können Sie gleichmäßig angelegte Hilfslinien zu einem gewählten Bezug anlegen. Als Bezugspunkte kann zwischen Seite, Rahmen und Markierung gewählt werden.

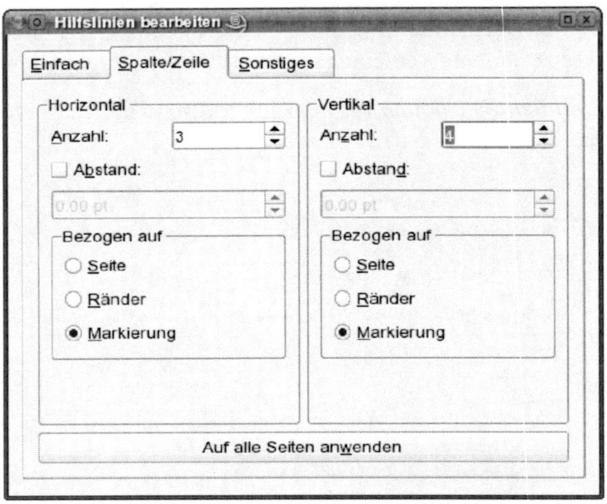

Das Register *Spalte/Zeile.*

Als Markierung zählt z. B. ein markierter Rahmen, innerhalb dessen sich dann die angegebenen Hilfslinien gleichmäßig verteilen. Zusätzlich können diesen Linien über die Option *Abstand* noch weitere Hilfslinien hinzugefügt werden, deren Abstand über das entsprechende Feld festgelegt wird.

Mit der Schaltfläche *Auf alle Seiten anwenden*, werden die Einstellungen der Hilfslinien auf allen vorhandenen Dokumentseiten übernommen. Im Register *Sonstiges* können Sie über die Schaltflächen die Hilfslinien auf der aktuellen Seite und die aller Seiten löschen.

3.17 *Dokumente speichern und exportieren*

Dokumente und Dokumentseiten können auf verschiedene Arten gespeichert werden. Scribus benutzt intern ein eigenes, vollständig dokumentiertes Dateiformat, das auf XML basiert und die Dateiendung *.sla* bzw. in komprimierter Form die Dateiendung *.sla.gz* hat. In diesem Format speichern Sie Ihre normalen Projekte ab, um sie weiter bearbeiten zu können. Daneben ist es möglich, das Dokument als Vorlage zu speichern.

Der Text eines markierten Textrahmens kann als Textdatei gespeichert werden. Ist der markierte Textrahmen verkettet, so wird auch der Text der verketteten Rahmen abgespeichert.

Einzelne Dokumentseiten können als EPS- oder SVG-Datei exportiert oder als Bilder abgespeichert werden. Und schließlich haben Sie die Möglichkeit, das gesamte Dokument als PDF zu exportieren. Die einzelnen Speichermöglichkeiten in der Übersicht:

Speichermöglichkeiten	
Dokumente	Als .sla- oder .sla.gz-Datei
	Als Vorlage, zur Wiederverwendung
	Als druckfertige PDF-Datei
Dokumentseite	Als EPS-Datei
	Als SVG-Datei
	Als Bild
Markierte Textrahmen	Als Text in einer TXT-Datei

3.17.1 Speichern im Scribus-Format

Dokumente können im Scribus-eigenen Dateiformat *.sla* bzw. komprimiert als *.sla.gz* gespeichert werden. Dazu gehen Sie so vor:

- Öffnen Sie das Fenster *Speichern unter* mit einer der folgenden Möglichkeiten:

  Wählen Sie die Schaltfläche *Speichern*.

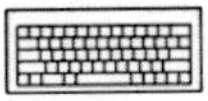 Wählen Sie die Tastenkombination *Ctrl* + *Shift* +*S*.

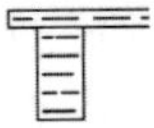 Wählen Sie den Menübefehl *Datei> Speichern unter.*

- Das Fenster *Speichern unter* wird geöffnet, in dem Sie Speicherort und den Dateinamen festlegen können.

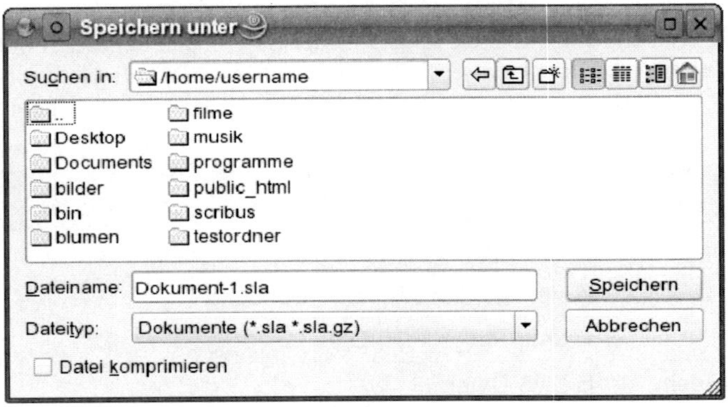

Das Fenster *Speichern unter.*

- Wählen Sie, ob die Datei komprimiert gespeichert werden soll (in diesem Fall wird der Dateiname um *.gz* ergänzt) und bestätigen Sie Ihre Auswahl mit der Schaltfläche *Speichern.*

Die Datei wird nun im ausgewählten Verzeichnis unter dem angegebenen Namen gespeichert.

Um den jeweils aktuellen Stand einer bereits abgespeicherten Datei zu sichern, benutzen Sie eine dieser Möglichkeiten:

Wählen Sie die Schaltfläche *Speichern.*

Wählen Sie die Tastenkombination *Ctrl + Shift +S.*

Wählen Sie den Menübefehl *Datei> Speichern.*

Der Inhalt der Datei wird dabei mit dem aktuellen Inhalt des Dokuments überschrieben.

3.17.2 Dokument als Vorlage speichern

Dokumente können Sie zur Wiederverwendung als Vorlagen speichern. Scribus unterscheidet zwischen Vorlagen und Musterseiten. Erstellen Sie bspw. einen monatlich erscheinenden Newsletter, so bietet es sich an, eine Vorlage zu speichern, die als Grundlage zur Erstellung verwendet wird. Für neue Ausgaben können Sie so Teile des Layouts übernehmen, wobei Sie nur neue Texte und Bilder gegen die alten tauschen und diese entsprechend anpassen müssen.

Gehen Sie so vor, um ein Dokument als Vorlage zu speichern:

- Wählen Sie den Menübefehl *Datei> Als Vorlage speichern.*
- Es wird das Fenster *Wählen Sie ein Verzeichnis* geöffnet. Standardmäßig sollten Sie die Vorlagen unter */home/[username]/.scribus/templates* bzw. bei Windows unter: */Dokumente und Einstellungen/IhrBenutzername/ .scribus /templates* speichern.

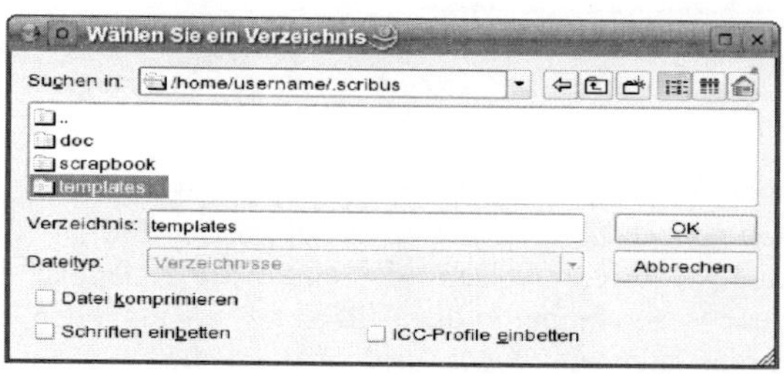

Wählen Sie ein Verzeichnis für die Vorlage aus.

- Legen Sie über die im Fenster unten stehenden Optionen fest, ob ICC-Profile und Schriften eingebettet und ob die Datei komprimiert werden soll.
- Bestätigen Sie Ihre Auswahl mit der Schaltfläche *Speichern.*
- Das Fenster *Als Vorlage speichern* wird geöffnet, in dem Sie nähere Angaben über die Vorlage hinterlegen können.
- Bestätigen Sie schließlich Ihre Eingaben mit der Schaltfläche *OK.*

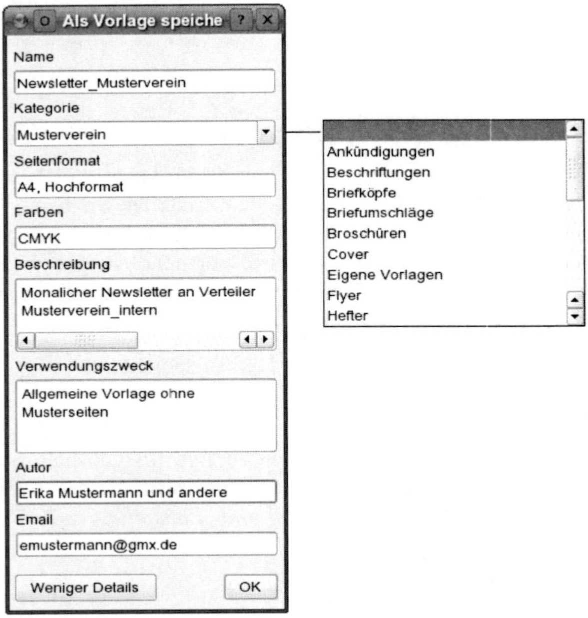
Als Vorlage speiche
Name
Newsletter_Musterverein
Kategorie
Musterverein
Seitenformat
A4, Hochformat
Farben
CMYK
Beschreibung
Monalicher Newsletter an Verteiler Musterverein_intern
Verwendungszweck
Allgemeine Vorlage ohne Musterseiten
Autor
Erika Mustermann und andere
Email
emustermann@gmx.de
Weniger Details
OK
Ankündigungen
Beschriftungen
Briefköpfe
Briefumschläge
Broschüren
Cover
Eigene Vorlagen
Flyer
Hefter

Die Beschreibung für die Vorlage hinterlegen.

Die hier hinterlegten Informationen können Sie später vor dem Öffnen einer Vorlage im Fenster *Neu von Vorlage* einsehen. Dabei können Sie die Vorlage einer bereits bestehenden Kategorie zuweisen oder eine neue Kategorie erstellen, indem Sie einfach die neue Bezeichnung in das Feld *Kategorie* eingeben. Im oben gezeigten Beispiel wird die Kategorie *Musterverein* neu erstellt.

Beim Öffnen werden Ihnen nur die Kategorien angezeigt, in denen sich eine Vorlage befindet (siehe nächstes Bild).

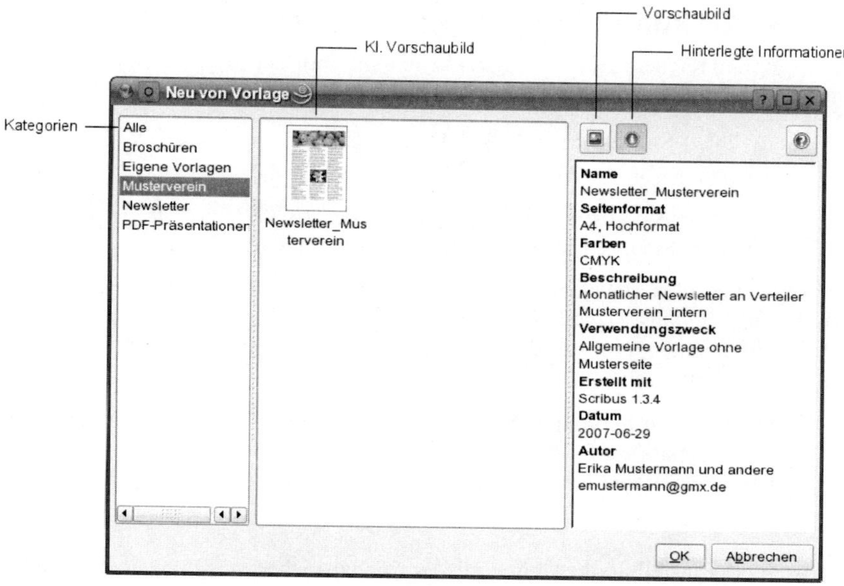

Das Fenster *Neu von Vorlage*.

3.17.3 Seiten als EPS oder SVG exportieren

Das Speichern von einzelnen Seiten als EPS-oder SVG-Dateien ist sehr ähnlich. Gehen Sie dazu so vor:

- Markieren Sie die gewünschte Seite.
- Wählen Sie den Menübefehl *Datei> Exportieren> Als EPS speichern* bzw. den Befehl *Datei> Exportieren> Als SVG speichern.*
- Es wird das Fenster *Speichern unter* geöffnet, in dem Sie das Verzeichnis wählen und einen Dateinamen eingeben. Bei SVG-Dateien können Sie zusätzlich eine Komprimierung (*.svgz*) wählen.
- Bestätigen Sie Ihre Auswahl mit der Schaltfläche *Speichern.*

Die Seite wird nun unter dem angegebenen Dateinamen im gewählten Dateiformat gespeichert.

3.17.4 Dokument als PDF exportieren

Etwas umfangreichere Einstellmöglichkeiten sind mit dem Export von Dokumenten als PDF-Datei verbunden. Hier gehen Sie so vor:

- Wählen Sie den Menübefehl *Datei> Exportieren> Als PDF-Datei speichern*, der das Fenster *Als PDF speichern* öffnet.
- Nehmen Sie Ihre Einstellungen im Fenster *Als PDF speichern* vor und bestätigen Sie Ihre Eingaben mit der Schaltfläche *Speichern.*

Im Folgenden sollen die einzelnen Einstellungsmöglichkeiten näher betrachtet werden. Unter *Ausgabe in Datei* können Sie Pfad und Dateinamen festlegen oder über die Schaltfläche *Ändern,* die das Fenster *Speichern unter* öffnet, die Funktionen des Dateimanagers nutzen.

- **Eine Datei pro Seite speichern**: Aktiviert bedingt diese Funktion, dass jede Seite als separate PDF-Datei gespeichert wird. Dabei werden die einzelnen Seiten durchnummeriert (z. B. die erste Seite: *[Dokumentname]-Seite 1.pdf*).

Die weiteren Einstellmöglichkeiten gliedern sich in sieben verschiedene Register.

Das Register *Allgemein*:

- **Alle Seiten/Seiten wählen**: Legen Sie zunächst fest, welcher Bereich als PDF exportiert werden soll. Sollen nur bestimmte Seiten exportiert werden, so wählen Sie zunächst *Seiten wählen* und geben in dem darunter stehenden Feld die gewünschten Seiten ein (bspw. 2,3,6,8 oder 3–8) oder öffnen Sie über die Schaltfläche mit den drei Punkten hinter dem Eingabefeld das Fenster *Seitenfolge erstellen*, in dem Ihnen weitere Funktionen zur Festlegung der Seitenfolge zur Verfügung stehen.
- **Rotation**: Sollen die Seiten des Dokuments gedreht werden, so wählen Sie über das Listenfeld zwischen einer Rotation von 90, 180 oder 270 Grad.
- **Auf Seitenränder beschneiden**: Diese Option sorgt dafür, dass Objekte außerhalb des Seitenrandes nicht exportiert werden.
- **Text und Vektorgrafik komprimieren**: Standardmäßig aktivierte Option, die eine verlustlose Komprimierung von Text und Vektorgrafiken vornimmt und so die Dateigröße reduziert. Diese Einstellung sollten Sie nur in begründeten Fällen ändern.
- **Komprimierungsmethode**: Hier stehen *Automatisch*, *JPEG*, *ZIP* und *Keine* zur Auswahl. Dennoch wird empfohlen, die Voreinstellung *Automatisch* zu übernehmen, um vom Programm die beste Methode wählen zu lassen. *JPEG* ist eine verlustbehaftete Komprimierung, die sich für Dokumente mit sehr vie-

len Bildern eignet. Bei *ZIP* handelt es sich um eine verlustfreie Komprimierung, die lediglich das Datenvolumen verringert.

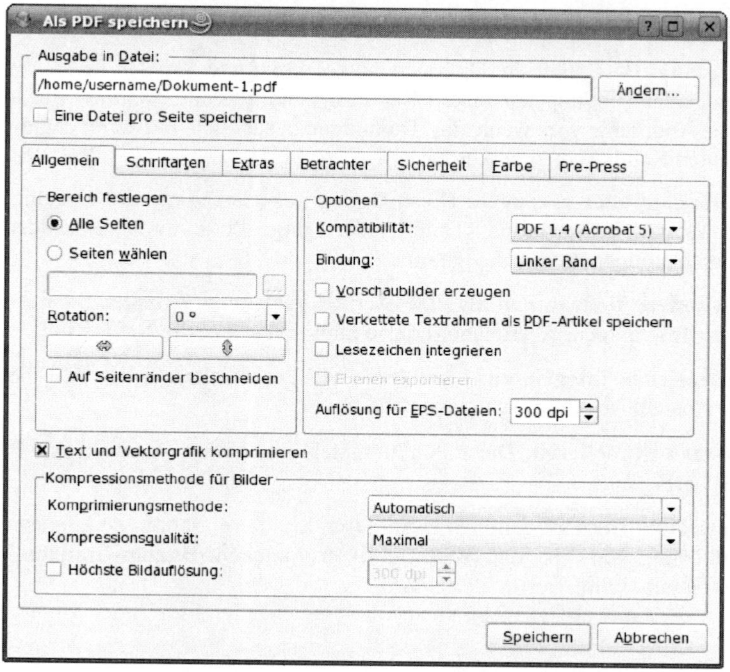

Das Register *Allgemein* im Fenster *Als PDF speichern.*

- **Kompressionsqualität**: Hier können Sie zwischen den verschiedenen Stufen *Maximal* (95 %), *Hoch* (85 %), *Mittel* (75 %), *Niedrig* (50 %) und *Minimal* (25 %) für die verlustbehaftete Kompression wählen. Bedenken Sie, dass es bei JPEG-Dateien – selbst bei maximaler Kompressionsqualität – immer eine Qualitätseinbuße gibt.
- **Höchste Bildauflösung**: Legen Sie hier die maximale Bildauflösung in DPI für Bitmap-Dateien fest. Während Dateien mit geringerer Auflösung natürlich nicht betroffen sind, müssen Bilder mit einer höheren als hier angegebenen Auflösung umgerechnet werden, was sich entsprechend auf die Exportzeit und die Speicherauslastung auswirkt.
- **Kompatibilität**: Die größte Kompatibilität erreichen Sie, wenn Sie *PDF 1.3* wählen. Es stehen aber auch die Versionen *PDF 1.4* sowie *PDF 1.5* und

PDF/X-3 zur Verfügung. *PDF 1.4* sollten Sie wählen, wenn Transparenz oder eine 128-Bit-Verschlüsselung nötig ist, und *PDF 1.5*, wenn Sie die Ebenen Ihrer Dokumente erhalten wollen. *PDF/X-3* erfordert ein aktiviertes Farbmanagement und ist vorwiegend für die Weitergabe an gewerbliche Druckereien und Belichtungsstudios notwendig.

- **Bindung**: Beinhaltet die Optionen *Linker Rand* und *Rechter Rand*. Der Standard einer Bindung am linken Rand ist voreingestellt. Nehmen Sie hier nur eine Änderung vor, wenn das Dokument tatsächlich mit einer Bindung am rechten Rand produziert werden soll.
- **Vorschaubilder erzeugen**: Diese Option generiert von jeder einzelnen Seite ein kleines Vorschaubild (Thumbnail). Einige Programme verwenden diese Vorschaubilder für die Navigation.
- **Verkettete Textrahmen als PDF-Artikel speichern**: Arbeiten Sie mit verketteten Textrahmen, so erleichtert diese Funktion später die Navigation.
- **Lesezeichen integrieren**: Übernimmt die Lesezeichen in die PDF-Datei für die Ansicht am Monitor.
- **Ebenen exportieren**: Diese Funktion steht nur bei der Auswahl von PDF 1.5 zur Verfügung.
- **Auflösung für EPS-Dateien**: Aktivieren Sie diese Option, so können Sie die Auflösung von Text und Vektorgrafiken vorgeben. Bitmap-Grafiken bleiben davon unberührt.

Im Register *Schriftarten* legen Sie fest, welche Schriftarten in die PDF-Datei eingebettet bzw. in Kurven umgewandelt werden. Beim Einbetten werden die Schriftdateien mit der PDF-Datei gespeichert; beim Umwandeln in Kurven wird hingegen jedes Zeichen in eine neutrale Vektorgrafik umgewandelt.

Markieren Sie eine Schriftart, so können Sie sie über die grünen Pfeile in die verschiedenen Fenster verschieben. Zusätzlich stehen die folgenden zwei Schaltflächen bereit:

- **Alle einbetten**: Über diesen Befehl betten Sie alle Schriftarten in das PDF-Dokument ein. Dadurch ist das Erscheinungsbild in Form von Layout und Schriftauswahl auch auf Systemen darstellbar, die nicht über die entsprechenden Schriften verfügen.
- **Alle in Kurven umwandeln**: Über diesen Befehl werden alle vorhandenen Zeichen in Kurven umgewandelt.

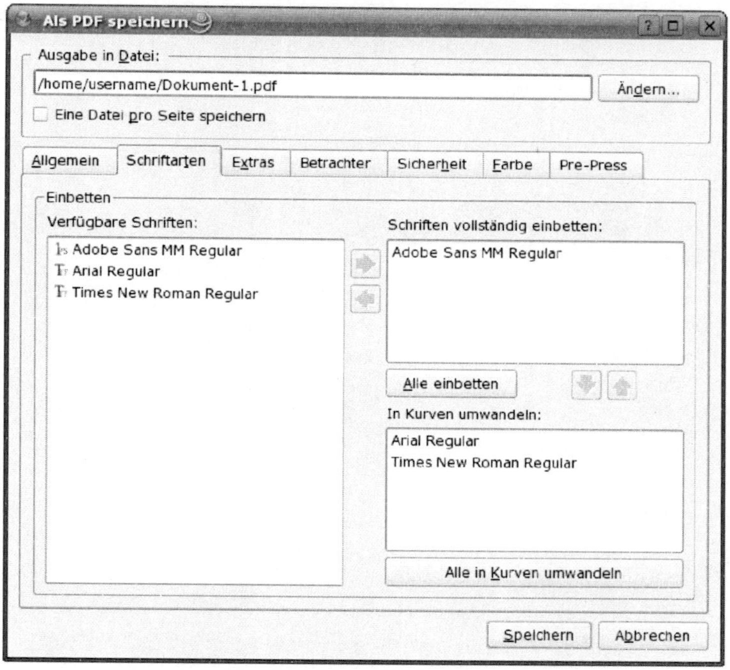

Das Register *Schriftarten* im Fenster *Als PDF speichern.*

Über das Register *Extras* können Sie bestimmte Präsentationseffekte für die Darstellung des Dokuments auf dem Bildschirm erzeugen. Beachten Sie, dass nicht alle PDF-Betrachter diese Effekte unterstützen, und testen Sie Ihr Dokument nach der Erstellung.

- **Präsentationseffekte aktivieren**: Aktiviert die Präsentationseffekte beim Öffnen der PDF-Datei im Vollbildmodus in Adobe Reader und anderen PDF-Betrachtern, die diese Effekte ebenfalls unterstützen.
- **Seitenvorschau anzeigen**: Zeigt die einzelnen Seiten des Dokuments als Vorschau an.
- **Anzeigedauer**: Legen Sie hier fest, wie lange die Seite angezeigt werden soll.
- **Dauer des Effekts**: Legen Sie hier fest, wie lange der Effekt dauern soll. Je kürzer Sie die Dauer einstellen, desto schneller ist der Effekt und umgekehrt.
- **Effekttyp**: Wählen Sie über das Listenfeld den gewünschten Effekt aus.

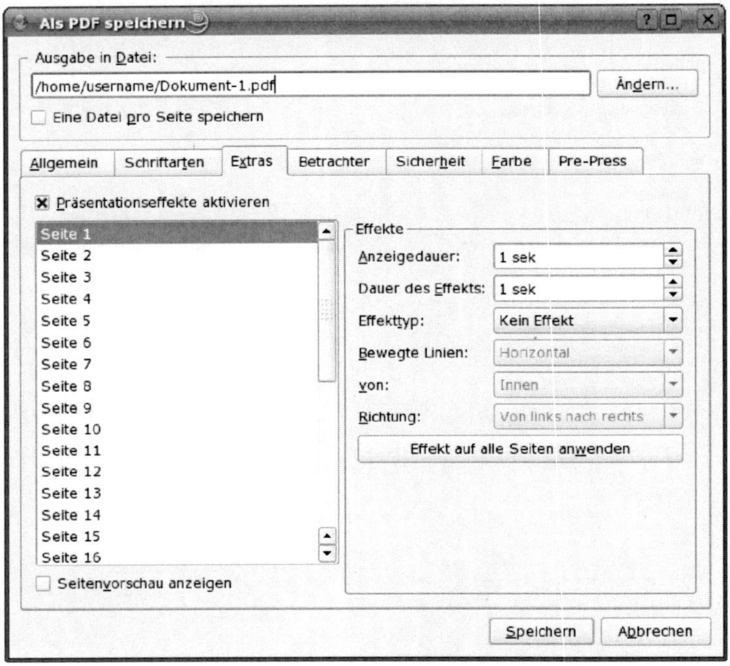

Das Register *Extras* im Fenster *Als PDF speichern.*

- **Bewegte Linien**: Wählen Sie hier die Richtungsvorgabe für bestimmte Effekte aus.
- **Von**: Wählen Sie hier die Startposition für bestimmte Effekte aus.
- **Richtung**: Richtungsvorgabe für bestimmte Effekte.
- **Effekte auf alle Seiten anwenden**: Über diese Schaltfläche übertragen Sie den ausgewählten Effekt auf alle Seiten.
- **Seitenvorschau anzeigen**: Aktivieren Sie diese Funktion, so werden die Seiten des Dokuments in dem darüberliegenden Feld mit Vorschaubildern dargestellt.

Die Registerseite *Betrachter* bietet die Möglichkeit, einige Voreinstellungen in Bezug auf die Ansicht des Dokuments mit einem PDF-Betrachter festzulegen.

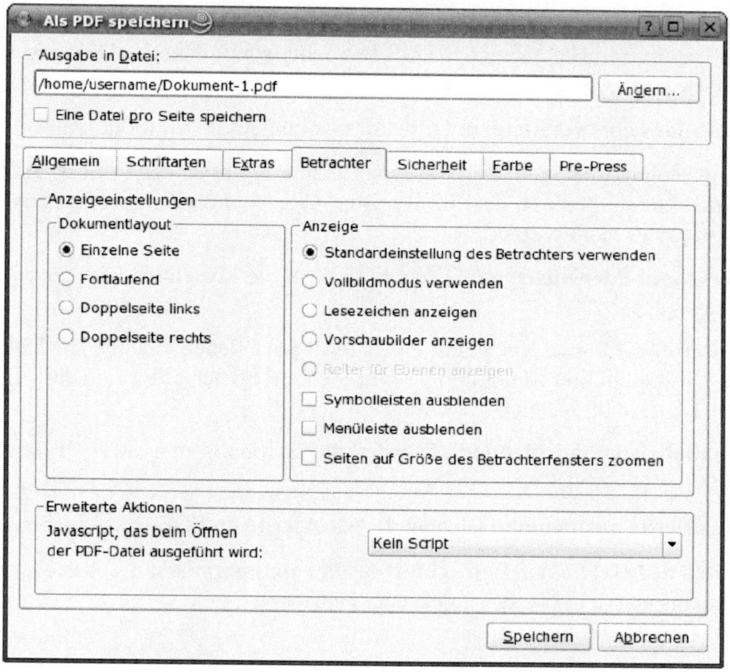

Das Register *Betrachter* im Fenster *Als PDF speichern*.

Im Bereich *Anzeigeeinstellungen* können Sie für das *Dokumentlayout* und die *Anzeige* unter folgenden Optionen und Funktionen wählen:

- **Einzelne Seite**: Zeigt das Dokument im Einzelseitenmodus, d. h., dass immer nur eine Seite angezeigt wird. Scrollen Sie mit der Maus nach unten, wird die nächste Seite angezeigt.
- **Fortlaufend**: Zeigt das Dokument fortlaufend im Einzelseitenmodus. Hierbei werden die Seiten hintereinander dargestellt.
- **Doppelseite links**: Zeigt das Dokument im Doppelseitenmodus, also immer zwei Seiten zugleich, wobei die erste Seite links angezeigt wird.
- **Doppelseite rechts**: Zeigt das Dokument im Doppelseitenmodus, also immer zwei Seiten zugleich, wobei die erste Seite rechts angezeigt wird. Die erste Seite wird dabei alleine angezeigt.

- **Standardeinstellung des Betrachters verwenden**: Diese Option übernimmt die Benutzereinstellungen des PDF-Betrachters, mit dem das Dokument geöffnet wird.
- **Vollbildmodus verwenden**: Öffnet das Dokument im Vollbildmodus.
- **Lesezeichen anzeigen**: Zeigt die im Dokument vorhandenen Lesezeichen an. Dieser Befehl bedingt, dass im Register *Allgemein* die Option *Lesezeichen integrieren* gewählt wurde.
- **Vorschaubilder anzeigen**: Öffnet zusätzlich die Vorschaubilder der einzelnen Seiten.
- **Reiter für Ebenen anzeigen**: Zeigt die vorhandenen Ebenen im Dokument an. Diese Funktion ist nur aktiv, wenn Sie im Register *Allgemein* das PDF-Format 1.5 gewählt haben.
- **Symbolleisten ausblenden**: Blendet die Symbolleisten im PDF-Betrachter aus.
- **Menüleiste ausblenden**: Blendet die Menüleiste im PDF-Betrachter aus.
- **Seiten auf Größe des Betrachterfensters zoomen**: Passt die Ansicht des Dokuments an die Größe des geöffneten Fensters an.

Das Register *Sicherheit* bietet Ihnen verschiedene Verschlüsselungen und andere Einschränkungen für PDF-Dateien an, ist jedoch standardmäßig deaktiviert und wird erst durch die Auswahl der Option *Verschlüsselung benutzen* aktiviert. Für das Format PDF/X-3 wird das Register *Sicherheit* nicht angeboten. Die Funktionen im Einzelnen:

- **Verschlüsselung benutzen**: Aktiviert die Verschlüsselung einer PDF-Datei. Bei PDF 1.3 kommt hierbei eine 40-Bit-Verschlüsselung zum Einsatz, während bei PDF 1.4 eine 128-Bit-Verschlüsselung verwendet wird. Allerdings ist die PDF-Verschlüsselung nicht so effektiv wie beispielsweise PGP oder GPG. Mittlerweile existieren bereits Programme (z. B. pdf-Recover für Windows), die eine Entschlüsselung von PDF-Dokumenten anbieten.
- **Besitzer**: Wählen Sie hier ein Passwort, das alle Sicherungsfunktionen aktiviert bzw. deaktiviert.
- **Benutzer**: Wählen Sie hier ein Passwort, so wird bereits zum Lesen des PDF-Dokuments dieses Passwort nötig.
- **Dokument drucken erlauben**: Erlaubt das Drucken des PDF-Dokuments. Ist diese Option nicht gesetzt, so ist das Ausdrucken für den Benutzer nicht möglich.

- **Dokument ändern erlauben**: Erlaubt das Ändern des Dokuments.
- **Kopieren von Text und Bildern zulassen**: Erlaubt das Kopieren von Text und Bildern.
- **Hinzufügen von Anmerkungen erlauben**: Erlaubt das Hinzufügen von Anmerkungen im Dokument.

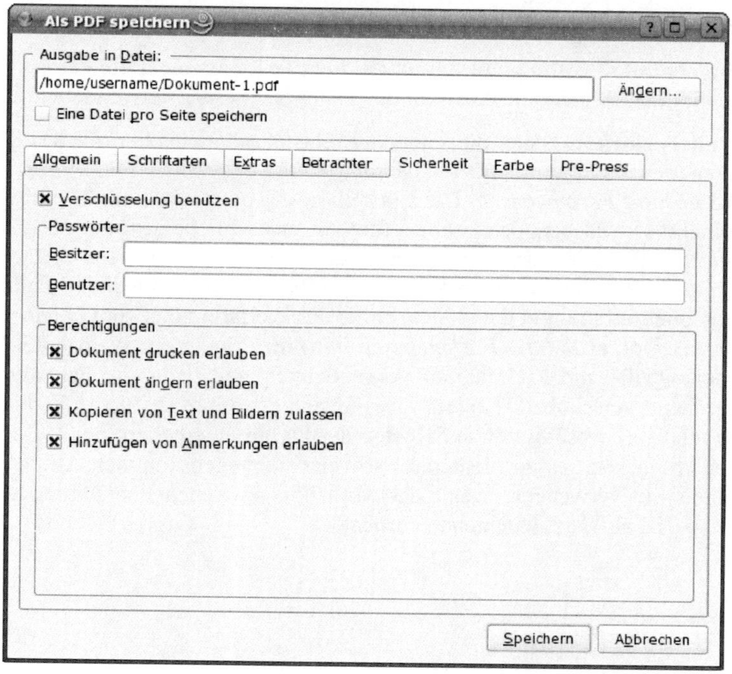

Das Register *Sicherheit* im Fenster *Als PDF speichern.*

Der Funktionsumfang des Registers *Farbe* ist abhängig davon, ob Sie das Farbmanagement aktiviert haben. Wählen Sie zunächst den Verwendungszweck über das Listenfeld *Ausgabe vorgesehen für* zwischen *Monitor/Internet*, *Drucker* und *Graustufen* aus. Die weiteren Funktionen:

- **Konvertiert Schmuckfarben zu Prozessfarben**: Wandelt vorhandene Schmuckfarben in Prozessfarben um. So kann die Ausgabe beispielsweise auf einem CMYK-Drucker erfolgen.

- **Überdrucken erzwingen**: Aktiviert das Überdrucken für das gesamte Dokument und ignoriert damit die objektbezogenen Einstellungen.
- **Benutzerdefinierte Ausgabeeinstellungen verwenden**: Diese Einstellung ist standardmäßig deaktiviert und sollte nur in Absprache mit der Druckerei verwendet werden. Ist diese Funktion aktiviert, so können weitere Einstellungen in Bezug auf das Rendern vorgenommen werden.
- **ICC-Profile benutzen**: Aktiviert die Listenfelder ICC und Renderpriorität, über die Sie die Ausgabeeinstellungen vornehmen.
- **Eingebettete Profile nicht benutzen**: Legt fest, dass nicht die Farbprofile der Quellbilder, sondern die Auswahl des Listenfelds *Profil* verwendet wird.
- **Renderpriorität**: Bietet die folgenden Einstellmöglichkeiten für das Konvertieren des Farbraums: *Wahrnehmung*, *Relativ Farbmetrisch*, *Farbsättigung* und *Absolut Farbmetrisch*. Die Einstellung *Wahrnehmung* erhält das optische Verhältnis zwischen den Farben für das menschliche Auge. *Absolut Farbmetrisch* lässt alle Farben innerhalb des Zielfarbumfangs unverändert. So kann es passieren, dass in einem kleineren Farbraum unterschiedliche Farben aus dem Quellfarbraum in die gleiche Farbe des Zielfarbraums konvertiert werden. Bei der Option *Relativ Farbmetrisch* wird im Prinzip ein Weißabgleich zwischen Quell- und Zielmedium vorgenommen und dann die Farbwerte entsprechend verschoben. *Farbsättigung* erzeugt dadurch kräftigere Farben, dass die relative Farbsättigung auf Kosten der Farbtreue erhalten bleibt. Bei dieser Skalierung kann es zu kleineren Farbverschiebungen kommen. Diese Option sollten Sie verwenden, wenn das Verhältnis zwischen den Farben weniger wichtig ist als satte, leuchtende Farben.

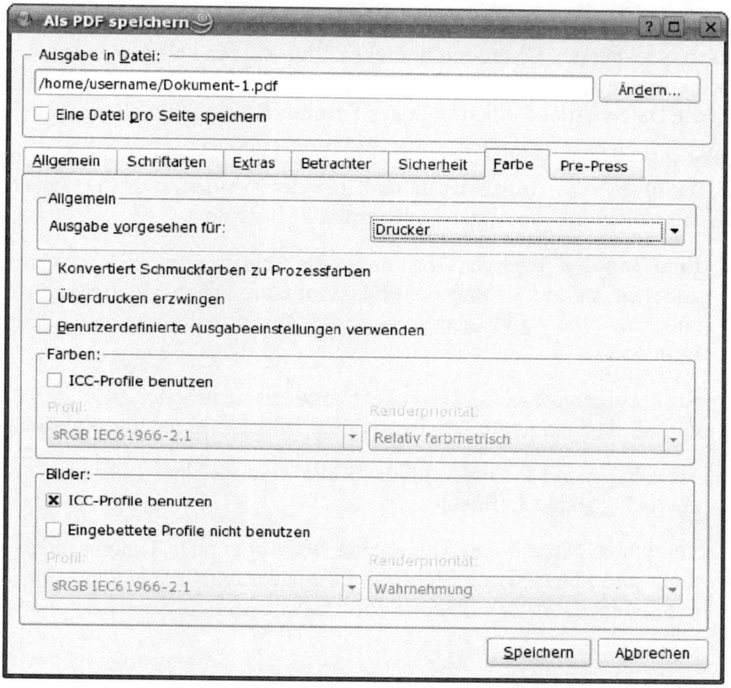

Das Register *Farbe* im Fenster *Als PDF speichern.*

3.18 *PDF-Formular*

Eine ganz besondere Funktion stellt die Fähigkeit von Scribus dar, PDF-Formulare mit eingebetteten JavaScript-Anweisungen zu erstellen. Diese Formulare eignen sich für Online-Befragungen oder -Tests oder zur Datenerfassung, z. B. von Bestellungen, Mitglieds- oder Kundendaten etc.

Die Formulare können an eine bestimmte URL gesendet oder alternativ dazu die eingetragenen Daten als E-Mail-Anhang an eine E-Mail-Adresse übermittelt werden.

Bei der Übertragung an eine URL muss beim Client ein Browser mit integriertem Adobe-Acrobat-Reader-Plug-In installiert sein. Für die Übermittlung der Daten zu einer E-Mail-Adresse muss zusätzlich ein E-Mail-Programm im Browser eingerichtet sein. Hierbei werden die Daten im Textformat FDF (Forms Data Format) als

E-Mail-Anhang versendet. Dabei werden allerdings die Feldnamen alphabetisch ausgelesen, was bei der Erstellung berücksichtigt werden sollte. Benennen Sie ggf. die Feldnamen entsprechend um (A_Name, B_Vorname, C_Straße, D_PLZ etc.), falls Sie die Daten in der Reihenfolge des Formulars erhalten wollen.

Bei Online-Formularen sollte stets auf eine möglichst geringe Dateigröße geachtet werden, damit es vom Anwender schnell geladen werden kann. Um dies zu gewährleisten, sollten Sie die folgenden Ratschläge beachten:

- Entgegen der sonstigen Forderung, die Schriften im PDF-Dokument einzubetten, sollten Sie dies bei PDF-Formularen nach Möglichkeit nicht machen und eine der standardmäßig im PDF-Format vorhandene Schrift verwenden.
- Komprimieren Sie das Dokument so weit wie möglich, achten Sie jedoch darauf, dass eine gute Lesequalität am Bildschirm noch gewährleistet ist.
- Verwenden Sie für notwendige Bilder eine möglichst geringe, aber dennoch akzeptable Auflösung.
- Verzichten Sie auf den Import von EPS- oder PDF-Dateien in Ihr Dokument und konvertieren Sie diese Formate zuvor in das PNG-Format. Dadurch verringern Sie in aller Regel das notwendige Speichervolumen.

Das allgemeine Vorgehen zum Erstellen eines Formularfeldes ist dabei stets das Gleiche:

- Wählen Sie eine Funktion aus der Symbolleiste *PDF-Werkzeuge*.
- Ziehen Sie einen Rahmen auf.
- Öffnen Sie das Fenster *Feldeigenschaften* über eine der folgenden Möglichkeiten:

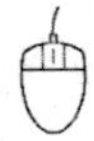

Führen Sie einen Doppelklick auf dem Objekt aus oder öffnen Sie das Kontextmenü über die rechte Maustaste und wählen *PDF-Optionen> Eigenschaften des Feldes*.

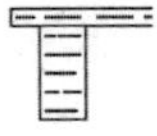

Wählen Sie den Menübefehl *Objekt> PDF-Optionen> Eigenschaften des Feldes*.

- Nehmen Sie Ihre Einstellungen vor und speichern Sie diese über die Schaltfläche *OK*.

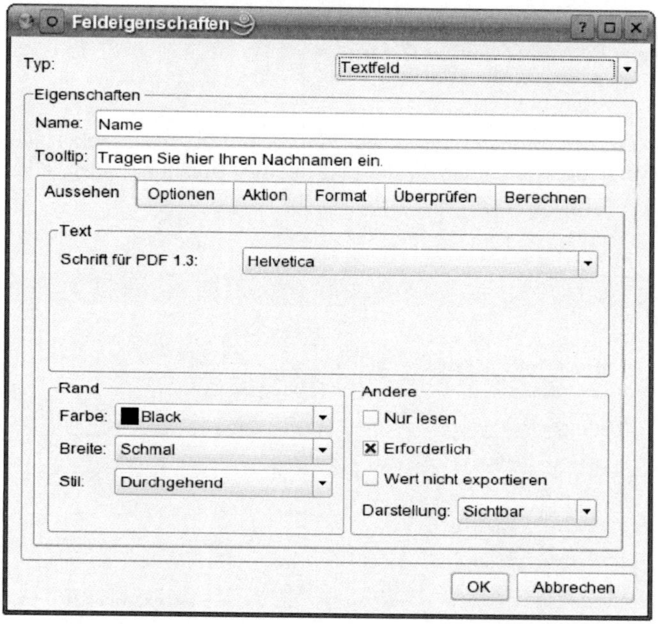

Das Fenster *Feldeigenschaften.*

Im Register *Aussehen* haben Sie folgende Einstellmöglichkeiten:

- **Typ**: Über das Listenfeld wählen Sie die Art des PDF-Felds aus. Zur Verfügung stehen: *Schaltfläche, Textfeld, Kontrollkästchen, Kombinationsfeld, Listenfeld.*
- **Name**: In dieses Feld geben Sie den Namen des PDF-Felds ein.
- **Tooltip**: Geben Sie hier eine Erläuterung zum Feld ein, die der Anwender angezeigt bekommt, wenn er mit dem Mauszeiger auf das Feld zeigt.
- **Schrift**: Legen Sie hier die Schrift für PDF 1.3 fest, die für das Feld verwendet werden soll.
- **Rand**: Über die Listenfelder *Farbe*, *Breite* und *Stil* können Sie das Aussehen des Feldes bestimmen.
- **Andere**: Legen Sie hier weitere Eigenschaften des Feldes fest. Neben den Optionen *Nur lesen* (keine Eingabe möglich), *Erforderlich* und *Wert nicht exportieren* kann die Darstellung bestimmt werden.

Das standardmäßig voreingestellte *Sichtbar* können Sie in *Versteckt, Nicht Drucken* und *Nicht Sichtbar* ändern.

Die Registerseite *Optionen* bietet für *Schaltflächen* die Möglichkeit, verschiedene Texte und verschiedene Bilder für die einzelnen Aktionen zu laden. Hier der Überblick:

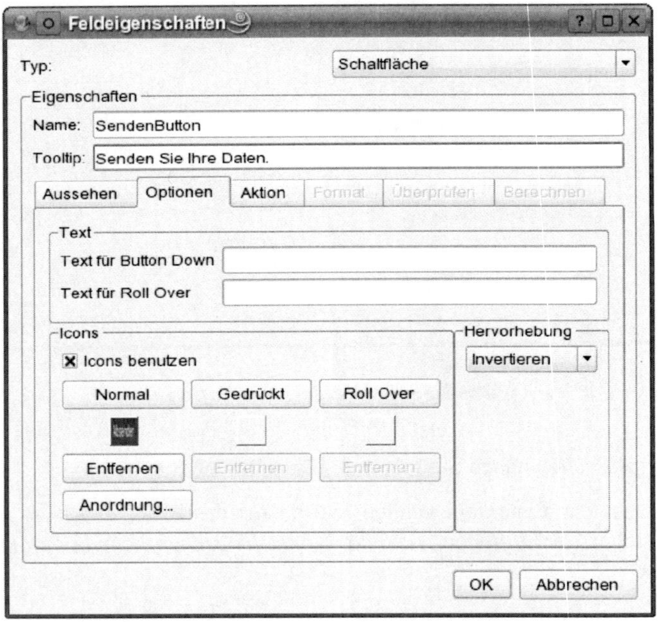

Register *Optionen* für Schaltflächen.

- **Text**: Hier können Sie verschiedene Texte für die Schaltfläche eingeben. Der *Text für Button Down* erscheint bei Drücken der Schaltfläche, der *Text für Roll Over*, wenn der Mauszeiger sich auf der Schaltfläche befindet.
- **Icons**: Auch die Verwendung verschiedener Icons für unterschiedliche Aktionen ist möglich. Wählen Sie die Schaltflächen *Normal*, *Gedrückt* und *Roll Over*, um die Icons zu laden. Die Schaltfläche *Anordnung* öffnet das gleichna-

mige Fenster, in dem die Anordnung von Text und Icon sowie die Skalierung festgelegt wird.

- **Hervorhebung**: Legen Sie hier über die Optionen *Invertieren, Umrandung, Gedrückt* fest, wie die Schaltflächen gestaltet sein sollen.

Im Register *Optionen* stehen für *Textfelder* folgende Optionen bereit:

- **Mehrzeilig**: Erlaubt die Eingabe in mehreren Zeilen.
- **Passwort**: Ist diese Option gewählt, so werden aus Sicherheitsgründen bei der Eingabe die Zeichen nicht in Klarschrift dargestellt, sondern Sternchen als Platzhalter verwendet.
- **Maximum von Zeichen**: Aktivieren Sie diese Option, so öffnet sich ein Eingabefeld, in dem Sie die maximale Anzahl an Zeichen für dieses Feld vorgeben können.
- **Nicht scrollen**: Diese Option deaktiviert das Verschieben von Bildschirminhalten.
- **Nicht in Rechtschreibprüfung einbeziehen**: Diese Option legt fest, dass die Eingaben für dieses Feld nicht auf die Rechtschreibung hin geprüft werden.

Für *Kontrollkästchen* können Sie zusätzlich hier die Art des Häkchens (*Haken, Kreuz, Raute, Kreis, Stern, Quadrat*) bestimmen und über die Unteroption *Standardeinstellung ist markiert* festlegen, ob eine vorgegebene Antwort als Standard markiert ist.

Für die PDF-Felder *Kombinationsfeld* und *Listenfeld* können Sie lediglich festlegen, ob diese änderbar sind.

Das Register *Aktion* bietet für alle PDF-Felder die Aktivierung von JavaScript an. Es stehen dabei folgende Ereignisse zur Auswahl: *Maustaste loslassen, Maustaste drücken, Mauszeiger berührt Feld, Mauszeiger verlässt Feld, Feld hat Fokus* und *Feld verliert Fokus*.

Zudem können Sie für *Schaltflächen* noch folgende Aktionen festlegen: *Gehe zu, Formular senden* (hier können Sie auch den Befehl *mailto* verwenden, um die Daten an eine E-Mail-Adresse zu senden), *Formular zurücksetzen* und *Daten importieren*.

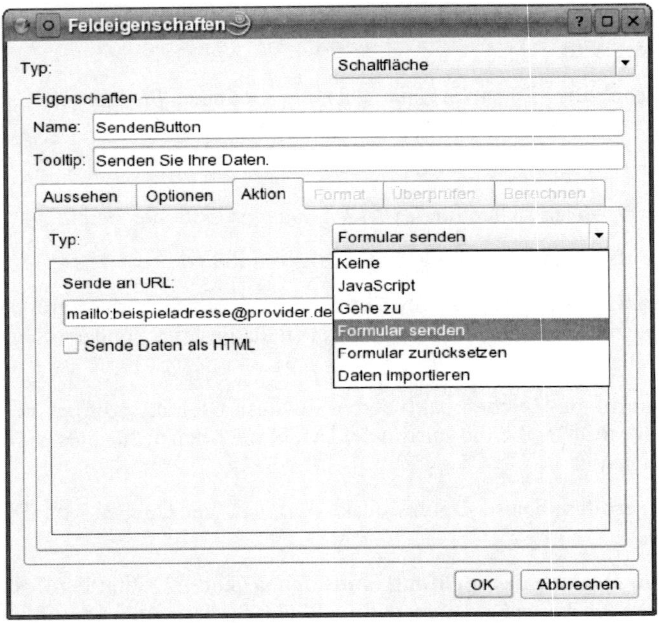

Das Register *Aktion* für Schaltflächen.

Die restlichen Register sind nur für *Textfelder* und *Kombinationsfelder* aktiv. Im Register *Format* können Sie die Formatierungen für Zahlen-, Datums-, Prozent- und Zeitangaben vornehmen sowie benutzerdefinierte Formatierungen hinterlegen.

Zur Überprüfung eingegebener Werte finden Sie im Register *Überprüfen* diese Funktionen:

- Wert muss größer oder gleich sein.
- Wert muss kleiner oder gleich sein.

Alternativ können Sie ein eigenes Überprüfungsskript laden.

Das Register *Berechnen* ermöglicht es, für *Text-* und *Kombinationsfelder* mit den eingegebenen Daten einzelner Felder eine Rechnung durchzuführen bzw. ein eigenes Berechnungsskript zu laden.

Über die Schaltfläche *Auswählen* öffnen Sie das Fenster *Felder auswählen*, in dem die verfügbaren Felder angezeigt und ausgewählt werden können. Aus den gewählten Feldern können Sie die *die Summe*, *das Produkt* und den *Durchschnitt* berechnen lassen oder *das Minimum* bzw. *das Maximum* ausgeben lassen.

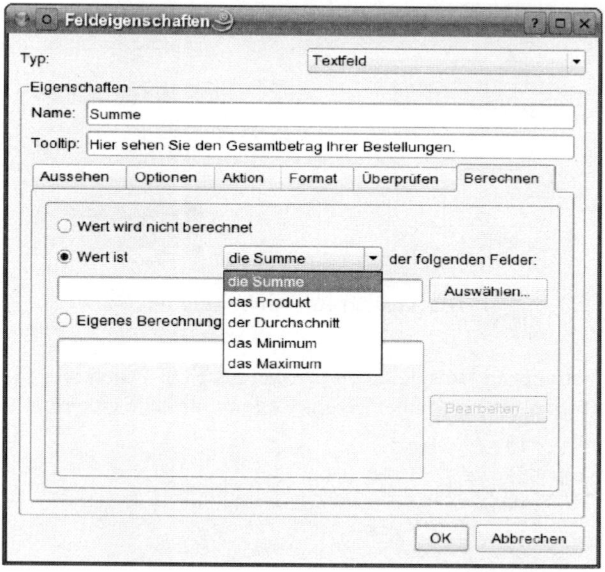

Sie können auch Werte berechnen lassen.

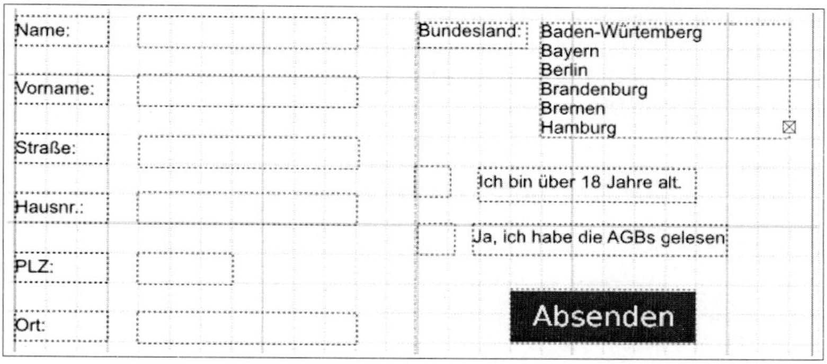

Ein Beispielformular bei der Erstellung in Scribus.

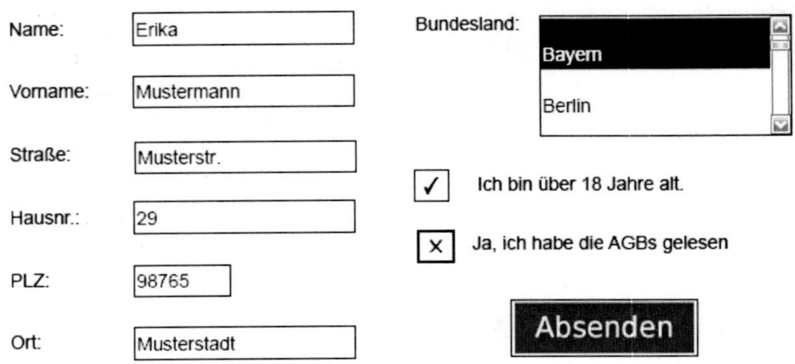

Die Ansicht im Adobe Reader.

Die oben eingetragenen Beispieldaten werden als FDF-Daten wie folgt versendet, wobei der Übersichtlichkeit halber bereits Zeilenumbrüche eingefügt wurden:

```
%FDF-1.2%âãÏÓ
1 0 obj<</FDF<</Fields[
<</T(AGBs)/V/Yes>>
<</T(Bundesland)/V(Bayern)>>
<</T(Hausnr)/V(29)>>
<</T(Name)/V(Erika)>>
<</T(PLZ)/V(98765)>>
<</T(SendenButton)>>
<</T(Straße)/V(Musterstr.)>>
<</T(Vorname)/V(Mustermann)>>
<</T(Wohnort)/V(Musterstadt)>>
<</T(Über18)/V/Yes>>]
/ID[<F8BBFDA12B41D33AD26463BAE1C2FBC7>
<F8BBFDA12B41D33AD26463BAE1C2FBC7>]
/F(/home/mp/formular_000.pdf)>>>>
endobj
trailer
<</Root 1 0 R>>
%%EOF
```

Die Felder werden dabei stets alphabetisch nach ihrem Namen aufgelistet.

3.19 *Musterseiten anlegen und anwenden*

Musterseiten eignen sich in Scribus dazu, Objekte einer Seite fest zuzuweisen. Die Objekte der Musterseite sind – einmal zugewiesen – im Normalmodus nicht weiter editierbar. Somit sind Musterseiten besonders für Logos, Hintergründe, Schmuckelemente, Seitenzahlen und wiederkehrende Schriftzüge geeignet. Sie werden oft mehreren Seiten des Dokuments zugewiesen und in Einzelfällen ist es bereits sinnvoll, Musterseiten mit nur einem einzigen Objekt zu erstellen.

Musterseiten sind jedoch keine eigenständigen Vorlagen, sondern immer einem Dokument zugeordnet. Über die Möglichkeit, Musterseiten zu importieren, können Sie jedoch Musterseiten beliebig weiterverwenden. Hierzu bietet es sich an, für größere Projekte eine Datei zu erstellen, die alle Musterseiten enthält.

Kleine Änderungen von Musterseiten erledigen Sie, indem Sie die Seite duplizieren, die notwendigen Änderungen vornehmen und die geänderte Seite mit einer neuen Bezeichnung als neue Musterseite abspeichern.

Zusammengefasst gibt es diese Möglichkeiten, um Musterseiten zu erstellen:

- Sie können eine neue Musterseite erstellen.
- Sie können eine bereits bestehende Seite als Musterseite abspeichern.
- Sie duplizieren eine vorhandene Musterseite, nehmen die gewünschten Änderungen vor und speichern die neue Musterseite.

Zudem ist es möglich, aus bereits bestehenden Dokumenten vorhandene Musterseiten zu importieren oder vorhandene Musterseiten zu duplizieren und weiter zu bearbeiten.

3.19.1 Neue Musterseite erstellen

Um eine neue Musterseite zu erstellen, gehen Sie so vor:

- Wählen Sie den Menübefehl *Bearbeiten> Musterseiten*. Das Fenster *Musterseiten bearbeiten* wird geöffnet.

Dieses Fenster bietet vier Schaltflächen, denen von links nach rechts die folgenden Befehle hinterlegt sind: *Neue Musterseite hinzufügen*, *Markierte Musterseite duplizieren*, *Musterseite aus einem vorhandenen Dokument importieren* und *Markierte Musterseite löschen*.

- Wählen Sie die erste Schaltfläche  *Neue Musterseite hinzufügen*. Es wird das Fenster *Neue Musterseite* geöffnet.

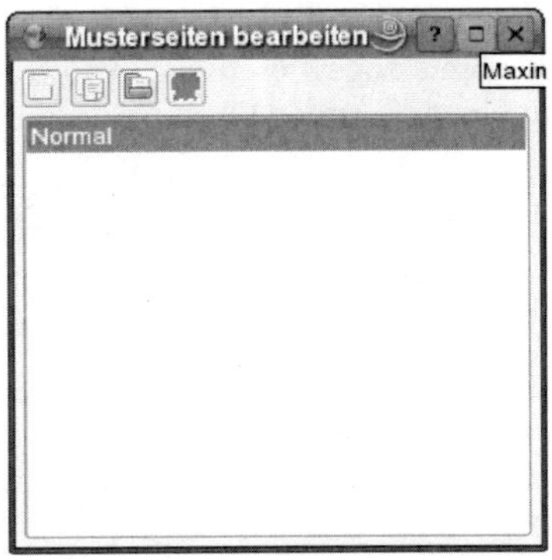

Das Fenster *Musterseiten bearbeiten.*

- Geben Sie Ihrer neuen Musterseite im Feld *Name* eine aussagekräftige Bezeichnung. Bei Doppelseiten bzw. mehrfach gefalteten Seiten wird ein zusätzliches Listenfeld angezeigt, in dem Sie die Lage der Musterseite bestimmen müssen.

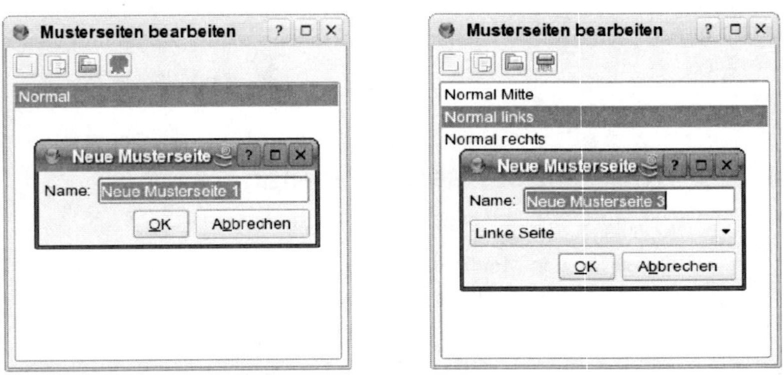

Legen Sie einen Namen fest und bestimmen Sie ggf. die Lage.

- Bearbeiten Sie nun die neu angelegte Musterseite.

- Haben Sie die Bearbeitung abgeschlossen, schließen Sie das Fenster *Musterseiten bearbeiten* über die Schaltfläche *OK* und Sie befinden sich wieder im normalen Bearbeitungsmodus. Die neue Musterseite ist nun angelegt und kann Dokumentseiten zugewiesen werden.

3.19.2 Seite als Musterseite abspeichern

Sie können auch bereits vorhandene Seiten als Musterseiten abspeichern. Dazu gehen Sie folgendermaßen vor:

- Markieren Sie die entsprechende Seite, die Sie als Musterseite abspeichern wollen.
- Wählen Sie den Menübefehl *Seite> In Musterseite umwandeln*. Das Fenster *In Musterseite umwandeln* wird geöffnet.
- Geben Sie Ihrer neuen Musterseite im Feld *Name* eine aussagekräftige Bezeichnung. Bei Doppelseiten bzw. mehrfach gefalteten Seiten wird ein zusätzliches Listenfeld angezeigt, in dem Sie die Lage der Musterseite bestimmen müssen.

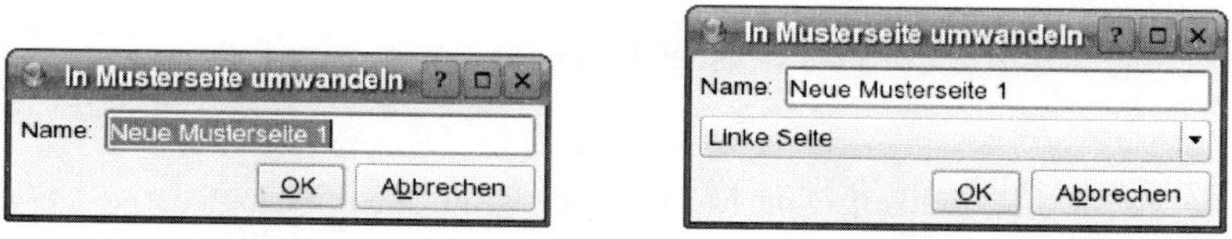

Legen Sie einen Namen fest und bestimmen Sie ggf. die Lage.

- Bestätigen Sie Ihre Angaben über die Schaltfläche *OK*.

Die neue Musterseite ist nun angelegt und kann Dokumentseiten zugewiesen werden.

3.19.3 Musterseiten zuweisen

Vorhandene Musterseiten können bereits bestehenden Seiten eines Dokuments zugewiesen oder als neue Seiten in ein bestehendes Dokument eingefügt werden. Vorhandene Musterseiten weisen Sie einem Dokument wie folgt zu:

- Wählen Sie den Menübefehl *Seite> Musterseite anwenden.* Es wird das gleichnamige Fenster geöffnet.
- Wählen Sie zunächst über das Listenfeld *Musterseite* die gewünschte Musterseite aus und legen Sie danach fest, auf welche Seiten diese angewendet werden soll.
- Bestätigen Sie Ihre Angaben über die Schaltfläche *OK*. Die Musterseite ist nun den festgelegten Seiten zugeordnet.

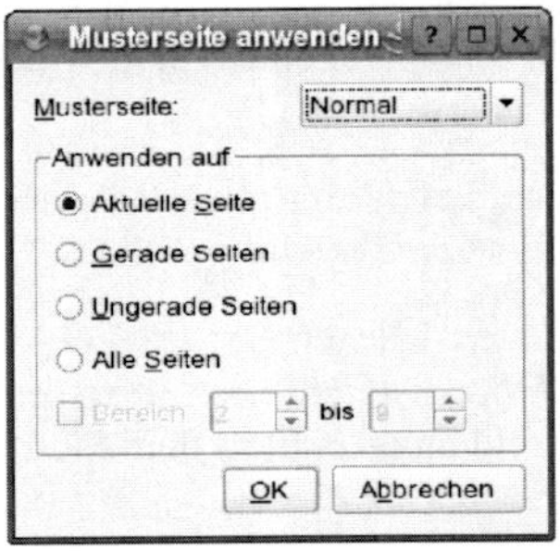

Das Fenster *Musterseite anwenden.*

Die zweite Möglichkeit, eine Musterseite zuzuordnen, besteht darin, sie als neue Seite in ein Dokument einzufügen. Dazu gehen Sie wie folgt vor:

- Wählen Sie den Menübefehl *Seite> Einfügen.* Es wird das Fenster *Seite einfügen* geöffnet.

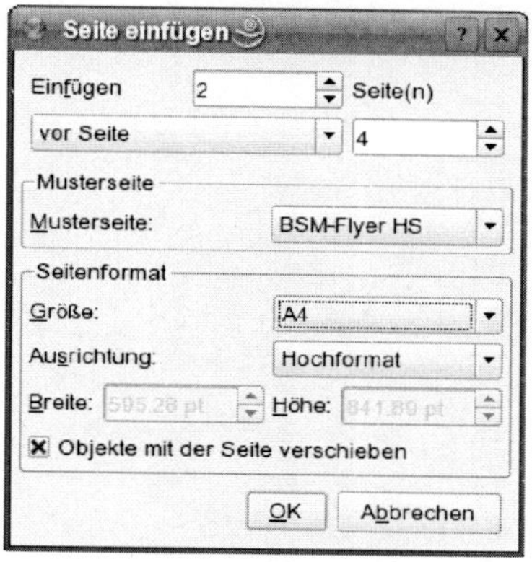

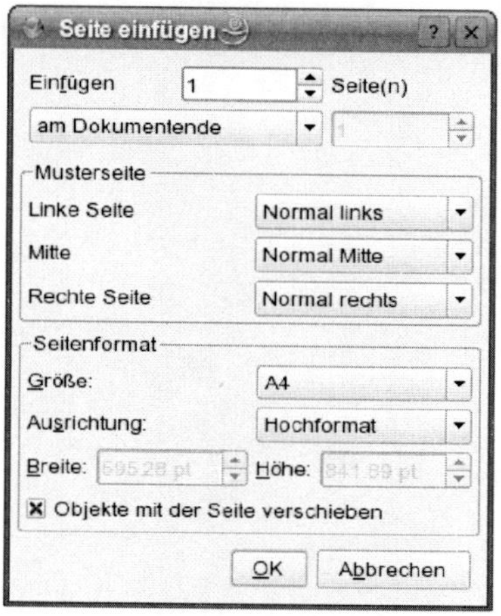

Fenster *Seite einfügen* für einzelne und 3-fach gefaltete Seiten.

- Legen Sie fest, wie viele Seiten Sie an welcher Stelle einfügen wollen. Zusätzlich können Sie noch das Format der eingefügten Seiten verändern. Bei Doppelseiten bzw. mehrfach gefalteten Seiten werden Ihnen zusätzliche Listenfelder für die Lage der einzelnen Seiten angezeigt.
- Bestätigen Sie Ihre Angaben über die Schaltfläche *OK*. Die ausgewählten Musterseiten werden nun dem Dokument zugewiesen.

4 Anwendungsbeispiele

In diesem Kapitel werden einige Anwendungsbeispiele dargestellt, die helfen sollen, Sie mit dem Programm vertrauter zu machen.

4.1 *Text an Pfad ausrichten*

Im folgenden Beispiel soll die Funktion des Menübefehls *Objekt> Text an Pfad ausrichten* gezeigt werden. Dazu erstellen Sie zunächst einen Pfad. Dies kann eine Freihandlinie, eine Form oder eine Bézierkurve sein.

Im folgenden Beispiel wird eine sehr einfache Bézierkurve verwendet. Dieselbe übrigens, die in Kapitel 3.8, Bézierkurven erstellen und bearbeiten, erzeugt wurde. Gehen Sie wie folgt vor, um das Beispiel zu erstellen:

- Erstellen Sie zunächst einen Pfad mit dem Bézierwerkzeug.
- Erstellen Sie einen Textrahmen und geben Sie einen Text ein.
- Markieren Sie nun beide Objekte. Wählen Sie dazu die Schaltfläche  *Eintrag auswählen* und ziehen Sie bei gehaltener Maustaste einen Rahmen über beide Objekte oder markieren Sie per Mausklick zunächst eines der Objekte und danach bei gehaltener Shift-Taste das zweite Objekt.

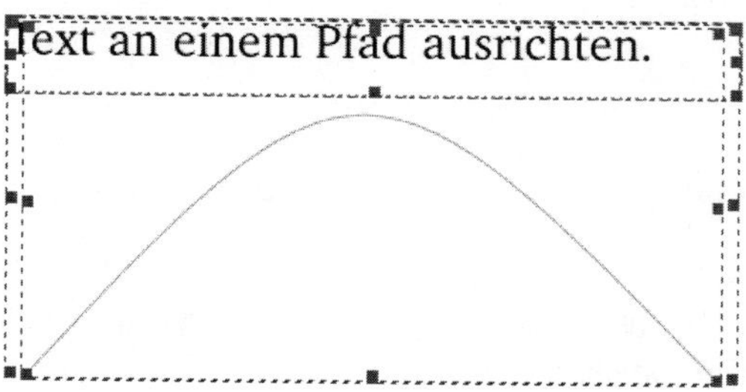

Markieren beider Objekte.

- Wählen Sie nun den Menübefehl *Objekt> Text an Pfad ausrichten.*

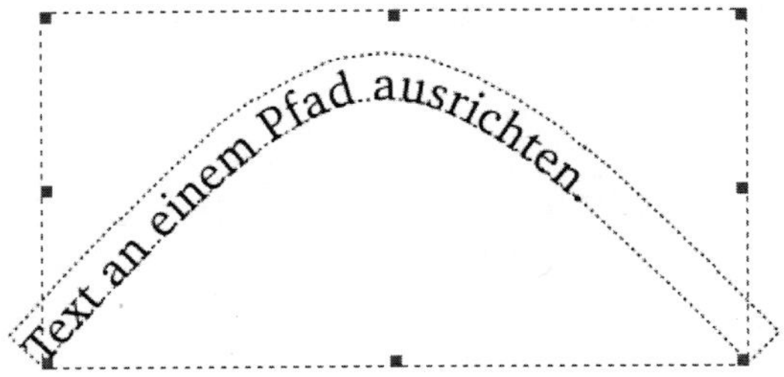

Zwischenergebnis der Funktion *Text an Pfad ausrichten.*

- Öffnen Sie das Fenster *Eigenschaften* und wählen Sie die Kategorie *Form.* Positionieren Sie über die Einstellung *Anfangsposition* den Text auf dem Pfad (im Beispiel 90 pt).
- Wählen Sie die Option *Kurve zeigen* und legen Sie den Abstand zur Kurve mit 20 pt fest.

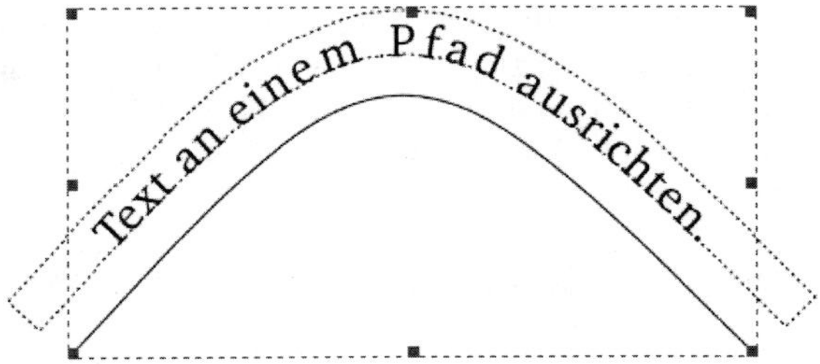

Textanfang verschieben und Abstand zur Kurve generieren.

In diesem Beispiel ist schön zu sehen, dass der Zeichenabstand zwischen e und m in dem Wort „einem“ sowie die Abstände im Wort „Pfad“ zu groß geworden sind. Dies muss noch mit folgenden Schritten nachgearbeitet werden:

- Öffnen Sie den *Story Editor.*
- Markieren Sie die Stellen im Text, deren Zeichenabstände geändert werden sollen und verwenden Sie die Funktion *Zeichenabstände anpassen.*

- Probieren Sie verschiedene Werte aus, bis Ihnen das Ergebnis zusagt.

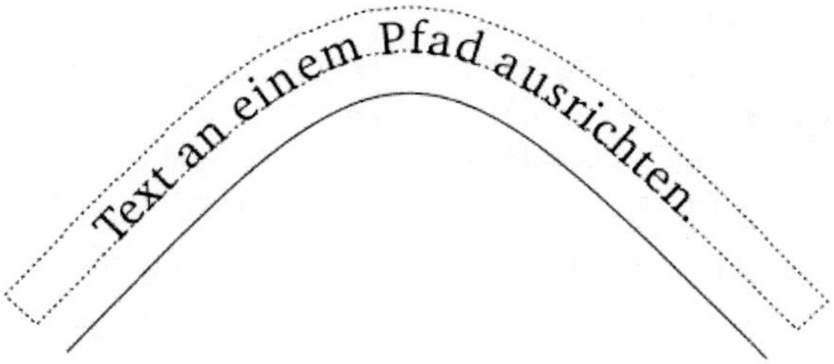

Das Ergebnis.

Im obigen Beispiel wurde der Zeichenabstand zwischen den Buchstaben e und m im Wort „einem“ mit -9,0 % und der Zeichenabstand im Wort „Pfad“ mit -8,0 % verringert.

Zum weiteren Üben können Sie beispielsweise eine Form erstellen, diese in eine Bézierkurve umwandeln und an diesen Pfaden Text ausrichten.

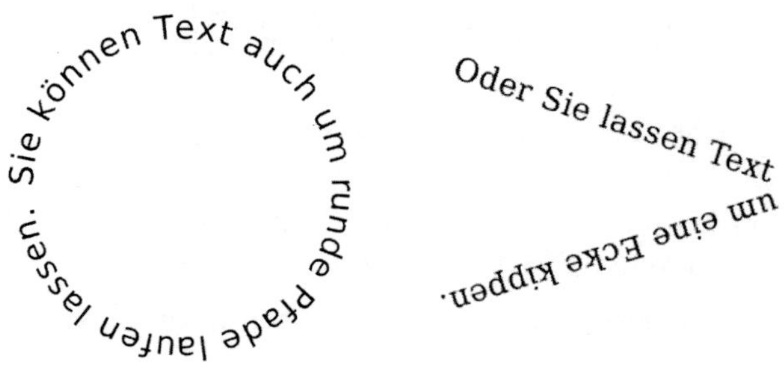

Weitere Beispiele für Text an Pfad ausrichten.

4.2 Einfache Texteffekte

Im Folgenden sollen einige einfache Texteffekte erstellt werden. Legen Sie für die Beispiele einen Textrahmen an, in den Sie das Wort Scribus hineinschreiben. Erstellen Sie über den Menübefehl *Objekt> Mehrfach duplizieren* drei Kopien, sodass der Rahmen insgesamt vier Mal vorhanden ist. Formatieren Sie die Schrift etwas größer (für die ersten Beispiele wird die Schrift Copperplate Gothic Bold Regular in 50 pt verwendet und für das letzte Beispiel die Schrift Pricedown in 80 pt).

Als Erstes wird ein Text mit Umrissen erzeugt. Folgende Schritte, die über das Fenster *Eigenschaften* in der Kategorie *Text* erledigt werden, sind dazu notwendig:

- Markieren Sie den ersten Textrahmen.
- Wählen Sie im Fenster *Eigenschaften* in der Kategorie *Text* den Befehl *Umriss* über die Schaltfläche .
- Wählen Sie für die Textfarbe *Grey85*.
- Stellen Sie die Linienstärke auf 4 % ein (halten Sie dazu die Maustaste auf der Schaltfläche *Umriss* solange gedrückt, bis sich das Unterfenster öffnet, und geben Sie dann den Wert ein).

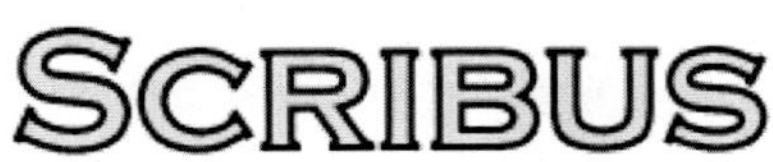

Texteffekt *Umriss*.

Je nach Text- und Umrissfarbe sind so eindrucksvolle Ergebnisse zu erzielen. Probieren Sie hier einmal verschiedene Varianten aus.

Im zweiten Beispiel soll das Wort mit einem Schatten erzeugt werden. Folgen Sie diesen Schritten:

- Markieren Sie den zweiten Textrahmen.
- Wählen Sie im Fenster *Eigenschaften* in der Kategorie *Text* die Schaltfläche *Schattierter Text*.
- Wählen Sie als *Linienfarbe* die Farbe *Grey50*.
- Stellen Sie das *X-Offset* auf 6,0 % und das *Y-Offset* auf -6,0 ein (halten Sie dazu die Maustaste auf der Schaltfläche *Schattierter Text* so lange gedrückt, bis sich das Unterfenster öffnet und geben Sie dann den Wert ein).

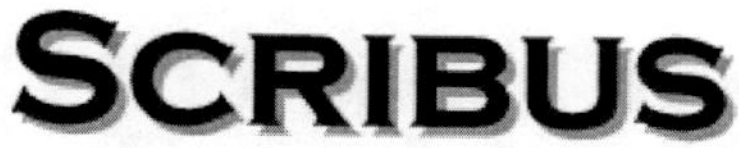

Beispiel für einen schattierten Text.

Im nächsten Beispiel soll der Text gespiegelt und mit einem Farbverlauf versehen werden. Gehen Sie dazu wie folgt vor:

- Markieren Sie den dritten Textrahmen.
- Wählen Sie den Menübefehl *Bearbeiten> Kopieren.*
- Wählen Sie den Menübefehl *Bearbeiten> Einfügen.*
- Öffnen Sie das Fenster *Eigenschaften* und wählen Sie in der Kategorie *X, Y, Z* die Schaltfläche *Vertikal spiegeln.*
- Wählen Sie den Menübefehl *Objekt> Umwandeln in> Umriss.*
- Klicken Sie mit der Maustaste auf das gespiegelte Wort und öffnen Sie mit der rechten Maustaste das Kontextmenü. Wählen Sie den Befehl *Gruppe auflösen.*
- Klicken Sie mit der Maus auf eine freie Stelle im Dokument, um die Markierung aufzuheben und markieren Sie anschließend den ersten Buchstaben des gespiegelten Worts.
- Wechseln Sie im Fenster *Eigenschaften* in die Kategorie *Farben* und wählen Sie im Listenfeld *Senkrechter Verlauf.*
- Legen Sie für die Position 0 % die Farbe Grey60 fest. Markieren Sie die zweite Farbmarke auf der Position 100 % und legen Sie die Farbe Grey 85 fest.
- Erstellen Sie diesen Farbverlauf für die restlichen Buchstaben des gespiegelten Worts.
- Markieren Sie das gespiegelte Wort und setzen Sie es möglichst exakt an das nicht gespiegelte an.

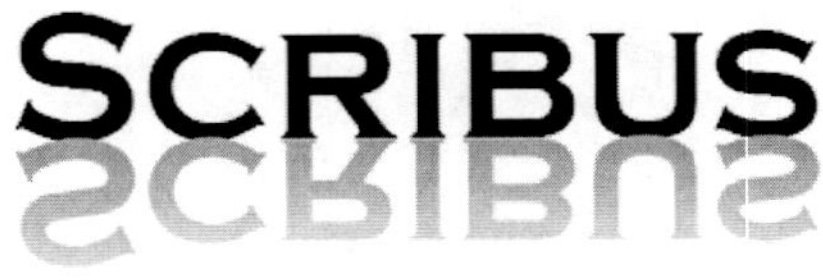

Beispiel für einen gespiegelten Text mit senkrechtem Verlauf.

Sogenannte Blitzer (die weißen Stellen zwischen gespiegelten und nicht gespiegelten Buchstaben), die oben noch bei den Buchstaben r, i und b zu sehen sind, könnten jetzt noch individuell nachbearbeitet werden, genauso wie die Überlagerungen bei den Buchstaben S, c und u, die erst bei einer stark vergrößerten Ansicht zu sehen sind.

Als letztes Beispiel soll der Text einen mehrfarbigen Farbverlauf erhalten. Suchen Sie sich dazu eine möglichst fette Schrift aus (hier wird die Schrift Pricedown in 80 pt verwendet). Gehen Sie folgendermaßen vor:

- Markieren Sie den vierten Textrahmen.
- Wählen Sie den Menübefehl *Objekt> Umwandeln in> Umriss*.
- Markieren Sie das Objekt erneut mit der Maus und wählen Sie den Menübefehl *Objekt> Polygone kombinieren*.
- Wählen Sie im Fenster *Eigenschaften* in der Kategorie *Farbe* im Listenfeld *Waagerechter Verlauf*.
- Erstellen Sie einen mehrfarbigen Verlauf nach Ihrem Geschmack.

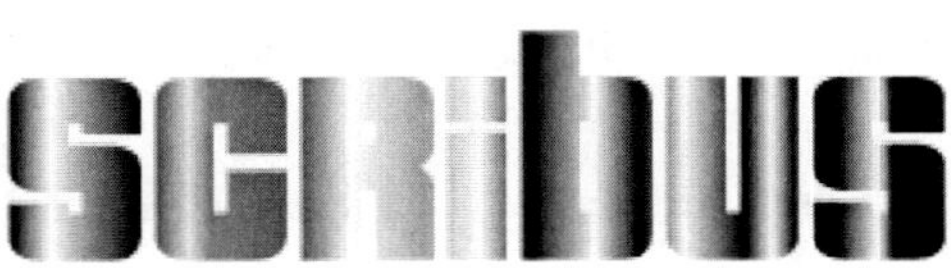

Beispiel für einen Text mit mehrfarbigem Verlauf.

Leider ist ein mehrfarbiger Verlauf im Schwarz-Weiß-Druck natürlich nur ansatzweise zu erkennen.

4.3 *Text mit Rahmen erstellen*

In diesem Beispiel soll ein Rahmen um einen Text erzeugt werden. Gehen Sie wie folgt dazu vor:

- Legen Sie einen Textrahmen an.
- Laden Sie einen Beispieltext.
- Öffnen Sie im Fenster *Eigenschaften* die Kategorie *Farben* und legen Sie als Linienfarbe Schwarz (Black) fest. Jetzt sollte ein rechteckiger Rahmen rund um den Text zu sehen sein.
- Wechseln Sie im Fenster *Eigenschaften* in die Kategorie *Linien.* Stellen Sie die Linienstärke auf 3 pt und die Linienart auf *Gestrichelt* ein.
- Wechseln Sie im Fenster *Eigenschaften* in die Kategorie *Form.* Stellen Sie im Feld *Ecken abrunden* den Wert -25.0 pt ein und legen Sie den Abstand in den Feldern *Oben, Unten, Links* und *Rechts* jeweils auf 4 pt fest.
- Wählen Sie im Fenster *Eigenschaften* in der Kategorie *Text* Blocksatz und passen Sie den Rahmen an den Text an.

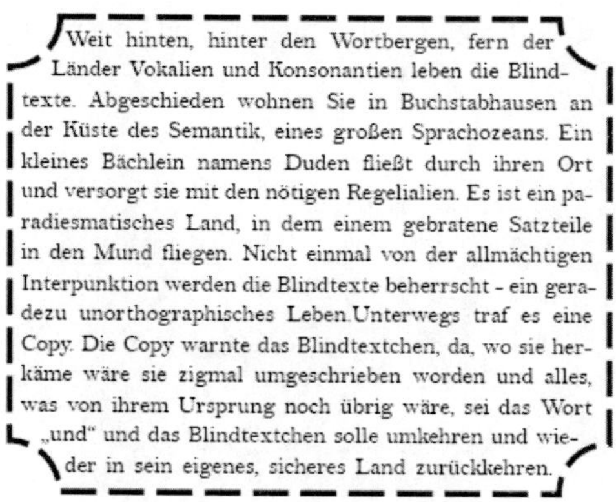

Der Text hat einen sichtbaren gestrichelten Rahmen.

Natürlich ist es auch möglich, bereits erstellte Linienstile auf einen so erstellten sichtbaren „Textrahmen" anzuwenden.

4.4 Text fließt um Bild

In diesem Beispiel wird gezeigt, wie Sie Text um ein Bild fließen lassen können. Dazu soll die Konturlinie verwendet werden. Die einzelnen Schritte:

- Legen Sie einen Textrahmen an.
- Laden Sie einen Beispieltext und gestalten Sie diesen über das Fenster *Eigenschaften* in der Kategorie *Form* zweispaltig.
- Erstellen Sie auf dem Text einen Bildrahmen, dessen Mitte sich ungefähr zwischen den beiden Spalten befindet, und laden Sie ein Bild.
- Wechseln Sie im Fenster *Eigenschaften* in die Kategorie *Form* und wählen Sie im Bereich *Text umfließt Rahmen* die Schaltfläche *Konturlinie benutzen.*
- Öffnen Sie das Fenster *Pfade* über die Schaltfläche *Form bearbeiten.*
- Aktivieren Sie den Konturmodus über die Option *Konturlinie bearbeiten* und vergrößern Sie die Konturlinie um 10 pt über die Schaltfläche *Größe des Pfades um den angezeigten Wert vergrößern.*

Das Ergebnis sollte danach ggf. noch einmal manuell oder mit der automatischen Silbentrennung bearbeitet werden.

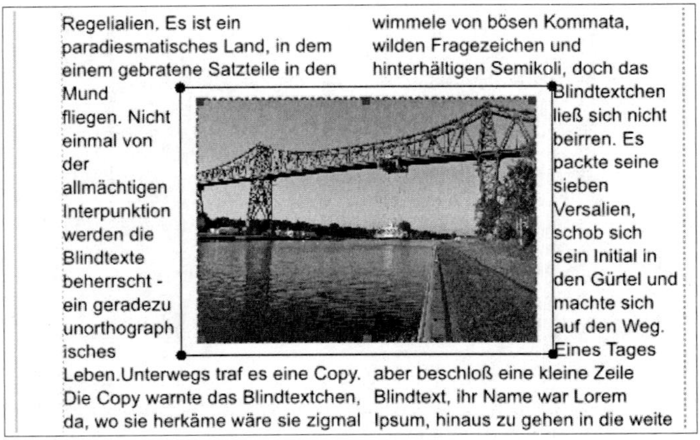

Ein Beispiel für einen Text, der um eine Konturlinie läuft.

4.5 *Text mit Bild füllen*

Ganz ohne Schnittmaske und dergleichen kann in Scribus Text mit einem Bild gefüllt werden. Im Weiteren sollen zwei unterschiedliche Möglichkeiten dargestellt werden, wie dazu vorzugehen ist. Im ersten Beispiel soll lediglich ein Wort mit einem Bild gefüllt werden.

Gehen Sie dazu wie folgt vor:

- Erstellen Sie einen Textrahmen und schreiben Sie versal das Wort BEISPIEL hinein.
- Öffnen Sie das Fenster *Eigenschaften* und formatieren Sie das Wort mit einer möglichst fetten Schrift. Hier im Beispiel wird die Schriftart Baltar mit 130 pt verwendet.
- Wählen Sie den Menübefehl *Objekt> Umwandeln in> Umrisse* oder den entsprechenden Kontextmenübefehl.
- Strecken Sie das Objekt insgesamt vertikal. Bewegen Sie dazu den Mauszeiger auf einen horizontalen Mittelpunkt des Rahmens, bis der Mauszeiger seine Form in einen vertikalen Doppelpfeil ↕ ändert, und ziehen Sie dann bei gehaltener Maustaste das Objekt vertikal auseinander.

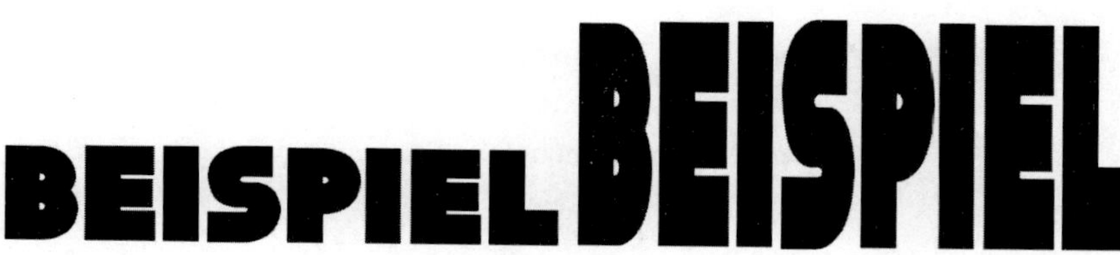

Die Umrisse strecken.

- Markieren Sie die Umrisse und wählen Sie den Menübefehl *Objekt> Gruppe auflösen* oder den entsprechenden Kontextmenübefehl.
- Wandeln Sie den Umriss jedes Buchstabens in einen Bildrahmen um.
- Markieren Sie den ersten Buchstaben und benutzen Sie eine der folgenden Möglichkeiten, um das Bild *Splash.png* bzw. *scribus_logo.png* aus dem Scribus-Ordner zu laden:

Öffnen Sie mit einem rechten Mausklick auf den Bildrahmen das Kontextmenü und wählen Sie den Eintrag *Bild laden*.

Schneller geht es, wenn Sie einen Doppelklick auf dem leeren Bildrahmen ausführen.

Wählen Sie die Tastenkombination *Ctrl + D*.

Wählen Sie den Menübefehl *Datei> Importieren> Bild laden.*

- Doppelklicken Sie nun auf das Bild. Der Mauszeiger ändert seine Form in das Handsymbol und Sie können das Bild innerhalb des Rahmens beliebig verschieben. Positionieren Sie das Bild so, dass die linke Kante des Bildes ungefähr mit der linken Seite des Bildrahmens abschließt.
- Wählen Sie den Menübefehl *Bearbeiten> Inhalt> Kopieren* oder den entsprechenden Kontextmenübefehl.
- Füllen Sie die restlichen Bildrahmen über einen der folgenden Befehle:

Öffnen Sie mit einem rechten Mausklick das Kontextmenü und gehen Sie auf den Eintrag *Inhalt* und wählen Sie im Untermenü *Einfügen (Absolut).*

Wählen Sie die Tastenkombination *Ctrl + Alt+ Shift + V.*

Wählen Sie den Menübefehl *Bearbeiten> Inhalt> Einfügen (Absolut).*

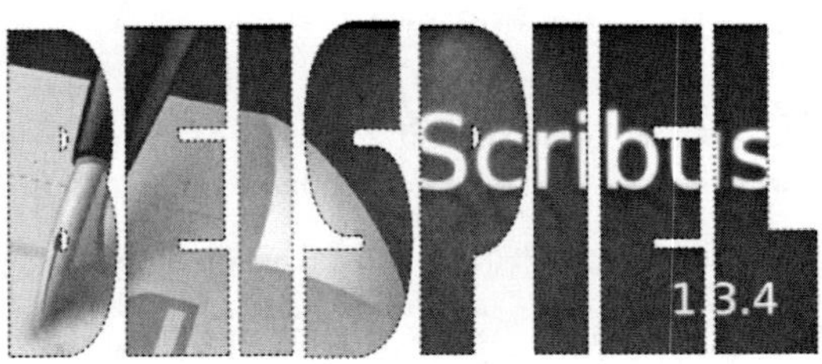

Das Ergebnis.

Im nächsten Beispiel soll nicht ein einzelnes Wort mit einem Bild, sondern Text von einem Bild gefüllt werden. Gehen Sie dazu so vor:

- Erstellen Sie einen Textrahmen.
- Laden Sie *Beispieltext* bzw. Text aus einer Datei.
- Verwenden Sie eine fette Schriftart. Im Beispiel wird die Schrift Dejavu Sans Bold 14 pt mit einem Zeilenabstand von 12 pt und einem Zeichenabstand von -2 % verwendet.
- Wandeln Sie den Text in Umrisse.
- Wählen Sie den Befehl *Objekt> Polygone kombinieren.*
- Stellen Sie die Linienstärke im Fenster *Eigenschaften* Kategorie *Linien* auf 0 pt ein.
- Setzen Sie sowohl die *Linienfarbe* als auch die *Füllfarbe* in der Kategorie *Farben* auf *Keine.* Jetzt sollten keine Zeichen mehr zu sehen sein.
- Wandeln Sie das Objekt in einen Bildrahmen um.
- Laden Sie ein Bild und passen Sie es über die Kategorie *Bild* im Fenster *Eigenschaften* an.

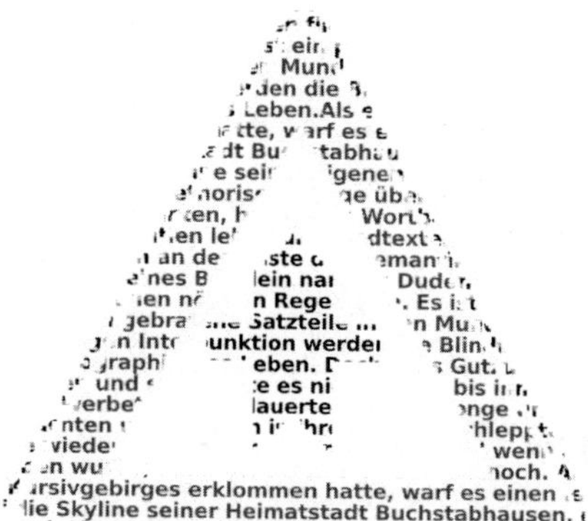

Beispiel mit einem Vorfahrtsschild.

4.6 *Inhaltsverzeichnis anlegen*

Eine etwas umfangreichere Arbeit ist es, ein Inhaltsverzeichnis zu erstellen. Im folgenden Beispiel wird ein sehr einfaches Inhaltsverzeichnis generiert. Die einzelnen Schritte:

- Erzeugen Sie zunächst ein Dokument mit drei Seiten.
- Erstellen Sie vier Textrahmen. Davon zwei auf der ersten Seite des Dokuments, einen auf der zweiten Seite und den letzten auf der dritten Seite.
- Geben Sie dem ersten Textrahmen in der ersten Seite die Bezeichnung *Inhaltsverzeichnis* (öffnen Sie das Kontextmenü mit einem rechten Mausklick auf das Objekt und wählen Sie den Eintrag *Eigenschaften* und geben Sie *Inhaltsverzeichnis* in das Feld *Name* der Kategorie *X,Y,Z* ein).

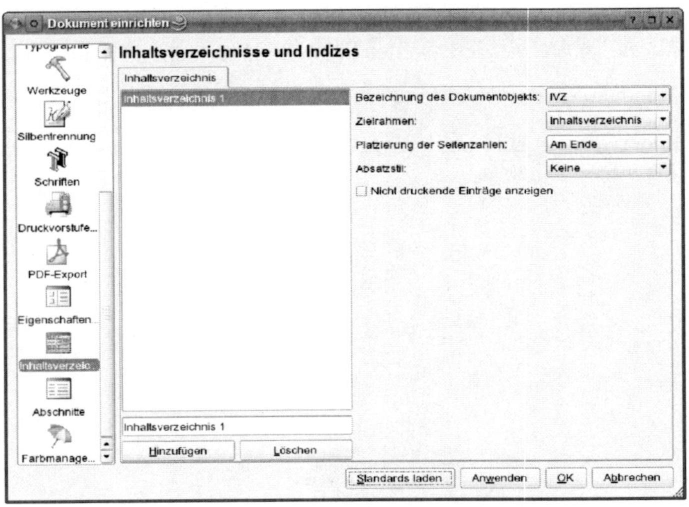

Die Kategorie *Inhaltsverzeichnisse und Indizes.*

- Rufen Sie nun den Menüpunkt *Datei> Dokument einrichten> Eigenschaften des Dokumentobjektes* auf und erzeugen ein neues Attribut. Wählen Sie dazu die Schaltfläche *Hinzufügen* und tragen Sie *IVZ* in das Feld *Inhalt* ein. Klicken Sie zusätzlich einmal in das Feld Wert und bestätigen Sie Ihren Eintrag mit der Schaltfläche *OK*.

- Rufen Sie den Menüpunkt *Datei> Dokument einrichten> Inhaltsverzeichnisse und Indizes* auf und legen Sie über die Schaltfläche *Hinzufügen* ein neues Inhaltsverzeichnis an, das Sie beliebig benennen können.
- Wählen Sie im Listenfeld *Bezeichnung des Dokumentenobjekts* den Eintrag *IVZ* aus und im Listenfeld *Zielrahmen* den Eintrag *Inhaltsverzeichnis*. Bestätigen Sie Ihre Eingaben mit der Schaltfläche *OK*.
- Klicken Sie mit der rechten Maustaste auf den zweiten Textrahmen und wählen den Eintrag *Attribute*. Das Fenster *Eigenschaften des Seitenobjekts* wird geöffnet. Wählen Sie *Hinzufügen* und im Listenfeld *Name* den Eintrag *IVZ*. Im Feld *Wert* schreiben Sie *Einleitung*.

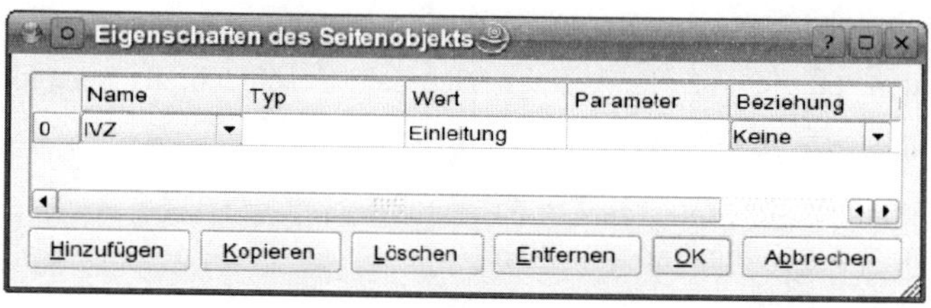

Das Fenster *Eigenschaften des Seitenobjekts.*

- Klicken Sie mit der rechten Maustaste auf den dritten Textrahmen und wählen den Eintrag *Attribute*. Wählen Sie *Hinzufügen* und im Listenfeld *Name* den Eintrag *IVZ*. Im Feld *Wert* schreiben Sie *1.Thema*.
- Klicken Sie mit der rechten Maustaste auf den dritten Textrahmen und wählen den Eintrag *Attribute*. Wählen Sie *Hinzufügen* und im Listenfeld *Name* den Eintrag *IVZ*. Im Feld *Wert* schreiben Sie *2.Thema*.
- Wählen Sie nun den Menübefehl *Extras> Inhaltsverzeichnis erstellen*.

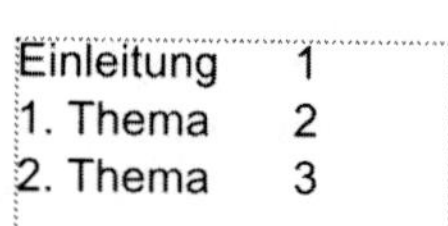

Das Ergebnis im Rahmen *Inhaltsverzeichnis.*

Nachdem Sie das Prinzip kennen, wie in Scribus Inhaltsverzeichnisse erstellt werden, können Sie dies mit verschiedenen Absatzstilen ausprobieren.

4.7 *Die Radio-Button-Funktion erzeugen*

Ein Radiobutton ist eine anklickbare Schaltfläche, die zwei Zustände annehmen kann: Entweder sie ist markiert oder sie ist es nicht. Hiermit soll meist eine Auswahl aus mehreren Optionen gewählt werden. Bei mehreren Buttons einer zusammengehörigen Gruppe kann dann immer nur ein Button markiert werden.

Im Moment können in Scribus solche Radiobuttons noch nicht automatisch erzeugt werden, doch über den Umweg eines JavaScripts kann die Funktion dieser Radiobuttons nachgeahmt werden.

Im Folgenden soll die einfache Abfrage nach dem Geschlecht als Beispiel dienen.

- Legen Sie zwei PDF-Textfelder an.
- Erstellen Sie hinter den PDF-Textfeldern Textrahmen mit den Bezeichnungen weiblich und männlich.

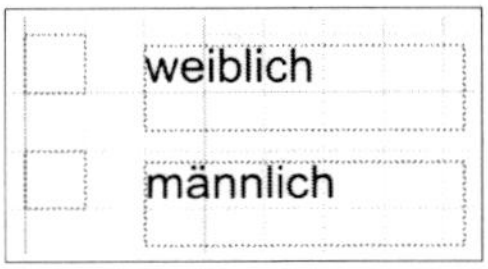

PDF-Textfelder mit dahinter stehenden Bezeichnungen.

- Öffnen Sie das Fenster *Feldeigenschaften*, indem Sie auf das erste PDF-Textfeld doppelklicken. Wählen Sie im Register *Aussehen* im Listenfeld *Typ* den Eintrag *Kontrollkästchen* und benennen Sie es im Feld *Name* mit *weiblich*. Über das Feld *Tooltip* können Sie ggf. eine Kurzinfo hinterlegen.
- Wechseln Sie in das Register *Aktion* und wählen Sie im Listenfeld *Typ* den Eintrag *JavaScript* und im Listenfeld *Ereignis* den Eintrag *Maustaste loslassen.*
- Über die Schaltfläche *Bearbeiten* öffnen Sie den *Editor*, in dem Sie folgende Anweisung eingeben:

```
//this.getField("weiblich").value = "Off"
```

```
this.getField("männlich").value = "Off"
```

- Wählen Sie den Menübefehl *Datei> Speichern und beenden.*

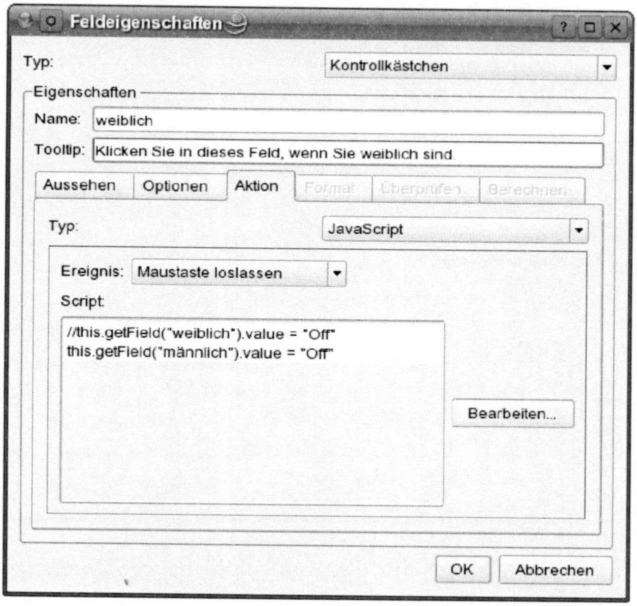

Die Einstellungen für das Kontrollkästchen *weiblich*.

- Bearbeiten Sie nun über das Fenster *Feldeigenschaften* das zweite PDF-Textfeld. Wählen Sie im Register *Aussehen* im Listenfeld *Typ* den Eintrag *Kontrollkästchen* und benennen Sie es im Feld *Name* mit *männlich*. Über das Feld *Tooltip* können Sie wieder ggf. eine Kurzinfo hinterlegen.
- Wechseln Sie in das Register *Aktion* und wählen Sie im Listenfeld *Typ* den Eintrag *JavaScript* und im Listenfeld *Ereignis* den Eintrag *Maustaste loslassen.*
- Über die Schaltfläche *Bearbeiten* öffnen Sie den *Editor*, in dem Sie folgende Anweisung eingeben:

```
this.getField("weiblich").value = "Off"
//this.getField("männlich").value = "Off"
```

- Wählen Sie den Menübefehl *Datei> Speichern und beenden.*

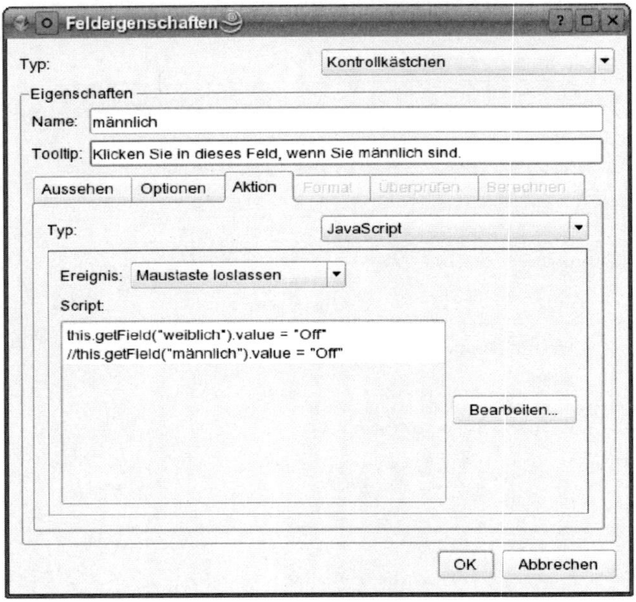

Die Einstellungen für das Kontrollkästchen *männlich*.

- Exportieren Sie nun das Dokument als PDF-Datei und öffnen Sie diese Datei mit dem Programm Adobe Acrobat Reader.

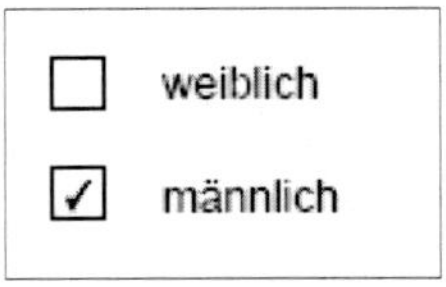

Das PDF-Formular mit nachgeahmter Radiobutton-Funktion.

5 Spezielle Programmteile und Funktionen

In diesem Kapitel werden Programmteile und Funktionen beschrieben, die Sie in Scribus über die Menüpunkte *Extras* und *Fenster* aufrufen.

5.1 *Bilder verwalten*

Über den Menübefehl *Extras> Bilder verwalten* öffnen Sie das gleichnamige Fenster, in dem Ihnen die aktuell verwendeten Bilder des Dokuments angezeigt werden.

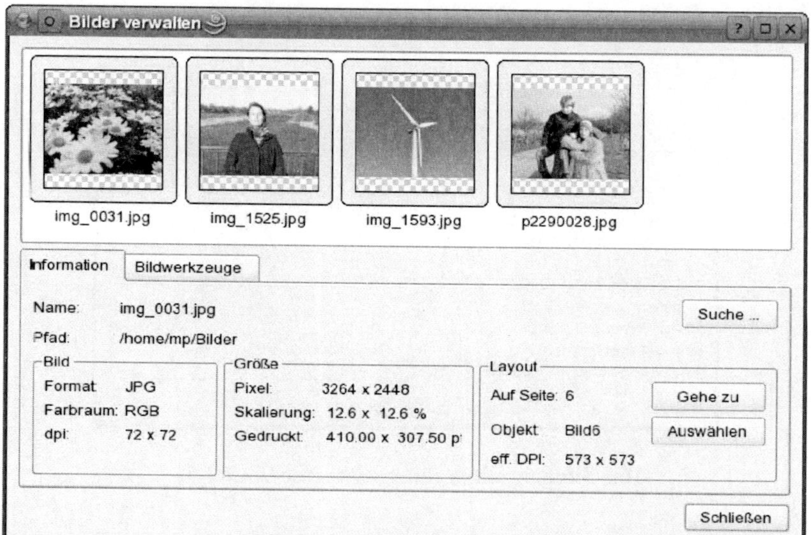

Das Fenster *Bilder verwalten.*

Neben den Miniaturansichten im oberen Bereich werden Ihnen im Register *Information* der *Name* und der *Pfad* angezeigt sowie weitere Informationen in den Bereichen *Bild*, *Größe* und *Layout*.

Über die Schaltfläche *Suche* öffnen Sie das Fenster *Bilder suchen*, über das Sie nach Bildern auf Ihrem Rechner suchen können. Hierbei werden jeweils die Einstellungen des markierten Bildes übernommen.

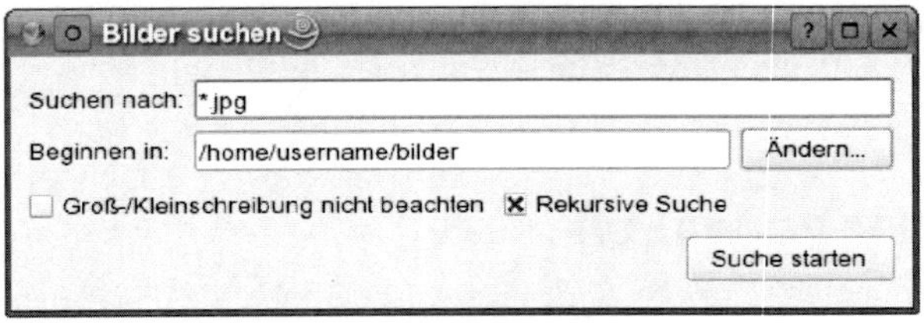

Die Suche im Fenster *Bilder suchen*.

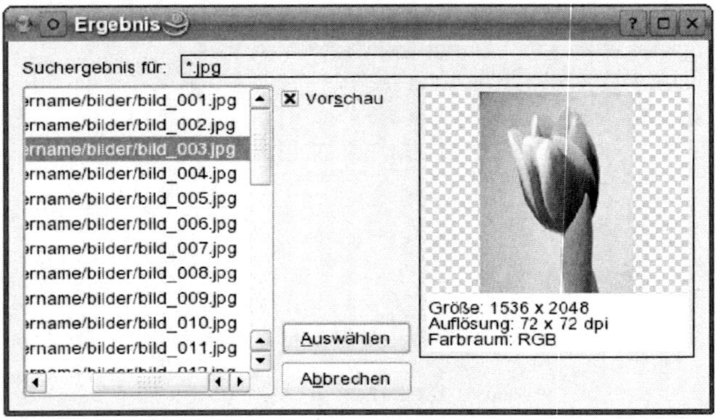

Das Suchergebnis mit aktivierter Vorschau.

Ein zuvor markiertes Bild können Sie über die Schaltfläche *Auswählen* mit dem vorhandenen Bild der Vorschau ersetzen.

Die weiteren Schaltflächen der Registerseite *Information*:

- **Gehe zu**: Wählen Sie diese Schaltfläche, so springt die Dokumentansicht automatisch zum Bildrahmen des markierten Bildes.
- **Auswählen**: Wählen Sie diese Schaltfläche, so springt die Dokumentansicht automatisch zum Bildrahmen des markierten Bildes und markiert das Bild im Dokument.

- **Schließen**: Schließt das Fenster *Bilder verwalten.*

Im Register *Bildwerkzeuge* haben Sie die gleiche Miniaturansicht der im Dokument verwendeten Bilder sowie die im Folgenden beschriebenen Optionen und Schaltflächen:

- **Bild drucken**: Wählen Sie, ob das Bild gedruckt werden soll. Das Kreuz im Optionsfeld zeigt an, dass das Bild gedruckt werden soll. Dieselbe Funktion finden Sie auch im Fenster *Eigenschaften* in der Kategorie *X,Y,Z* über das Symbol *Drucken aktivieren oder deaktivieren.*
- **Bild sichtbar**: Wählen Sie, ob das Bild angezeigt werden soll. Das Kreuz im Optionsfeld zeigt an, dass das Bild angezeigt werden soll. Eine ähnliche Funktion, die sich jedoch auf alle Bilder bezieht, finden Sie auch über den Menübefehl *Ansicht> Bilder anzeigen.*
- **Bild bearbeiten**: Öffnet das markierte Bild in dem Bildbearbeitungsprogramm, das Sie unter *Allgemeine Einstellungen> Externe Tools* festgelegt haben.

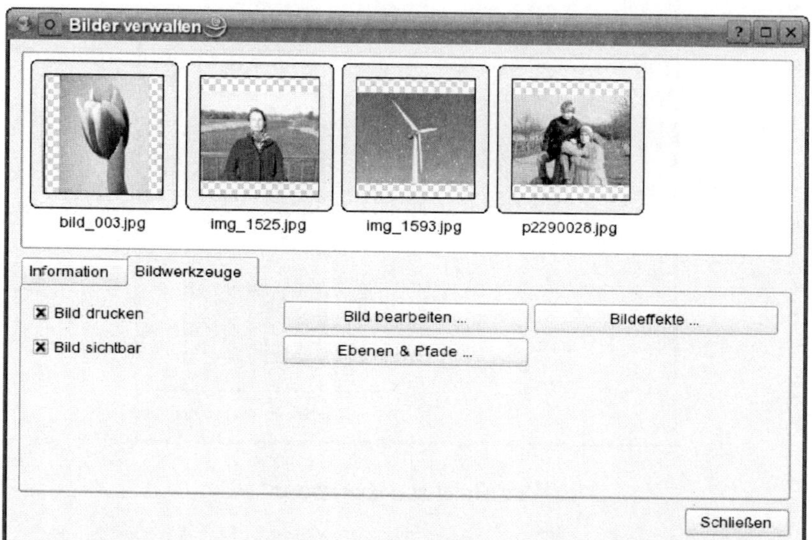

Die Registerseite *Bildwerkzeuge* im Fenster *Bilder verwalten.*

- **Bildeffekte**: Öffnet das gleichnamige Fenster, in dem Sie verschiedene Effekte auf das Bild anwenden können (siehe Kapitel 3.14.5, Bild).
- **Ebenen & Pfade**: Öffnet das Fenster *Erweiterte Bildeigenschaften*, in dem Ihnen die verschiedenen Pfade und Ebenen des Bildes angezeigt werden. Die Ebenen können Sie einzeln aktivieren bzw. deaktivieren.

5.2 Der Strichcodegenerator

Sie begegnen uns mittlerweile überall. Strichcodes, die auch Barcodes genannt werden, sind nahezu auf jedem Produkt oder zumindest auf dessen Verpackung zu finden. Außerdem werden sie auf Lieferscheinen, Paketen und Büchern verwendet.

Scribus verfügt über einen Strichcodegenerator, mit dem Sie alle gängigen Strichcodes erstellen können.

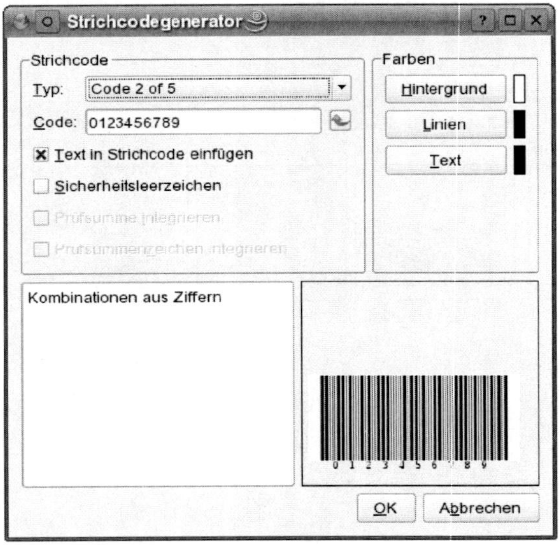

Der Strichcodegenerator.

Die Funktionen in diesem Fenster:

- **Typ**: Wählen Sie in diesem Listenfeld den gewünschten Typ aus.
- **Code**: Geben Sie in das Feld Ihren Code ein.

- **Text in Strichcode einfügen**: Standardmäßig aktivierte Option, die den Code für Menschen lesbar einfügt. Hilfreich z. B. für den Fall, dass aufgrund von Beschädigungen der Code nicht eingescannt werden kann.
- **Sicherheitsleerzeichen**: Fügt ein Sicherheitsleerzeichen ein.
- **Prüfsumme integrieren**: Diese Option ist nur bei Codes aktiviert, in denen die Prüfsumme integriert werden kann. Diese Funktion macht den Code noch sicherer.

Über die Schaltflächen *Hintergrund*, *Linien* und *Text* öffnen Sie das Fenster *Farbauswahl*, in dem Sie die jeweilige Farbe festlegen können. Zusätzlich wird links unten im Fenster eine kurze Erläuterung zu jedem Code und rechts die Vorschau angezeigt. Öffnen Sie den Strichcodegenerator über den Menübefehl *Extras> Strichcodegenerator* und erstellen Sie wie folgt einen Strichcode:

- Wählen Sie im Listenfeld *Typ* den gewünschten Strichcode aus.
- Geben Sie Ihren Code in das dafür vorgesehene Feld ein.
- Nehmen Sie Ihre weiteren Einstellungen vor und legen Sie ggf. die Farben für den Hintergrund, die Linien und den Text fest.
- Bestätigen Sie Ihre Auswahl mit *OK*. Das Fenster *Strichcodegenerator* wird geschlossen und ein gestrichelter Rahmen wird angezeigt, den Sie mit der Maus positionieren können.
- Betätigen Sie die Maustaste, um den Rahmen einzufügen. Der Strichcode wird Ihnen nun in dem Rahmen angezeigt und kann weiter bearbeitet werden.

ISBN 3-939316-16-4

9 783939 316169

Ein Beispiel für einen ISBN-Strichcode.

Die folgende Tabelle zeigt, welche Strichcodes Sie mit Scribus generieren können, welche Zeichen verwendet werden, welche Länge sie haben und wo sie überwiegend eingesetzt werden.

Strichcode	Zeichensatz	Länge	Beschreibung/Einsatzgebiet
Code 2 of 5	Ziffern	variabel	Auch als Code 25 bekannt (Industrie).
Code-128	ASCII (128 Zeichen)	variabel	Moderner Strichcode, der in allen Bereichen eingesetzt wird.
Code-39	A–Z, Ziffern + 5 Sonderzeichen	variabel	Auch als Code 3 of 9 bekannt, für Industrie, Handel und Behörden.
EAN-13	12 Ziffern + 1 Prüfziffer	13	Europäische Artikel Nummerierung, mittlerweile intern. Standard.
EAN-2	Ziffern	2	Zusatzcode im Zeitungswesen.
EAN-5	Ziffern	5	Zusatzcode bspw. für den Preis bei der ISBN.
EAN-8	Ziffernfolge	8	Spez. Code für kleine Produkte.
ISBN	9 Ziffern + Prüfzeichen	10	Internationale Standard-Buchnummer, oft in Verbindung mit EAN-5.
ITF 14	Ziffern	14	ITF steht für „Interleaved Two of Five". Wird für die Kennzeichnung von Kartons oder Paletten verwendet.
Interleaved 2 of 5	Ziffern	variabel	Selbstüberprüfender, bidirektional lesbarer Code, vorwiegend auf Wellpappe oder für das Scannen aus größerer Entfernung.
MSI	Ziffern	variabel	Abgewandelte Form des Codes Plessey, optional mit Prüfziffer.
Plessey	Ziffern	variabel	Veralteter Code, der überwiegend für Bücher und Lebensmittel verwendet wurde.
Postnet	Ziffern	5, 9, 11 + Prüfziffer	Für Postsendungen in den USA.
Rationalized Codabar	Ziffern und -$:/.+ ABCD	variabel	Universeller Strichcode (Industrie, medizinischer Bereich).
Royal Mail	Ziffern 0–9 + Großbuchstaben	max. 9	Codierung von Postleitzahlen, Prüfziffer vorgeschrieben.
UPC-A	Ziffern	12	Universal Product Code zur eindeutigen Kennzeichnung von Produkten in den USA. Normalversion des UPC-Codes, ähnlich dem EAN-13.
UPC-E	Ziffern	8	Ähnelt dem EAN-8- und EAN-13-Code.

5.3 *Der Farbkreis*

Den Farbkreis öffnen Sie über den Menübefehl *Extras> Farbkreis*.

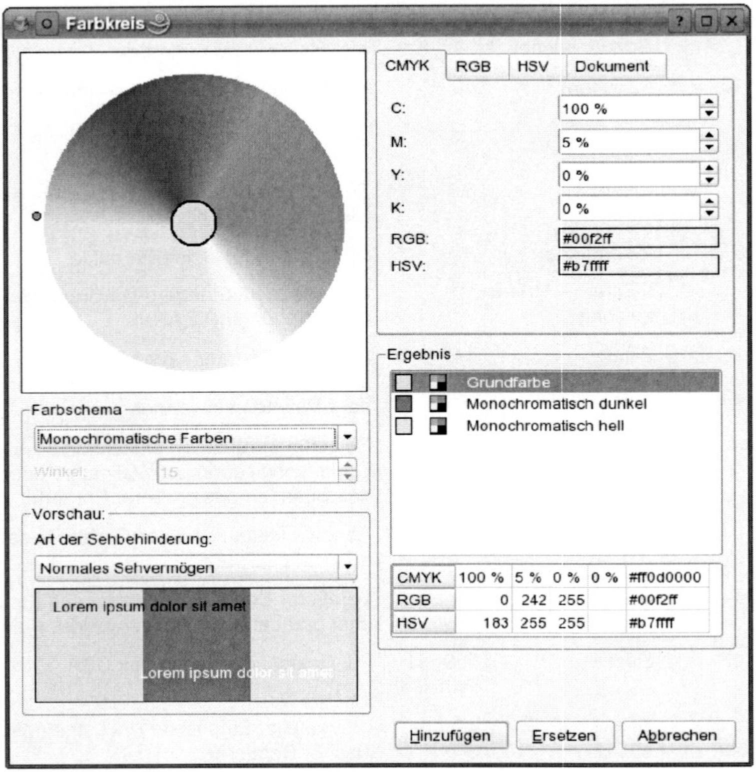

Das Fenster *Farbkreis.*

Der Farbkreis bietet Ihnen verschiedene Funktionen:

- Der Farbkreis zeigt Ihnen die Zusammensetzung einer ausgewählten Farbe in den verschiedenen Farbräumen an.
- Sie können auf verschiedene Arten harmonierende und korrespondierende Farben zu einer bestimmten Grundfarbe finden und Ihrem Dokument hinzufügen.

- Sie können überprüfen, wie Farben von Menschen mit bestimmten Sehbehinderungen wahrgenommen werden.

Oben links im Fenster wird Ihnen der Farbkreis präsentiert, dessen Farbmodell über die Register auf der rechten Seite gewählt werden kann. In der Mitte des Farbkreises wird jeweils die Grundfarbe angezeigt, deren Position im Farbkreis an der Außenkante des Kreises als roter Punkt dargestellt wird. Abhängig von dem gewählten Farbschema werden unterschiedlich viele korrespondierende Farben ermittelt, deren Stellung im Farbkreis an der Außenkante des Kreises durch schwarze Punkte dargestellt wird.

Um eine Farbe auszuwählen, können Sie mit der Maus in den Farbkreis klicken oder bei gehaltener Maustaste die Grundfarbe verschieben. Sie können jedoch auch eine Farbe aus Ihrem Dokument benutzen, indem Sie rechts oben das Register *Dokument* wählen und die entsprechende Farbe markieren.

Folgende Auswahl haben Sie über das Listenfeld *Farbschema*:

- **Monochromatische Farben**: Monochromatische Farben bestehen aus nur einer Wellenlänge. Man spricht in diesem Zusammenhang auch von Spektralfarben, die nicht weiter zerlegbar sind. Sie werden auch einfache oder homogene Farben genannt.
- **Analoge Farben**: Hier handelt es sich um Farben, die auf dem Farbkreis nebeneinander liegen. Bei dieser Einstellung haben Sie zusätzlich die Möglichkeit, den Winkel individuell einzustellen.
- **Komplementärfarbe**: Hierbei wird aus dem Farbkreis die gegenüberliegende Farbe ausgewählt. Diese erzeugt zur Grundfarbe den maximalen Kontrast.
- **Gespaltene Komplementärfarben**: Hierbei handelt es sich um die analogen Farben der Grundfarbe und deren Komplementärfarben. Bei dieser Einstellung haben Sie zusätzlich die Möglichkeit, den Winkel individuell einzustellen.
- **Triadisch**: Diese Methode wählt die beiden Farben aus, die sich jeweils 120 Grad von der Grundfarbe entfernt befinden.
- **Triadisch (Doppelte Komplementärfarben)**: Hierbei werden zwei Paare von Komplementärfarben erzeugt (Grundfarbe/Komplementärfarbe und Winkel/gegenüberliegender Winkel). Bei dieser Einstellung haben Sie zusätzlich die Möglichkeit, den Winkel individuell einzustellen.

Links unten im Bereich *Vorschau* können Sie überprüfen, wie diese Farben von Menschen mit bestimmten Farbenfehlsichtigkeiten wahrgenommen werden. Unter dem Aspekt, dass nach Schätzungen bis zu zehn Prozent der Menschen mit solch einem Problem zu tun haben, sollte dies unbedingt berücksichtigt werden. Über das Listenfeld können folgende Einstellungen gewählt werden:

- **Normales Sehvermögen**: Die Farben werden unverändert wahrgenommen.
- **Rotgrünblindheit**: Ist die häufigste Art der Farbenfehlsichtigkeit. Die Rotgrünblindheit ist vererbbar und vermindert sich auch im Laufe der Zeit nicht. Dabei wird normalerweise zwischen der Rotblindheit, bei der langwelliges Licht, und der Grünblindheit, bei der mittelwelliges Licht schlecht oder nicht wahrgenommen wird, unterschieden. Je nach Ausprägung treten Schwierigkeiten mit den Farben Rot, Gelb, Braun und Grün sowie mit Violett und Blau auf.
- **Grünblindheit**: Bei dieser Art der Farbenfehlsichtigkeit fehlen die Rezeptoren (Zapfen) für mittelwelliges Licht bzw. funktionieren nicht. Dies hat zur Folge, dass Grün nicht wahrgenommen bzw. zwischen den Farben Rot, Gelb, Braun und Grün nur ungenügend unterschieden werden kann.
- **Blaublindheit**: Ist eine seltene Form der Farbenfehlsichtigkeit bei der kurzwelliges Licht schlecht bzw. gar nicht unterschieden werden kann. Dies betrifft vor allem die Farben Blau und Grün sowie Gelbgrün und Grau.
- **Komplett farbenblind**: Ist die schwerste Form der Farbenfehlsichtigkeit, bei der Farben nur noch als Grauabstufungen wahrgenommen werden.

Nehmen Sie die gewünschte Einstellung vor, um in der *Vorschau* die Wahrnehmung von Menschen mit einer bestimmten Farbenfehlsichtigkeit einschätzen zu können.

Oben rechts können Sie über das Register *Dokument* eine Farbe Ihres Dokuments auswählen oder über die anderen Register einen Farbraum festlegen.

- **CMYK**: Der Farbraum CMYK, die Abkürzung steht für „Cyan, Magenta, Yellow, Key“, also zu deutsch Cyan, Magenta, Gelb und Schlüssel, wobei der Schlüssel für Schwarz steht. Es ist ein subtraktives Farbmodell und bildet die technische Grundlage für den Vierfarbdruck z.B. den Offsetdruck. CMYK basiert auf Körperfarben. Die Werte der einzelnen Grundfarben werden in Prozent angegeben, wobei 0 % einer unbedruckten Fläche und 100 % einer Volltonfläche entsprechen.
- **RGB**: Der Farbraum RGB (die Abkürzung steht für „Rot Grün Blau“ bzw. „Red Green Blue“) ist ein additives Farbmodell, das auf Lichtfarben beruht. Mischt man alle Grundfarben, so addieren sie sich zu Weiß. Farben werden bei diesem Modell jeweils durch die Anteile der Grundfarben beschrieben.

- **HSV**: Der Farbraum HSV (die Abkürzung steht für „Hue Saturation Value“, auf Deutsch etwa: Farbton, Sättigung, Grauwert) basiert wie RGB auf Lichtfarben und definiert die Farben nicht über Grundfarben, sondern anhand ihres Farbtons, ihrer Sättigung und ihres Helligkeitswertes.
- **Dokument**: Über dieses Register können Sie eine Farbe aus Ihrem Dokument laden.

Im folgenden Beispiel soll die typische Vorgehensweise gezeigt werden, um die analogen Farben einer im Dokument verwendeten Farbe zu erzeugen und dem Dokument zuzuordnen:

- Öffnen Sie den *Farbkreis* über den Menübefehl *Extras> Farbkreis* und wählen Sie oben rechts das Register *Dokument* und markieren Sie die gewünschte Farbe.
- Wählen Sie im Listenfeld Farbschema den Eintrag *Analoge Farben* und nehmen Sie ggf. eine geeignete Winkeleinstellung im Feld *Winkel* vor.

  Im Bereich *Ergebnis* wird nun die *Grundfarbe* sowie die *1. Analoge Farbe* und die *2. Analoge Farbe* angezeigt. Für die markierte Farbe wird die jeweilige Zusammensetzung und Bezeichnung in den einzelnen Farbräumen angezeigt.
- Überprüfen Sie ggf. die in der Vorschau ermittelten Farben für Menschen mit Farbenfehlsichtigkeiten.
- Wollen Sie einen anderen Farbraum benutzen, als den über die Dokumentfarbe gewählten, so wählen Sie oben rechts das entsprechende Register aus.
- Wählen Sie den Befehl *Hinzufügen* über die unten stehende Schaltfläche.

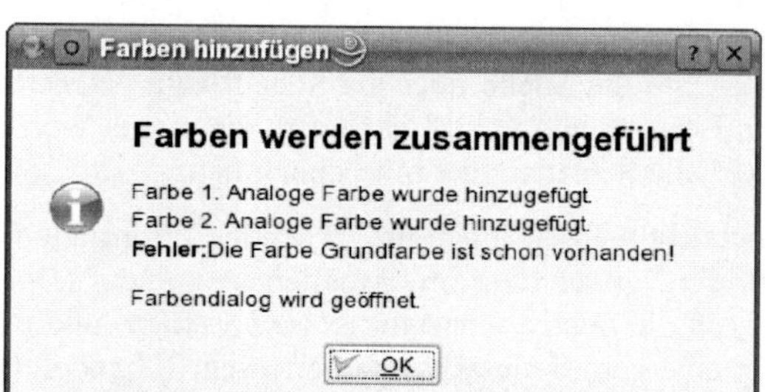

Die Farben werden gespeichert und das Fenster *Farben* geöffnet.

Im Fenster *Farben* sehen Sie nun, dass die neuen Farben mit den Bezeichnungen *1. Analoge Farbe* und *2. Analoge Farbe* gespeichert wurden.

Sinnvollerweise sollten die neuen Farben nun mit aussagekräftigen Bezeichnungen versehen werden. Führen Sie direkt auf der Farbe einen Doppelklick aus, so öffnet sich das Fenster *Farbe bearbeiten,* in dem Sie weitere Änderungen vornehmen können.

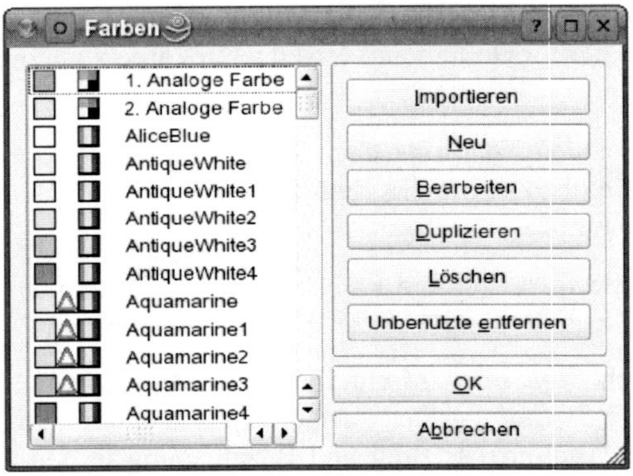

Die neuen Farben können nun benutzt und weiter bearbeitet werden.

5.4 *Die Schriftvorschau*

Einen guten Überblick über vorhandene und eingesetzte Schriften bekommen Sie über die *Schriftvorschau.*

Sie öffnen dieses Fenster über den Menübefehl *Extras> Schriftvorschau.* Über die *Schnellsuche* können Sie nach bestimmten Fonts suchen. Geben Sie einen Suchbegriff ein und starten Sie die Suche über die Schaltfläche *Suchen.* Die Suche nach *bold* lässt Sie zum Beispiel alle Schriften finden, die dieses Wort in ihrer Bezeichnung führen und *G** alle Schriften, die mit G beginnen.

In der Tabellenübersicht werden Ihnen die folgenden Informationen vermittelt: der *Name der Schrift*, die Verwendung im aktuellen Dokument (*Doc*), der Schrifttyp (*Typ*), die Angabe, ob die Schrift unterteilt ist (*Unterteilen*) und ob es sich um eine Systemschrift oder eine vom Benutzer installierte Schrift handelt (*Zugriff*).

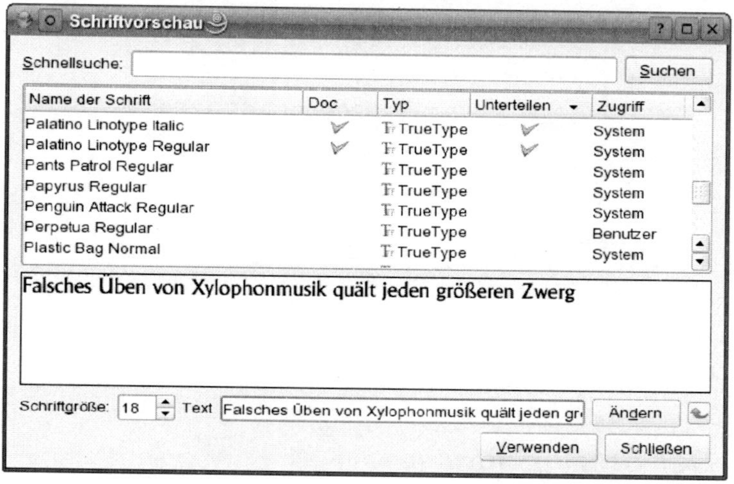

Das Fenster *Schriftvorschau*.

Darunter befindet sich die Vorschau für die ausgewählte Schrift, deren Größe Sie über das Feld Schriftgröße genauso vorgeben können wie einen eigenen Text. Den Standardtext erzeugen Sie wieder über die Schaltfläche *Text zurücksetzen*.

Über die Schaltfläche *Verwenden* können Sie die ausgewählte Schrift auf einen markierten Textrahmen anwenden. Zugleich wird ein Eintrag der Schriftart in dem Untermenü des Menübefehls *Stil> Schriftart* erzeugt.

5.5 *Die Umbruchkontrolle*

Das Fenster *Umbruchkontrolle* öffnen Sie über den Menübefehl *Extras> Umbruchkontrolle für Abkürzungen.*

Legen Sie zunächst fest, welcher Bereich bearbeitet werden soll, und starten Sie danach die Kontrolle über die Schaltfläche *OK*. Die Einstellungen zur Umbruchkontrolle, die Sie auch beliebig erweitern können, finden Sie unter *Allgemeine Einstellungen> Umbruchkontrolle.*

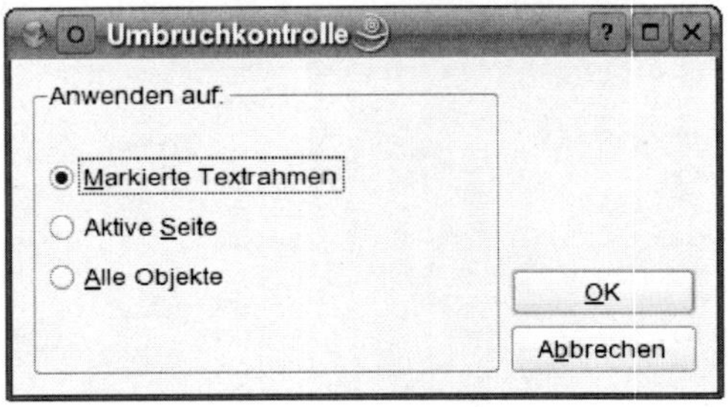

Das Fenster *Umbruchkontrolle.*

5.6 *Der Story Editor*

Der Story Editor ist Texteditor und Typografie-Werkstatt in einem und bietet alles, was Sie für die manuelle Erstellung von Text brauchen.

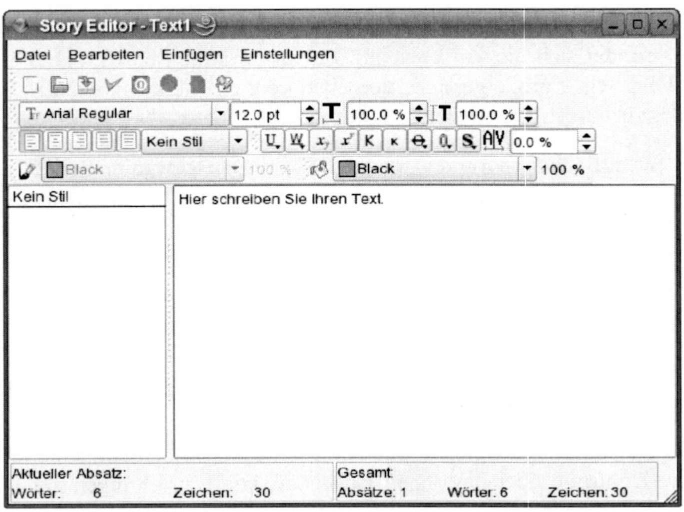

Der Story Editor.

Im rechten Feld erstellen Sie Ihren Text, während im linken Feld die Absatzstile festgelegt werden. Stilvorlagen erstellen Sie in der *Stilverwaltung*. Im *Story Editor* können Sie auch Textdateien laden, dort bearbeiten und in den Textrahmen im Dokument übernehmen.

Generell gilt, dass bei einer Änderung der Schriftgröße im *Story Editor* im Gegensatz zur Bearbeitung mit dem Fenster *Eigenschaften* der Zeilenabstand nicht automatisch angepasst wird, sodass bei großen Schriftgrößen der Text überlappen kann und ggf. eine manuelle Anpassung notwendig wird.

Bestimmte Zeichen, Sonderzeichen und Ligaturen können Sie über den Menüpunkt *Einfügen* generieren. Dabei ist der Umfang der bereitgestellten Zeichen von dem ausgewählten Font abhängig.

Eine weitere Besonderheit des *Story Editors* ist der Menübefehl *Einstellungen> Intelligente Textmarkierung*, der die Funktion eines Doppelklicks insofern ändert, als dass nur das entsprechende Wort markiert wird. Standardmäßig wird das Wort und das darauffolgende Leerzeichen markiert.

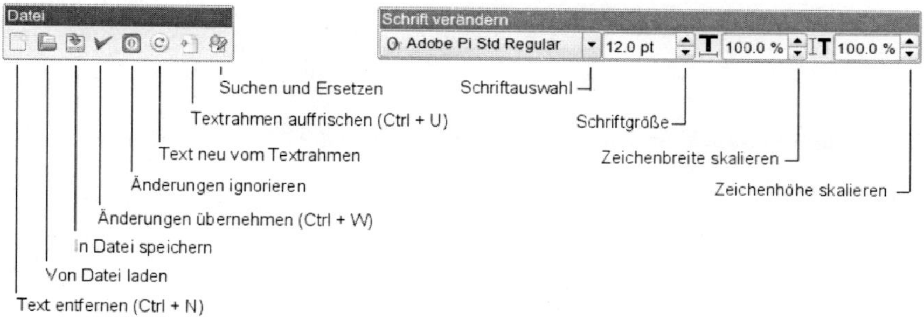

Die Symbolleisten *Datei* und *Schrift verändern*.

Das Besondere an der Symbolleiste *Zeicheneinstellungen bearbeiten* ist, dass Sie bei den Schaltflächen, die einen kleinen Pfeil nach unten besitzen, zusätzliche Einstellungen wie Linienstärke und Versatz vornehmen und bei der Schaltfläche *Schattierter Text* den Abstand des Schattens bestimmen können. Klicken Sie dazu auf die Schaltfläche und halten Sie die Maustaste so lange, bis das entsprechende Fenster geöffnet wird.

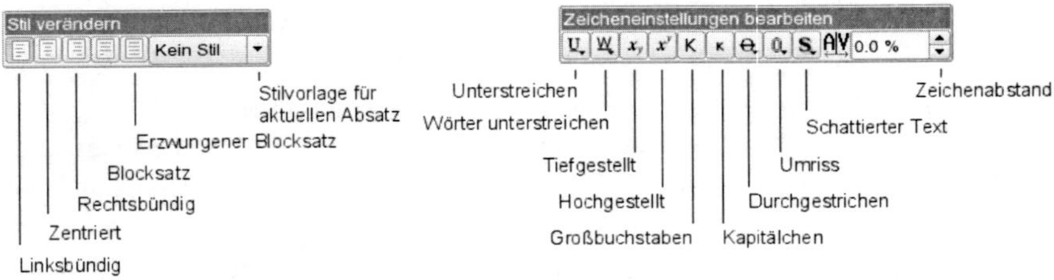

Die Symbolleisten *Stil verändern* und *Zeicheneinstellungen bearbeiten.*

Schließlich können Sie über die Symbolleisten noch die Textumrissfarbe und die Textfarbe bestimmen.

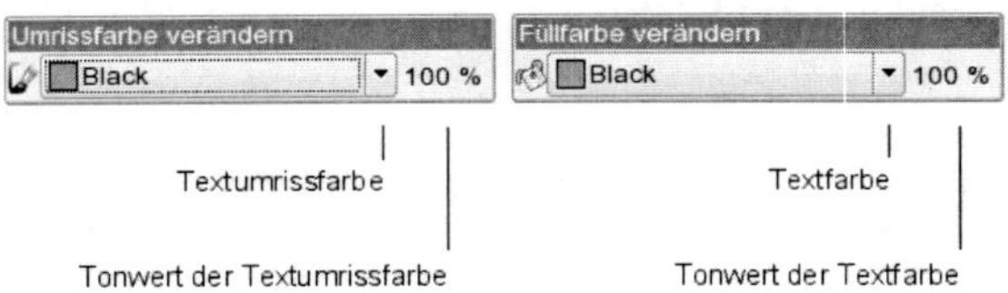

Die Symbolleisten *Umrissfarbe verändern* und *Füllfarbe verändern.*

5.7 *Die Stilverwaltung*

Standardmäßig finden Sie in Scribus mit Ausnahme des Standard-Zeichenstils und des Standard-Absatzstils keine Stile vor. Stile können Sie aus geladenen Dokumenten importieren oder Sie legen eigene Stile über die *Stilverwaltung* an, die Sie mit dem Menübefehl *Bearbeiten> Stile* öffnen.

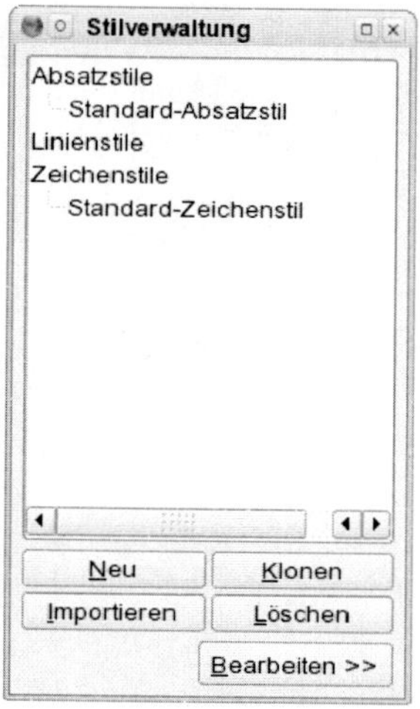

Übersicht der *Stilverwaltung*.

Die Funktionen:

- **Neu**: Zum Anlegen eines neuen Stils wählen Sie diese Schaltfläche und wählen im Untermenü zwischen *Absatzstil*, *Linienstil* und *Zeichenstil* aus.
- **Klonen**: Dupliziert einen markierten Stil in der Übersicht, wobei der Name *Klon von „Stilname“* verwendet wird.
- **Importieren**: Öffnet das Dialogfenster *Öffnen*, in dem Sie ein Dokument auswählen können, von dem Sie einen Stil importieren wollen.
- **Löschen**: Löscht den in der Übersicht ausgewählten Stil.
- **Bearbeiten**: Dieser Befehl erweitert die *Stilverwaltung* um die Bearbeitungsfunktionen, mit denen Sie die Eigenschaften der Stile bearbeiten.

5.7.1 Neuen Absatzstil anlegen

Einen neuen Absatzstil können Sie wie folgt anlegen:

- Wählen Sie eines der folgenden Verfahren:

Befinden Sie sich im *Story Editor* können Sie zunächst auf einen Absatzstil klicken und dann im Untermenü den Eintrag *Stile bearbeiten* auswählen.

Wählen Sie die Funktionstaste *F3*.

Wählen Sie den Menübefehl *Bearbeiten> Stile*.

In allen Fällen wird die Stilverwaltung geöffnet.

- Wählen Sie links die Schaltfläche *Neu* und in dem Untermenü den Eintrag *Absatzstil*.
- Geben Sie Ihrem neuen Absatzstil im Feld *Name* eine aussagekräftige Bezeichnung.

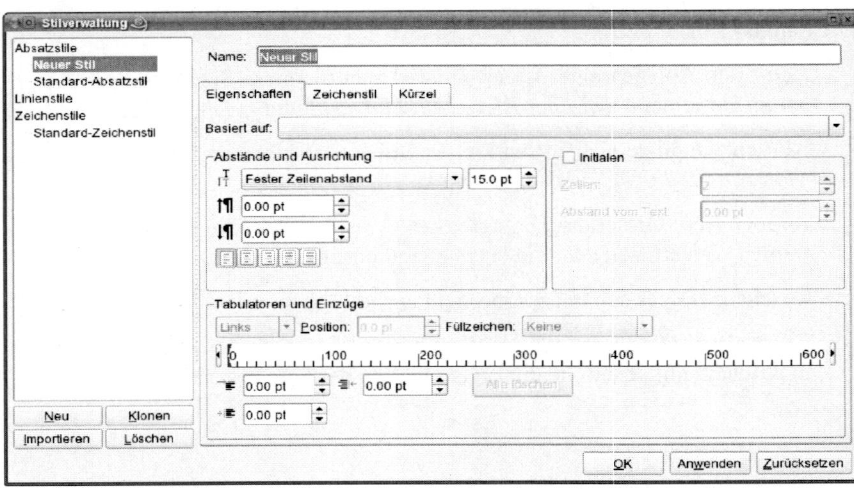

Die Stilverwaltung zum Erstellen und Bearbeiten von Stilen.

Existiert bereits ein ähnlicher Absatzstil, so können Sie über das Listenfeld *Basiert auf* diesen laden und die Eigenschaften anpassen. Bei umfangreichen Einstellungen ersparen Sie sich damit viel Arbeit.

- Nehmen Sie im Register *Eigenschaften* Ihre Einstellungen in Bezug auf *Abstände*, *Ausrichtung*, ggf. die *Initiale* und die *Einzüge* und *Tabulatoren* vor.
- Wechseln Sie in das Register *Zeichenstil* und legen Sie ggf. die Zeichenformatierungen fest.
- Optional können Sie im Register *Kürzel* dem Absatzstil eine Tastenkombination zuweisen.

Somit können Sie den Stil nun über den *Story Editor* oder das Fenster *Eigenschaften* dem Text zuweisen.

Das Erstellen von Zeichenstilen erledigen Sie nach dem gleichen Prinzip. Bedenken Sie, dass Ihnen dieser Stil nur in dem aktuellen Dokument zur Verfügung steht. Über die Möglichkeit Stile zu importieren, lassen sich jedoch einmal angelegte Stile beliebig weiterverwenden.

5.7.2 Stile importieren

Gehen Sie wie folgt vor, um Stile aus einem anderen Dokument zu importieren:

- Öffnen Sie das Fenster *Stilvorlagen* über eine der folgenden Möglichkeiten:

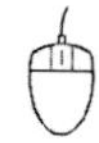

Befinden Sie sich im *Story Editor,* können Sie zunächst auf einen Absatzstil klicken und dann im Untermenü den Eintrag *Stile bearbeiten* auswählen.

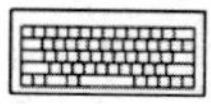

Wählen Sie die Funktionstaste F3.

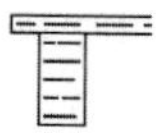

Wählen Sie den Menübefehl *Bearbeiten> Stile.*

- Wählen Sie die Schaltfläche *Importieren.* Das Fenster *Öffnen* wird angezeigt.

- Wählen Sie im Fenster *Öffnen* die Datei, aus der Sie eine Stilvorlage importieren wollen. Das Fenster *Stile wählen* wird geöffnet, in dem Ihnen die vorhandenen Stile angezeigt werden.
- Wählen Sie die Stile aus, die Sie importieren wollen und legen Sie ggf. fest, wie bei Namenskonflikten verfahren werden soll. Bestätigen Sie Ihre Angaben mit der Schaltfläche *OK*.

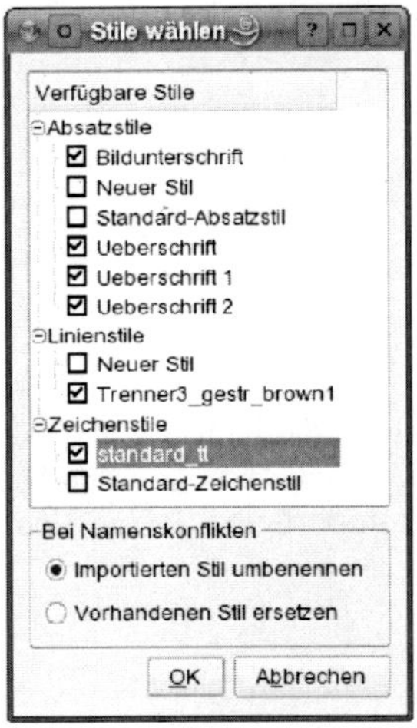

Wählen Sie die Stile, die importiert werden sollen.

5.7.3 Initiale erstellen

Die Initiale ist ein ausgeschmückter Buchstabe, der oft um das Vielfache größer als die Grundschrift ist, sich über mehrere Zeilen erstrecken kann und am Anfang eines Buchkapitels oder Absatzes verwendet wird. Auch die Schriftart und der Schriftschnitt weichen häufig von der Grundschrift ab. Dieser Schmuckbuchstabe hat eine lange Tradition, die bis ins 7. Jahrhundert zurückreicht. Dabei erfüllt er mehrere Funktionen. Er erzeugt Aufmerksamkeit, wertet das Dokument auf und ist Orientierungshilfe im Text.

Bei der Erstellung einer Initiale gibt es keine genauen Regeln zu beachten, außer evtl., dass sie auf der Grundlinie der Grundschrift sitzen und der Abstand zum Text harmonisch gewählt sein sollte. Aber auch diese Regel kann nur als Anhaltspunkt dienen und wird oft nicht eingehalten, ohne dass dies störend wirkt.

Da die Initiale meist nur in bestimmten Absätzen verwendet wird, sollten Sie vor der Erstellung der Initiale den entsprechenden Absatzstil erstellen. Diesen können

Sie in der Stilverwaltung bequem über die Schaltfläche klonen und mit der entsprechenden Initiale versehen. Dazu aktivieren Sie im Register *Eigenschaften* lediglich die Option *Initialen*, bestimmen die Größe über das Feld *Zeilen* und legen ggf. den Abstand zum Text fest.

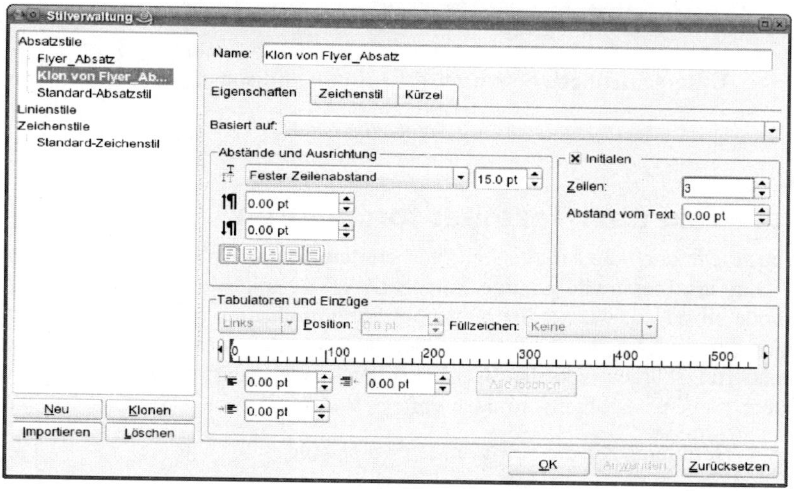

Geklonten Absatzstil mit Initiale versehen.

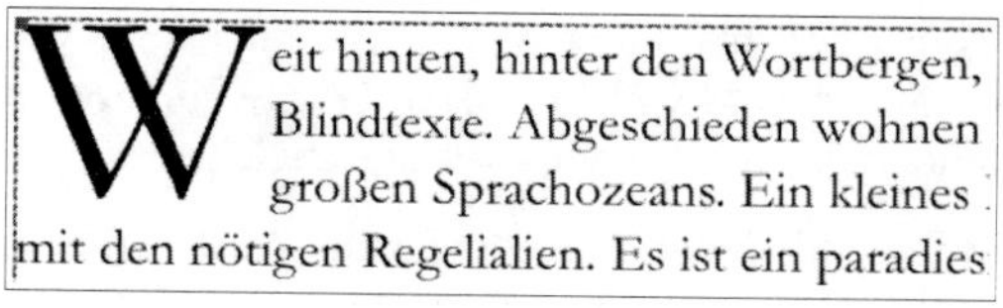

Das Ergebnis.

Dieses Vorgehen funktioniert aber nur, wenn Sie für Initiale und restlichen Absatz die gleiche Schrift verwenden. Sollen hingegen verschiedene Schriften verwendet werden, so müssen Sie die Initiale nachträglich über das Fenster *Eigenschaften* in der Kategorie *Text* oder über den *Story Editor* entsprechend formatieren.

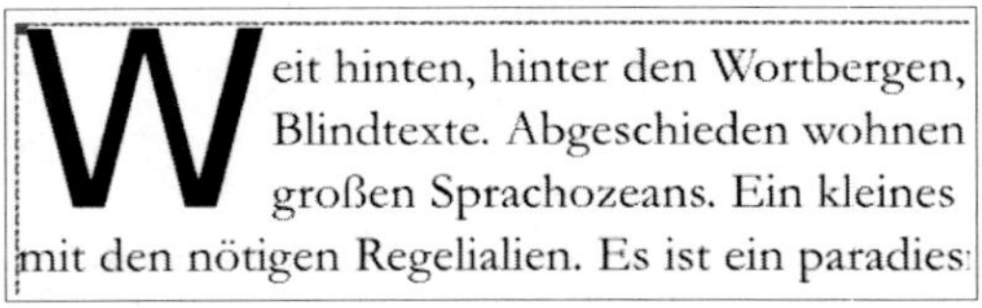

Unterschiedliche Schriften für Initiale und sonstigen Absatz.

5.7.4 Text über Textfilter formatieren

Scribus bietet auch die Möglichkeit, vorbereitete Texte über Textfilter zu formatieren. Dies eröffnet mannigfaltige Perspektiven. Beispielsweise können Sie diese Methode einsetzen, wenn Mitarbeiter bestimmte Schriften nicht besitzen oder für regelmäßig erscheinende Artikel, die lediglich vom Autor mit den entsprechenden Formatierungskürzeln versehen werden sollen. Dazu bedarf es jedoch einiger Vorarbeiten. Gehen Sie folgendermaßen vor:

- Definieren Sie die gewünschten Absatzstile.

Für das Beispiel werden drei Absatzstile angelegt: *Überschrift* (Suse Sans, Bold, 16 pt, zentriert), *Unterüberschrift* (Suse Sans, Roman, 14 pt, zentriert) und *Fließtext* (Suse Sans, Roman, 10 pt). Für eine dauerhafte spätere Verwendung können Sie das Dokument über den Menübefehl *Datei> Als Vorlage speichern* oder mit der Tastenkombination *Ctrl + Alt + S* als Vorlage speichern.

Im Text sollen die folgenden Codierungen für die Absatzstile verwendet werden, wobei die Auswahl völlig willkürlich erfolgen kann, jedoch mit der Einschränkung, dass die Zeichenfolge in „normalen“ Texten nicht zu finden ist:

- Codierung festlegen.

  #U1/ soll in den Absatzstil *Überschrift* formatiert werden.

  #U2/ soll in den Absatzstil *Unterüberschrift* formatiert werden.

  #F1/ soll in den Absatzstil *Fließtext* formatiert werden.

Dementsprechend ist der Text, der beim Import formatiert werden soll, mit einem beliebigen Editor zu erstellen.

```
#U1/Blindtext
#U2/Hilfsmittel zur Beurteilung der Ver
Seite sowie der Lesbarkeit der verwende
#F1/Weit hinten, hinter den Wortbergen,
und Konsonantien leben die Blindtexte.
```

Text wird entsprechend codiert.

- Erstellen Sie einen Textrahmen.
- Importieren Sie den Text über den Menübefehl *Datei> Importieren> Text laden* oder den Kontextmenübefehl *Text laden.* Wählen Sie dabei im Fenster *Öffnen* im Listenfeld *Importfilter* den Eintrag *Textfilter* aus.
- Erstellen Sie den Textfilter und benennen Sie ihn für den späteren Gebrauch. Hier im Beispiel heißt der Textfilter *raute.*

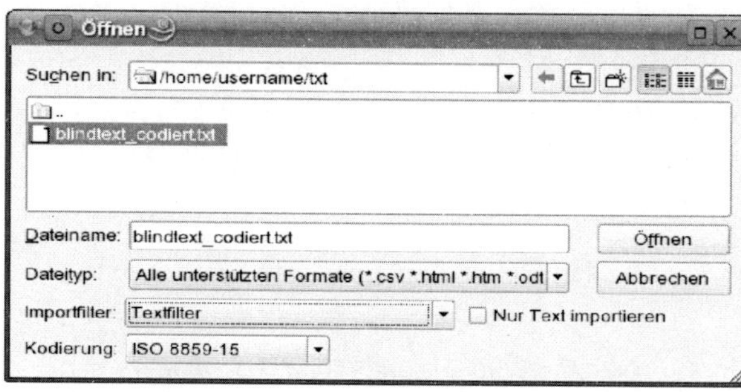

***Textfilter* im Listenfeld *Importfilter* wählen.**

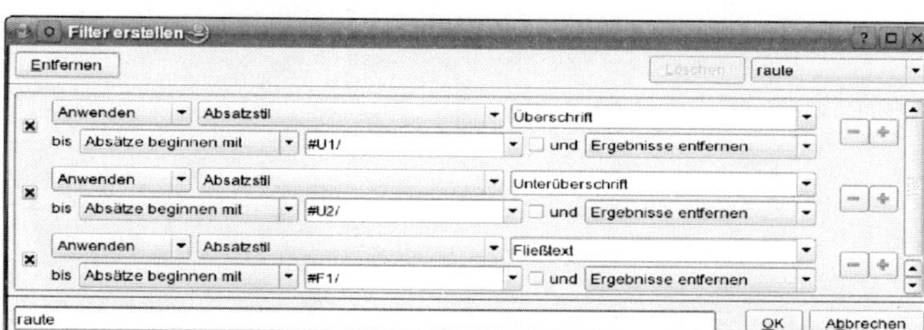

Das Erstellen des Textfilters.

- Bestätigen Sie den Textfilter mit der Schaltfläche *OK* und der Text wird beim Importieren formatiert.

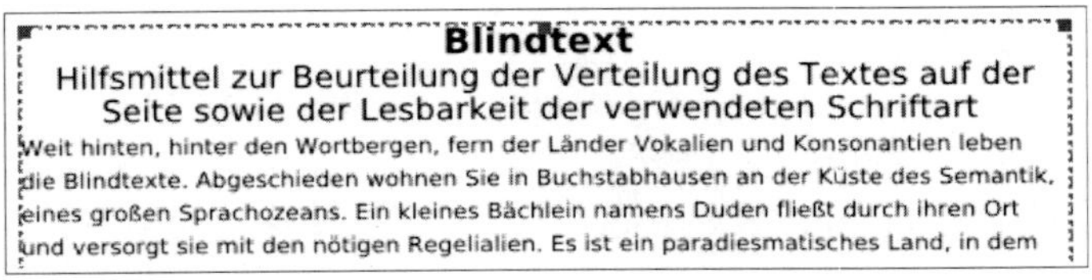

Das Ergebnis.

5.7.5 Linienstil erstellen

Gehen Sie so vor, um einen Linienstil zu erstellen:

- Öffnen Sie das Fenster *Stilvorlagen* über eine der folgenden Möglichkeiten:

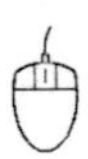

Befinden Sie sich im *Story Editor*, können Sie zunächst auf einen Absatzstil klicken und dann im Untermenü den Eintrag *Stile bearbeiten* auswählen.

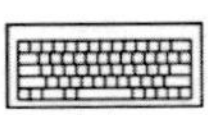

Wählen Sie die Funktionstaste *F3*.

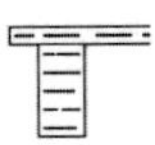

Wählen Sie den Menübefehl *Bearbeiten> Stile*.

- Klicken Sie auf die Schaltfläche *Neu* und wählen Sie im Untermenü den Punkt *Linienstil*.
- Geben Sie dem neuen Linienstil im Feld *Name* eine Bezeichnung.
- Legen Sie die Eigenschaften des Linienstils fest und vergeben Sie auf der Registerseite *Kürzel* ggf. eine Tastenkombination für den Linienstil.
- Wählen Sie die Schaltfläche *Fertig*, um den Bearbeitungsmodus zu verlassen.

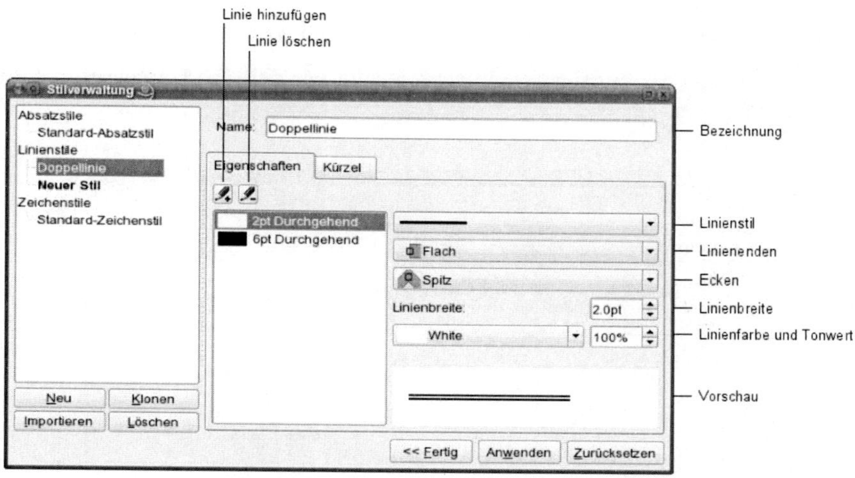

Die Stilverwaltung.

Linienstile können Sie relativ schnell erstellen. Hier ein kleines Beispiel:

- Öffnen Sie das Fenster *Stilvorlagen* über eine der folgenden Möglichkeiten:

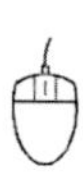

Befinden Sie sich im *Story Editor*, können Sie zunächst auf einen Absatzstil klicken und dann im Untermenü den Eintrag *Stile bearbeiten* auswählen.

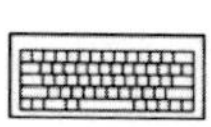

Wählen Sie die Funktionstaste *F3*.

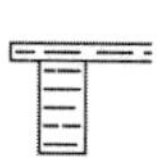

Wählen Sie den Menübefehl *Bearbeiten> Stile*.

- Klicken Sie auf die Schaltfläche *Neu* und wählen Sie im Untermenü den Punkt *Linienstil*.
- Geben Sie dem neuen Linienstil die Bezeichnung *Doppellinie*.
- Legen Sie eine Linienbreite von 6 pt fest. Standardmäßig sollte die Farbe der Linie schwarz sein.
- Erstellen Sie über die Schaltfläche *Neue Linie hinzufügen* eine weitere Linie.
- Stellen Sie eine Linienbreite von 2 pt ein und wählen Sie als Farbe weiß.
- Klicken Sie auf die Schaltfläche *Fertig*, um den Bearbeitungsmodus zu verlassen.

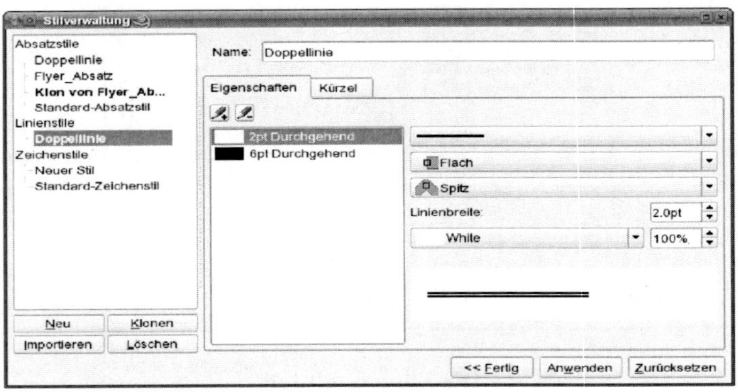

Erstellen eines Linienstils.

5.8 Dokumentstruktur

Über den Menübefehl *Fenster> Dokumentstruktur* öffnen Sie das Fenster *Übersicht*, in dem Ihnen alle Objekte Ihres Dokuments angezeigt werden.

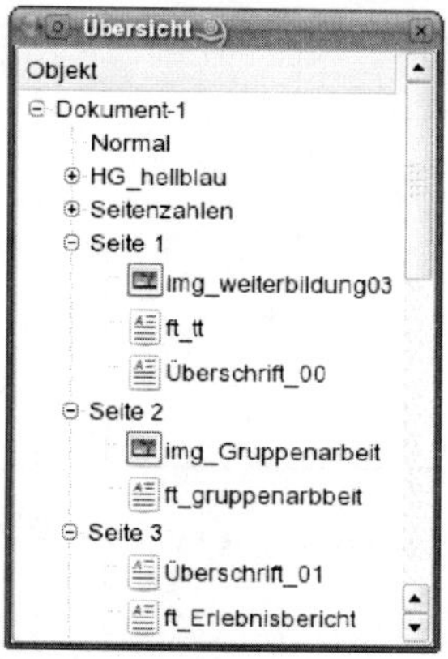

Die Dokumentstruktur wird im Fenster *Übersicht* angezeigt.

Als ersten Eintrag sehen Sie den Dokumentnamen, unter dem die verwendeten Musterseiten aufgeführt werden. Klicken Sie auf einen Eintrag, so wird das entsprechende Objekt im Dokument markiert angezeigt bzw. bei Musterseiten das Fenster *Musterseiten bearbeiten* angezeigt.

Über das Kontextmenü, dessen Inhalt vom jeweiligen Objekt abhängig ist, können Sie schnell weitere Bearbeitungsschritte vornehmen. Bei größeren Projekten können Sie so schnell Änderungen vornehmen, wie z. B. Bilder austauschen oder Texte korrigieren.

Da Tabellen aus einzelnen Textrahmen bestehen, die gruppiert sind, werden diese im Fenster *Übersicht* als Gruppe angezeigt, innerhalb derer Sie jeden einzelnen Textrahmen aufrufen können.

5.9 *Die Bibliothek*

Die Bibliothek bietet die Möglichkeit, Objekte zur schnellen Wiederverwendung zu speichern. Die Vorgaben für die Verwendung der Bibliothek werden unter *Datei> Allgemeine Einstellungen> Bibliothek* festgelegt. Öffnen können Sie die Bibliothek über den Menübefehl *Fenster> Bibliothek*.

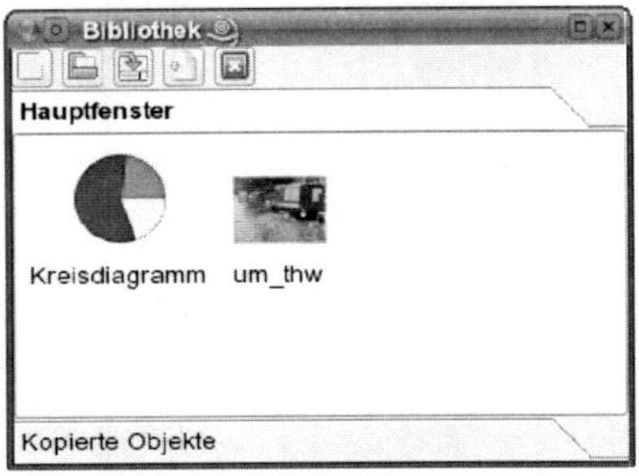

Die Bibliothek mit gespeicherten Objekten.

Objekte speichern Sie über den Menübefehl *Objekt> In Bibliothek speichern* oder über den gleichen Befehl des Kontextmenüs. Die in der Bibliothek vorhandenen Objekte können Sie bei gehaltener Maustaste in ein Scribus-Dokument ziehen und dort weiter bearbeiten.

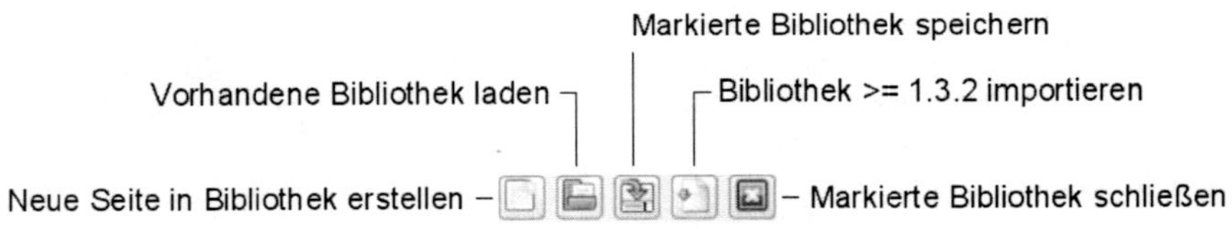

Die Schaltflächen in der Bibliothek.

Über die verfügbaren Schaltflächen stehen Ihnen die folgenden Funktionen zur Verfügung:

- **Neue Seite in Bibliothek erstellen**: Legt eine neue Seite in der Bibliothek mit dem Namen des ausgewählten Ordners an.
- **Vorhandene Bibliothek laden**: Öffnet ein Fenster, über das Sie eine gespeicherte Bibliothek laden können.
- **Markierte Bibliothek speichern**: Speichert die markierte Bibliothek in dem ausgewählten Verzeichnis.
- **Bibliothek >= 1.3.2 importieren**: Bietet Ihnen die Möglichkeit, Bibliotheken aus älteren Scribus-Versionen zu importieren.

- **Markierte Bibliothek schließen**: Schließt die markierte Bibliothek.

Klicken Sie mit der rechten Maustaste auf ein Objekt der Bibliothek, so öffnet sich das Kontextmenü, über das Sie die Objekte umbenennen, löschen oder in eine aktive Bibliothek kopieren bzw. verschieben können.

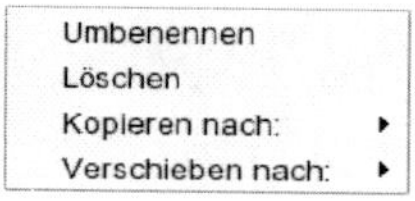

Kontextmenü der Objekte.

Nutzen Sie das Programm *Kivio* zum Erstellen von Flussdiagrammen oder das Illustrationsprogramm *Dia*, so können Sie Bibliotheken mit den Formen dieser Programme erzeugen.

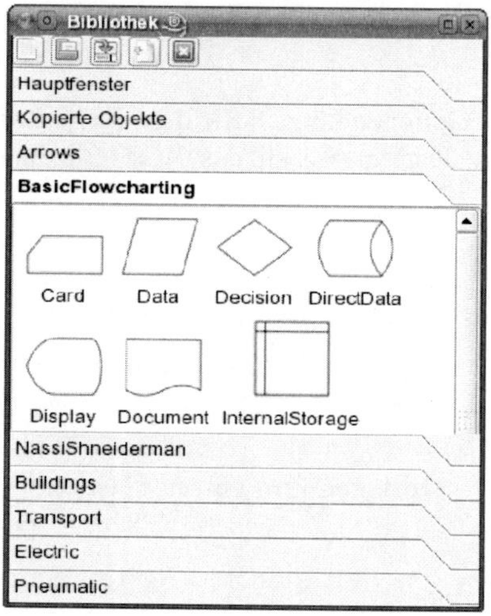

Bibliotheken aus Formen der Programme *Dia* und *Kivio*.

5.10 *Ebenen*

Sie können in Scribus mit verschiedenen Ebenen arbeiten. So können Sie beispielsweise gleichartige Elemente auf einer eigenen Ebene bearbeiten. Benutzen Sie den Menübefehl *Fenster> Ebenen*, um das Fenster *Ebenen* zu öffnen.

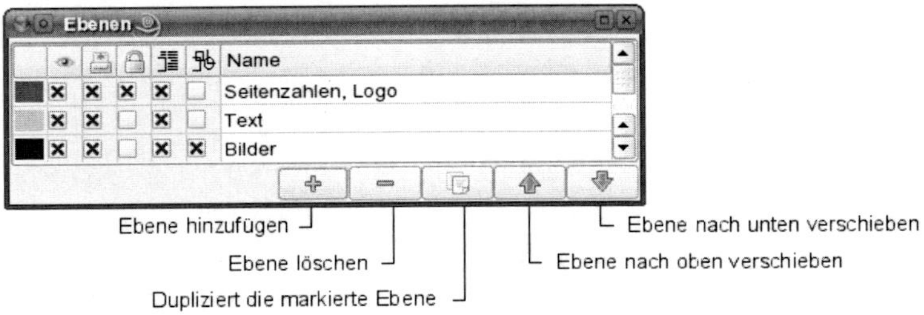

Das Fenster *Ebenen*.

Über die verschiedenen Optionen können Sie die Eigenschaften der einzelnen Ebenen festlegen. Ein Kreuz zeigt jeweils an, dass die Option ausgewählt ist.

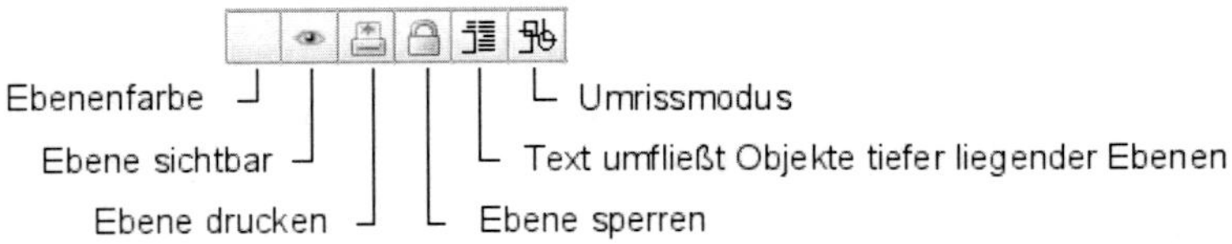

Optionen im Fenster *Ebenen*.

Klicken Sie in der Spalte der Ebene auf das Feld *Ebenenfarbe*, so können Sie im Fenster *Farbauswahl* eine individuelle Farbe für die Ebene festlegen.

5.11 *Seiten anordnen*

Das Fenster *Seiten anordnen* bietet Ihnen die Möglichkeit, Seiten zu verschieben, nachträglich das Dokumentlayout zu ändern bzw. grafisch unterstützte Musterseiten zuzuordnen.

Musterseiten ordnen Sie einer Seite zu, indem Sie die Musterseite bei gehaltener Maustaste einfach auf die entsprechende Seite im Feld *Seiten des Dokuments* ziehen.

Über das Listenfeld *Dokumentlayout* können Sie zwischen folgenden Gestaltungen wählen: *Einzelne Seite*, *Doppelseite*, *3fach gefaltet* und *4fach gefaltet*.

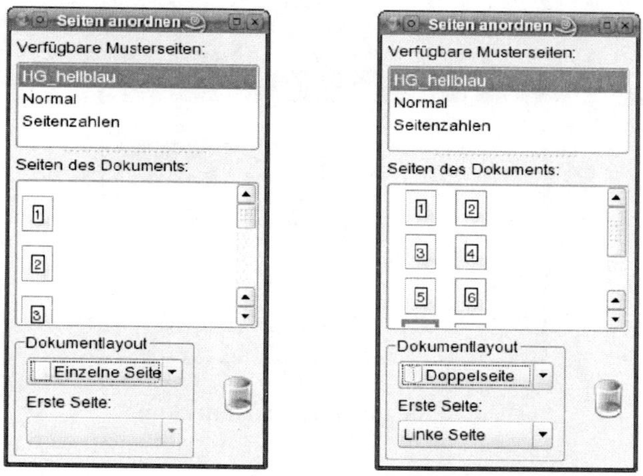

Das Dokumentlayout festlegen.

Alle Einstellungen mit Ausnahme von *Einzelne Seite* aktivieren das Listenfeld *Erste Seite*, in dem Sie festlegen, ob die erste Seite eine *Linke Seite* oder eine *Rechte Seite* ist.

Um eine Seite des Dokuments oder eine Musterseite zu löschen, ziehen Sie die gewünschte Seite bei gehaltener Maustaste auf das Symbol des Mülleimers, das sich rechts unten im Fenster befindet.

5.12 *Anmerkungen und Lesezeichen*

Anmerkungen können Text anzeigen und eine Verknüpfung darstellen. So erstellen Sie eine Anmerkung mit Text:

- Erstellen Sie einen Textrahmen und schreiben Sie einen Text (Dies ist eine Anmerkung, die als Text erscheint.).
- Wählen Sie den Menübefehl *Objekt> PDF-Optionen> Als PDF-Anmerkung verwenden.*
- Wählen Sie den Menübefehl *Objekt> PDF-Optionen> Eigenschaften der PDF-Anmerkung* oder führen Sie einen Doppelklick auf dem Textrahmen aus. Das Fenster *Eigenschaften der Anmerkung* wird geöffnet.

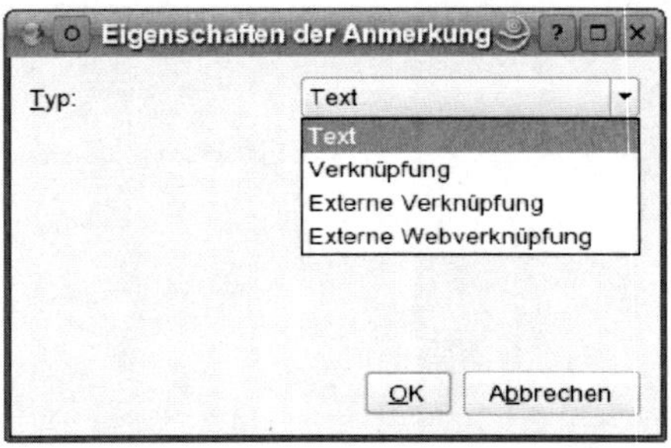

Wählen Sie die Art der Anmerkung.

- Wählen Sie im Listenfeld *Typ* den Eintrag *Text* und schließen Sie das Fenster über die Schaltfläche *OK.*
- Exportieren Sie das Dokument als PDF und öffnen Sie es mit dem Adobe Reader.

Im Adobe Acrobat Reader wird nun ein Dokumentsymbol angezeigt. Führen Sie die Maus auf das Symbol, so wird die Anmerkung angezeigt.

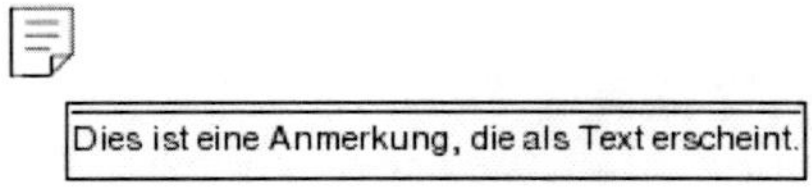

Ansicht im Adobe Reader.

Schneller können Sie solch eine Anmerkung über die Schaltfläche *Link einfügen* der Symbolleiste *PDF-Werkzeuge* erstellen. Nach Auswahl der Schaltfläche können Sie mit der Maus einen Rahmen erstellen. Ein Doppelklick auf den Rahmen öffnet das Fenster *Eigenschaften der Anmerkung.* Wählen Sie hier die Eigenschaft *Verknüpfung*, so können Sie auf eine bestimmte Stelle innerhalb des Dokuments verlinken. *Externe Verknüpfung* ist die Verlinkung auf eine Datei und *Externe Webverknüpfung* bietet die Möglichkeit, den Link auf eine Internetseite zu erzeugen.

Lesezeichen sind Sprungmarken, die zur Übersichtlichkeit und schnelleren Navigation innerhalb eines PDF-Dokuments am Bildschirm verwendet werden. Meist werden dabei die jeweiligen Überschriften als Lesezeichen verwendet.

Ein Lesezeichen erstellen Sie in Scribus wie folgt:

- Wechseln Sie in den Editiermodus durch einen Doppelklick auf einen Textrahmen und setzen Sie den Cursor in den Absatz, der als Lesezeichen verwendet werden soll.
- Nutzen Sie eine der folgenden Möglichkeiten:

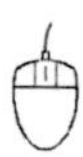

Öffnen Sie per rechtem Mausklick das Kontextmenü und wählen Sie den Befehl *PDF-Optionen> Als Lesezeichen verwenden.*

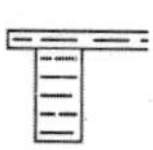

Wählen Sie den Menübefehl *Objekt> PDF-Optionen> Als Lesezeichen verwenden.*

Damit ist das Lesezeichen gesetzt.

Allerdings wird hierbei der Rahmen als Lesezeichen und der erste Absatz im Rahmen als Text für das Lesezeichen verwendet. Wollen Sie die volle Kontrolle über Ihre Lesezeichen haben, so wird empfohlen zusätzliche Textrahmen zu erstellen, in denen Sie die Lesezeichen anlegen. Anschließend sollte für diesen Rahmen über das Fenster *Eigenschaften* in der Kategorie *X, Y, Z* das Drucken deaktiviert werden. Die Schaltfläche wird dann so angezeigt.

Rahmen und Inhalt sind dadurch beim Betrachten am Bildschirm unsichtbar und Sie haben exakt den Text für das Lesezeichen, den Sie im Rahmen eingegeben haben.

Die Lesezeichen können Sie sich im gleichnamigen Fenster, das Sie über den Menübefehl *Fenster> Lesezeichen* öffnen, anzeigen lassen.

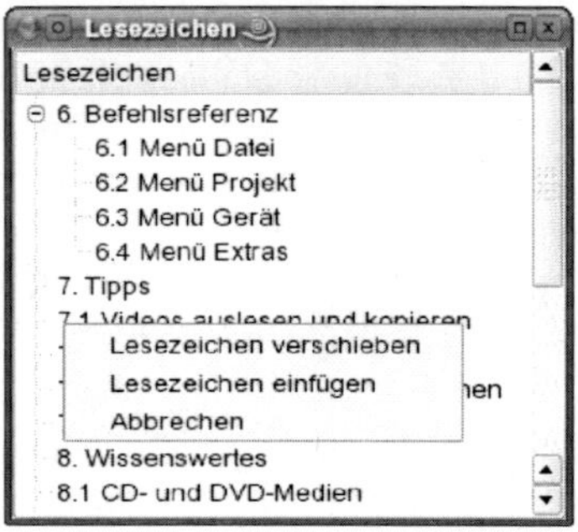

Das Fenster *Lesezeichen* mit geöffnetem Kontextmenü.

Die Lesezeichen werden in der Reihenfolge ihrer Erstellung aufgezeichnet, nicht nach der Reihenfolge im Dokument. Bei gehaltener Maustaste können die einzelnen Lesezeichen jedoch verschoben werden. Verschieben Sie das Lesezeichen auf den gewünschten Platz in der Reihenfolge und lassen die Maustaste los, so öffnet sich das Kontextmenü, in dem Sie festlegen, ob das Lesezeichen dorthin verschoben, eingefügt oder der Vorgang abgebrochen werden soll. Beim Einfügen wird das Lesezeichen als Unterpunkt gesetzt. Löschen können Sie Lesezeichen nur, indem Sie die Option *Als Lesezeichen verwenden* über das Menü bzw. das Kontextmenü wieder rückgängig machen.

5.13 *Abstandsmesser*

Der Abstandsmesser ermöglicht Ihnen genaue Entfernungen im Dokument zu messen. Sie öffnen den Abstandsmesser über den Menübefehl *Fenster> Abstandsmesser* oder die gleichnamige Schaltfläche.

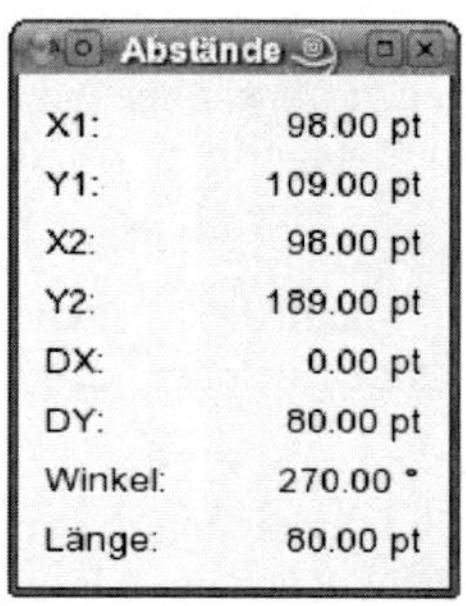

Das Fenster *Abstände.*

Führen Sie den Mauszeiger auf den Ausgangspunkt der Strecke, die Sie abmessen wollen und halten Sie die linke Maustaste gedrückt. Der Mauszeiger nimmt dabei die Form eines Fadenkreuzes an. Führen Sie nun den Mauszeiger auf den Endpunkt der Strecke und lassen Sie die Maustaste los. Das Fenster *Abstände* liefert Ihnen nun folgende Informationen:

- **X1/Y1**: Ausgangspunkt der Messung auf der X- bzw. auf der Y-Achse.
- **X2/Y2**: Endpunkt der Messung auf der X- bzw. auf der Y-Achse.
- **DX/DY**: Veränderung auf der X- bzw. der Y-Achse zwischen Anfangs- und Endpunkt.
- **Winkel**: Winkel der Messlinie in Grad.
- **Länge**: Länge der Messlinie in der eingestellten Einheit.

Wollen Sie sich eine gestrichelte Messlinie anzeigen lassen, klicken Sie am Endpunkt einmal die rechte Maustaste, bevor Sie die linke Maustaste loslassen.

5.14 *Die Druckvorstufenüberprüfung*

Die Druckvorstufenüberprüfung zeigt detailliert, was im Dokument nicht dem ausgewählten Standard entspricht. Diese Überprüfung lässt sich sowohl für PDF/X-3, als auch für PDF 1.3, 1.4, 1.5 und PostScript durchführen. Zudem wird diese Prüfung standardmäßig vor dem Exportieren eines Dokuments als PDF- oder EPS-Datei sowie vor dem Drucken bzw. dem Aufruf der Druckvorschau durchgeführt.

Rufen Sie die Druckvorstufenüberprüfung mit einer der folgenden Möglichkeiten auf:

Wählen Sie die Schaltfläche *Druckvorstufenüberprüfung*.

Wählen Sie den Menübefehl *Fenster> Druckvorstufenüberprüfung*.

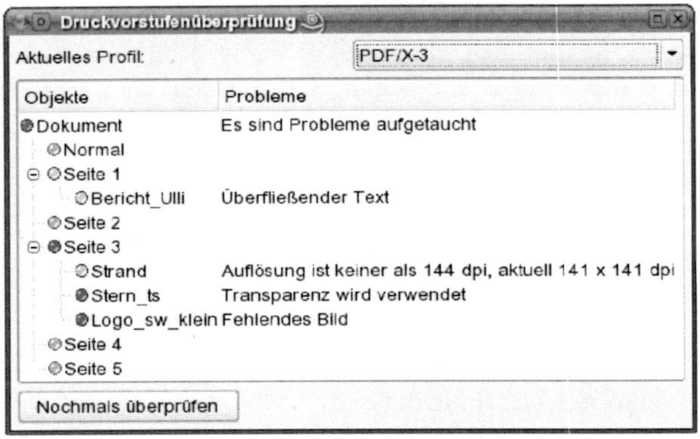

Das Fenster *Druckvorstufenüberprüfung*.

Über das Listenfeld *Aktuelles Profil* legen Sie das Format fest, für das die Prüfung vorgenommen werden soll. In der Übersicht werden Ihnen ggf. die beanstandeten Elemente angezeigt. Dabei wird ein Farbschema verwendet: Bei Grün ist alles in Ordnung, Gelb meldet einen unkritischen Fehler und Rot einen kritischen Fehler.

Äußerst nützlich ist, dass die Einträge kontextsensitiv sind. Das heißt, Sie müssen lediglich auf einen bestimmten Eintrag klicken und bekommen die entsprechende Stelle im Dokument angezeigt. So können Sie schnell die entsprechenden Stellen begutachten und bearbeiten.

5.15 *Die Undo/Redo-Funktion*

Für Layouter und Mediengestalter, die gerne verschiedene Varianten ausprobieren, ist eine gute und sichere Rückgängigmachen- und Wiederherstellfunktion enorm wichtig. Mittlerweile, und das ist eine der großen Verbesserungen in der neuen Version, verfügt Scribus über eine hervorragende Undo/Redo-Funktion. Die Anzahl der möglichen Schritte können Sie unter *Datei> Allgemeine Einstellungen> Dokument> Anzahl der Rückgängig/Wiederherstellen-Aktionen* festlegen, voreingestellt sind 20 Arbeitsschritte, während bis zu 1000 Schritte eingestellt werden können.

Die Undo/Redo-Funktion hat verschiedene Funktionsarten:

- Arbeitsschritte können global rückgängig gemacht bzw. wiederhergestellt werden.
- Ein bestimmter Entwicklungsstand des Dokuments kann wiederhergestellt werden.

- Auf ein Objekt bezogene Arbeitsschritte können rückgängig gemacht bzw. wiederhergestellt werden.

Über die Schaltflächen 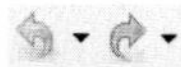 der Symbolleiste *Bearbeiten* stehen Ihnen die entsprechenden Funktionen zur Verfügung. Über die rechts befindlichen Pfeiltasten öffnen Sie das Untermenü, in dem ein Entwicklungsstand hergestellt werden kann. Besonders plastisch wird die Funktionsweise jedoch, wenn Sie das Fenster *Aktionsverlauf* über das Menü *Fenster* öffnen.

Klicken Sie hier mehrmals auf die Schaltfläche *Rückgängig*, so können Sie den Verlauf Ihrer Arbeit rückwärts im Zeitraffer betrachten.

So können Sie mit der Undo/Redo-Funktion arbeiten:

- Öffnen Sie den *Aktionsverlauf* über den Menübefehl *Fenster> Aktionsverlauf.*
- Benutzen Sie die Schaltflächen *Rückgängig* bzw. *Wiederherstellen*, um einzelne Schritte rückgängig zu machen oder wiederherzustellen. Alternativ wählen Sie mit der Maus einen bestimmten Wiederherstellungsschritt aus.

Wollen Sie lediglich auf ein Objekt bezogen Änderungen vornehmen, so gehen Sie so vor:

- Markieren Sie zunächst das gewünschte Objekt.
- Öffnen Sie den *Aktionsverlauf* über den Menübefehl *Fenster> Aktionsverlauf.*
- Aktivieren Sie die Option *Nur markiertes Objekt anzeigen.*
- Benutzen Sie die Schaltflächen *Rückgängig* bzw. *Wiederherstellen*, um einzelne Schritte rückgängig zu machen oder wiederherzustellen. Alternativ wählen Sie mit der Maus einen bestimmten Wiederherstellungsschritt aus.

In diesem Zusammenhang wird auch die Wichtigkeit von eindeutigen Bezeichnungen bei größeren Projekten deutlich. Die Bezeichnung *Linie 18* sagt Ihnen in der Regel nichts und ist nur in Verbindung mit der Ansicht aussagekräftig.

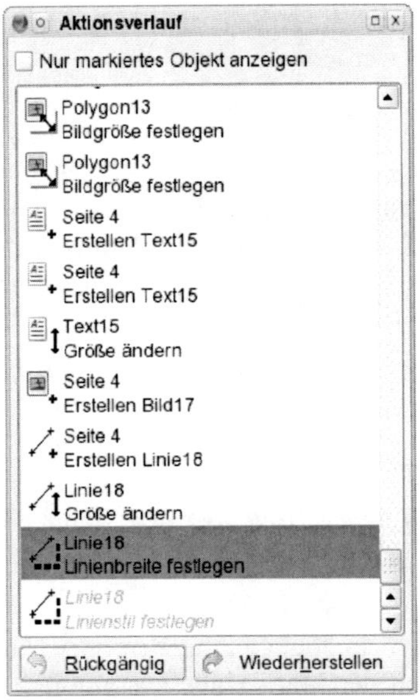

Der Aktionsverlauf.

5.16 *Ausrichten und verteilen*

Für die exakte Anordnung und Verteilung von Objekten im Dokument stehen Ihnen umfangreiche Funktionen über das Fenster *Ausrichten und verteilen* zur Verfügung. Das Fenster öffnen Sie mit dem Menübefehl *Fenster> Ausrichten und verteilen.*

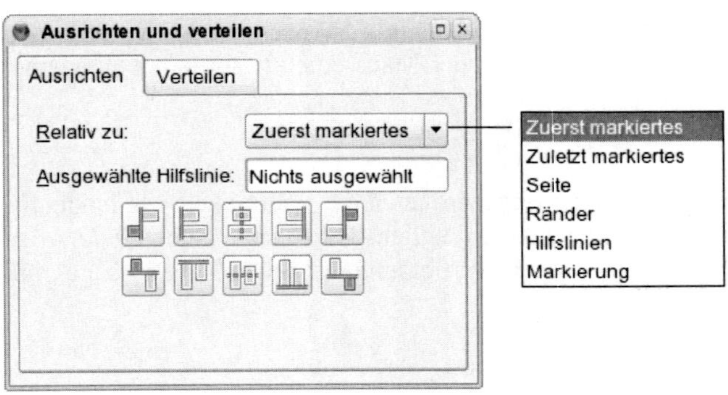

Auf der Registerseite *Ausrichten* finden Sie die Befehle für die horizontale und vertikale Ausrichtung.

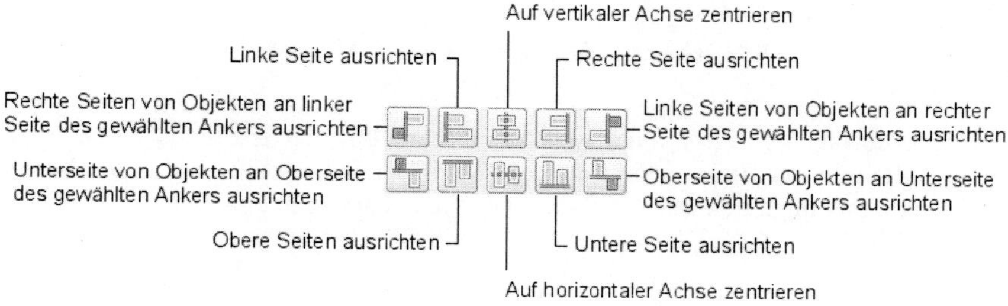

Schaltflächen des Registers *Ausrichten.*

Die Vorgehensweise dazu ist immer die Folgende:

- Legen Sie über das Listenfeld *Relativ zu* den Bezug und ggf. auf der Registerseite *Verteilen* einen Abstand fest.
- Markieren Sie die Objekte, die Sie ausrichten bzw. verteilen wollen.
- Wählen Sie die gewünschte Ausrichtung bzw. Verteilung über die entsprechende Schaltfläche und die Ausrichtung bzw. Verteilung wird unmittelbar durchgeführt.

Für die exakte Verteilung von Objekten finden Sie die Befehle auf der Registerseite *Verteilen.*

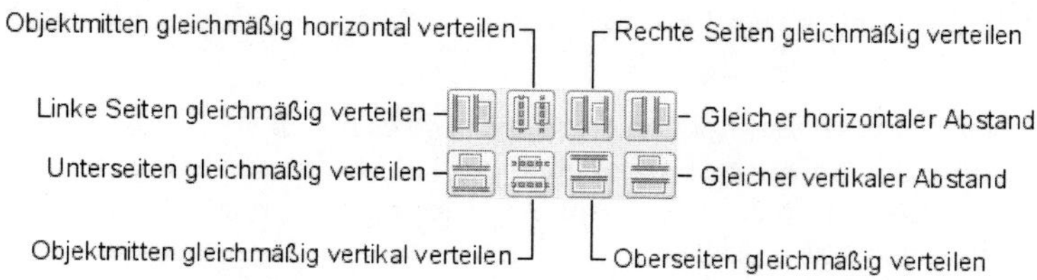

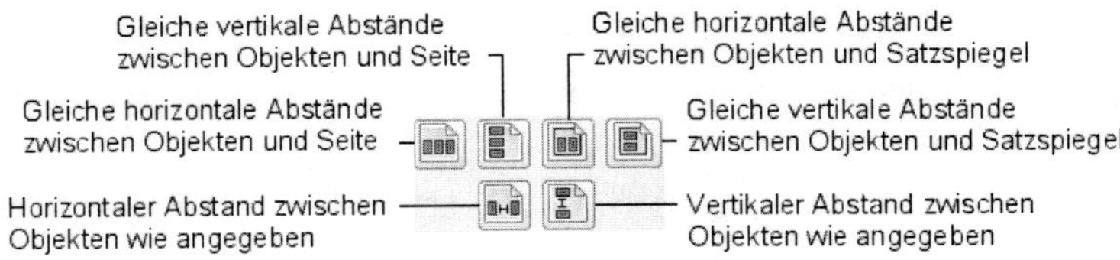

Die Schaltflächen des Registers *Verteilen*.

Bei der Auswahl von Hilfslinien wird standardmäßig jeweils die als letztes aktivierte Hilfslinie als Bezugspunkt ausgewählt. Um eine andere Hilfslinie als Bezugspunkt festzulegen, müssen Sie diese zunächst markieren.

5.17 *Suchen und Ersetzen*

Bei einem markierten Textrahmen ist der Menübefehl *Bearbeiten> Suchen und Ersetzen* aktiviert, der das gleichnamige Fenster öffnet.

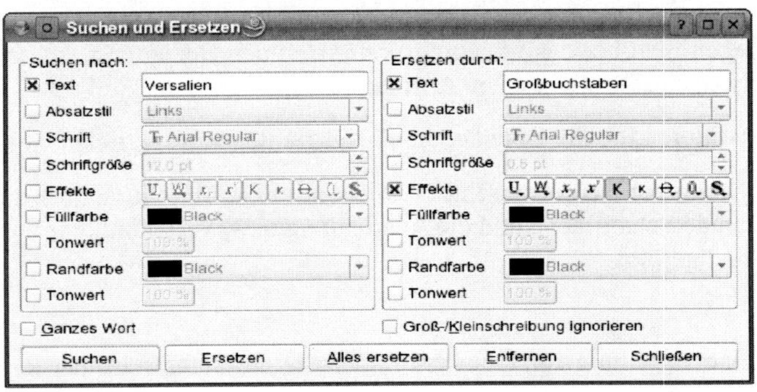

Für das Suchen und Ersetzen stehen vielfältige Funktionen bereit.

Das Suchen und Ersetzen funktioniert so, wie Sie es mit Sicherheit bereits aus verschiedenen Textverarbeitungsprogrammen her kennen. Der Umfang der Elemente und Eigenschaften, nach denen gesucht bzw. die ersetzt werden können, ist in Scribus allerdings bedeutend größer.

Gehen Sie folgendermaßen vor:

- Aktivieren Sie durch einen Mausklick in das jeweils vorangestellte Kästchen das entsprechende Element für die Suche bzw. das Ersetzen.
- Legen Sie die entsprechenden Werte fest.

- Starten Sie die Suche über die gleichnamige Schaltfläche.

Gefundener Text wird markiert. Über die Schaltfläche *Ersetzen* können Sie Fundstelle für Fundstelle ersetzen lassen, während die Schaltfläche *Alles Ersetzen* alle Suchergebnisse im Text ersetzt. Mit der Schaltfläche *Entfernen* können Sie Ihre Vorgaben entfernen.

6 Scribus einrichten

Nach der Installation von Scribus können Sie normalerweise sofort mit dem Erstellen von Druckvorlagen beginnen, denn das Programm bietet standardmäßig geeignete Voreinstellungen zum Arbeiten an. Je nach Arbeitsweise und Einsatz stehen Ihnen jedoch viele Einstellungsmöglichkeiten zur Verfügung, um Scribus individuell an Ihre Bedürfnisse anzupassen. Dabei nehmen Sie die globalen Voreinstellungen über den Menübefehl *Datei> Allgemeine Einstellung* im Fenster *Einstellungen* vor. Diese Einstellungen wirken sich auf alle neuen Dokumente aus. Die Einstellungen für das aktuell geöffnete Dokument hingegen nehmen Sie über den Menübefehl *Datei> Dokument einrichten* im Fenster *Dokument einrichten* vor.

Da hierbei sehr viele Kategorien sowohl im Fenster *Einstellungen* als auch im Fenster *Dokument einrichten* vorhanden sind, werden diese zusammengefasst beschrieben und lediglich die Unterschiede erläutert.

Einige Schaltflächen werden Sie in jeder Kategorie finden:

- **Standards übernehmen**: Setzt die Einstellungen auf die Standardeinstellungen zurück.
- **Anwenden**: Aktiviert die vorgenommenen Änderungen, ohne das Fenster zu schließen.
- **OK**: Übernimmt die vorgenommenen Änderungen und schließt das Fenster.
- **Abbrechen**: Verwirft die vorgenommenen Änderungen und schließt das Fenster.

6.1 *Allgemein*

In dieser Kategorie können Sie einige allgemeine Einstellungen für die Benutzeroberfläche und die verschiedenen Pfade vornehmen.

- **Sprache**: Die in diesem Programm gebotene Sprachenvielfalt ist bemerkenswert. Sie können in diesem Listenfeld aus über 40 Sprachen und Sprachvarianten wählen.
- **Thema**: Für das Design stehen im Listenfeld *Thema* 15 unterschiedliche Designs zur Verfügung.

- **Schriftgröße (Menüs)/Schriftgröße (Paletten)**: Wollen Sie die Schriftgröße der Menüs bzw. der Paletten (die Fenster *Eigenschaften*, *Ebenen* etc.) ändern, so können Sie über die rechts befindlichen Pfeiltasten den vorgegebenen Wert von 10 pt verändern oder den Wert direkt editieren.
- **Verzögerung bei Objektänderungen**: Hier geben Sie die gewünschte Zeitverzögerung bei einer Objektänderung an.
- **Radvorschub**: Der *Radvorschub* bezieht sich auf die Scroll-Maus. Sie legen hier fest, um wie viele Punkte Sie den Bildschirminhalt mit dem Mausrad nach oben bzw. nach unten verschieben.

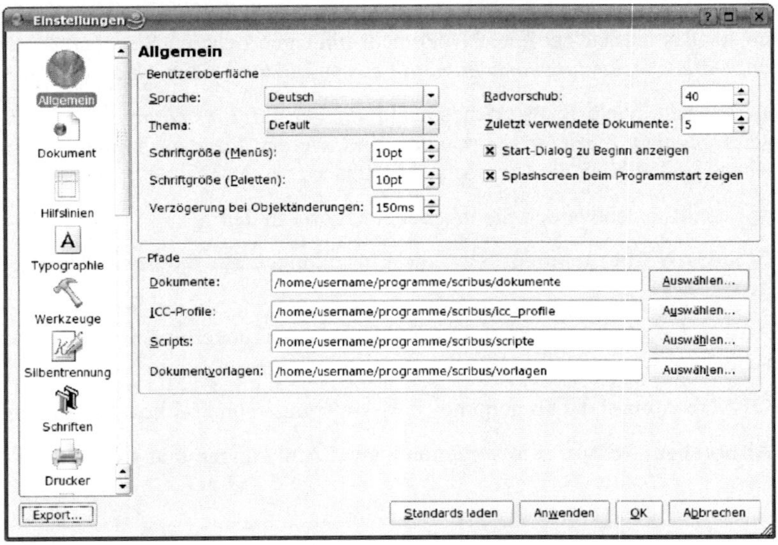

Kategorie *Allgemein* im Fenster *Einstellungen*.

- **Zuletzt verwendete Dokumente**: Hier können Sie die Anzahl der Dokumente bestimmen, die Ihnen unter dem Menüpunkt *Datei> Zuletzt verwendete öffnen* angezeigt werden.
- **Start-Dialog zu Beginn anzeigen**: Diese Option ist standardmäßig aktiviert und bezieht sich auf das Dialogfenster *Neues Dokument.*
- **Splashscreen beim Programmstart zeigen**: Standardmäßig aktivierte Option, die das Startbild anzeigt.

Im Bereich *Pfade* bestimmen Sie den Speicherort für Dokumente und legen die Ordner für *ICC-Profile*, *Scripts* und *Dokumentvorlagen* fest.

Hinweis

Um den Ordner der ICC-Profile zu ändern, müssen Sie alle geöffneten Dokumente vorher schließen.

6.2 *Dokument*

Die Kategorie *Dokument* finden Sie sowohl in den allgemeinen Einstellungen als auch unter dem Menüpunkt *Dokument einrichten.* Im Fenster *Einstellungen*, das Sie über den Menübefehl *Datei> Allgemeine Einstellungen* öffnen, können Sie globale Vorgabewerte festlegen, die automatisch in das Fenster *Neues Dokument*, das beim Start des Programms geöffnet wird, übernommen werden.

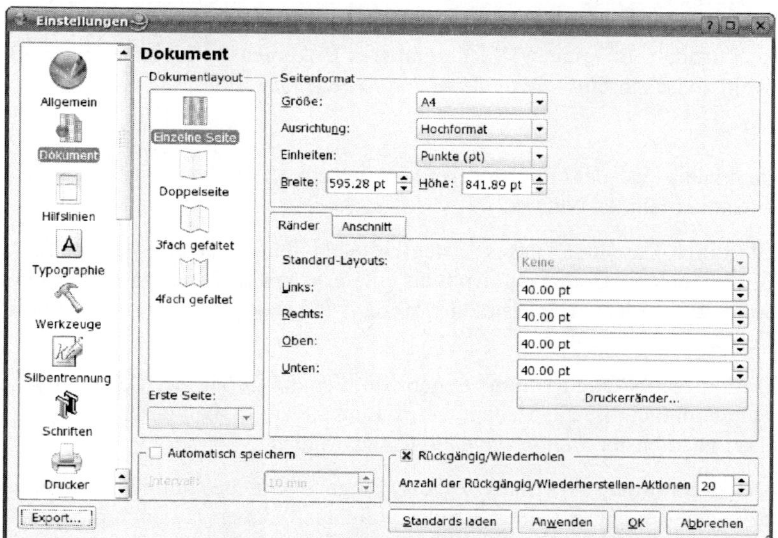

Kategorie *Dokument* im Fenster *Einstellungen*.

Die einzelnen Optionen von oben nach unten:

- **Dokumentlayout**: Hier legen Sie fest, ob die Seite gefaltet werden soll, und falls ja, in welcher Form. Wählen Sie *Einzelne Seite,* so ist das Listenfenster *Erste Seite* deaktiviert. Ansonsten legen Sie dort fest, um welche Seite es sich handelt.
- **Größe**: Über dieses Listenfenster wählen Sie die Größe des Seitenformats aus. Hinterlegt sind die DIN-Größen sowie nordamerikanische Papierformate. Über die Auswahl *Benutzerdefiniert* können Sie auch eigene Vorgaben machen.
- **Ausrichtung**: Bei der Ausrichtung können Sie zwischen dem Hochformat und dem Querformat wählen.
- **Breite/Höhe**: Hier wird Ihnen Breite und Höhe des ausgewählten Seitenformats angezeigt. Haben Sie *Benutzerdefiniert* gewählt, so können Sie ein Seitenformat selbst bestimmen. Die Einträge können Sie direkt editieren oder über die rechts stehenden Pfeiltasten vornehmen. Verändern Sie ein voreingestelltes Format, so springt die Auswahl von *Größe* automatisch auf *Benutzerdefiniert.*
- **Erste Seite**: Haben Sie ein anderes Dokumentlayout als eine *Einzelne Seite* gewählt, so können Sie über dieses Listenfenster festlegen, um welche Seite es sich handelt. Bei einem 3-fach gefalteten Dokumentlayout haben Sie z. B. die Wahl zwischen *Linke Seite*, *Mitte* und *Rechte Seite.*

Standardmäßig ist das Register *Ränder* geöffnet, in dem Sie folgende Einstellungen vornehmen können:

- **Standard-Layouts:** Dieses Listenfeld steht Ihnen nur zur Verfügung, wenn Sie ein anderes Dokumentlayout als eine *Einzelne Seite* gewählt haben. Die jeweils zugeordneten Seitenränder werden Ihnen in den darunter befindlichen Feldern angezeigt.
- **Links/Rechts/Oben/Unten**: Legen Sie hier die Größe der Seitenränder fest. Standardmäßig ist die Maßeinheit pt. Eine andere Maßeinheit können Sie über das Listenfenster *Standardmaßeinheit* auswählen.
- **Druckerränder**: Alternativ zu der Eingabe von bestimmten Seitenrändern bzw. der Übernahme eines Standard-Layouts, können Sie auch die Druckränder eines installierten Druckers übernehmen.

Zusätzlich zu den Dokumentangaben können Sie hier noch die automatische Speicherung und die Anzahl der Wiederherstellungsschritte festlegen.

- **Automatisch speichern**: Aktivieren Sie die Option *Automatisch speichern*, so wird im vorgegebenen Zeitabstand der Spalte *Intervall* eine Sicherungskopie Ihrer Arbeit angelegt. Diese wird mit der Endung *.bak* versehen.
- **Rückgängig/Wiederholen**: Hier legen Sie die Anzahl der Arbeitsschritte fest, die wiederhergestellt werden können. Um einen vollzogenen Arbeitsschritt rückgängig zu machen, verwenden Sie das Symbol der Symbolleiste *Bearbeiten*, die Tastenkombination *Ctrl + Z* oder den Menübefehl *Bearbeiten> Rückgängig*.

Unter *Datei> Dokument einrichten* bietet die Kategorie *Dokument* zusätzlich die Möglichkeit, die Einstellungen des Seitenformats bzw. der Ränder und des Anschnitts auf *Alle Dokumentseiten* oder aber auf *Alle Musterseiten* anzuwenden.

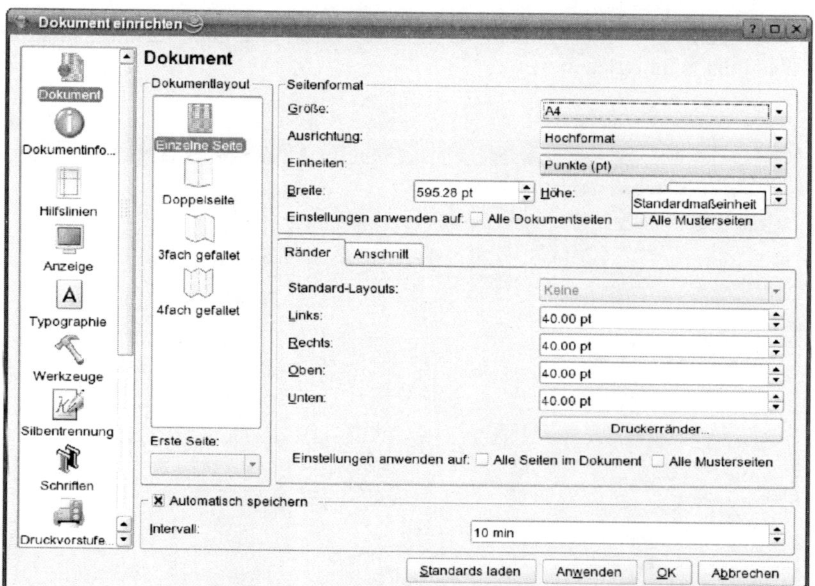

Kategorie *Dokument* im Fenster *Dokument einrichten*.

6.3 *Dokumentinformationen*

Diese Kategorie steht Ihnen nur unter *Datei> Dokument einrichten* zur Verfügung. Auf den Registerseiten *Dokument* und *Weitere Informationen* haben Sie die Möglichkeit, Informationen zu dem Dokument, den Bearbeitern usw. zu speichern.

Speichern Sie das Dokument als PDF-Datei, so können die Felder *Titel*, *Autor* und *Stichwörter* als Meta-Daten gespeichert werden.

Auf der Registerseite *Dokument* stehen Ihnen folgende Felder zur Verfügung:

- **Titel**: Geben Sie hier den Titel oder die Bezeichnung des Dokuments an.
- **Autor**: Hier sollte die Person oder Organisation eingetragen werden, die für den Inhalt des Dokuments verantwortlich ist.
- **Stichwörter**: Geben Sie hier einige Stichwörter wie z. B. Themen, Orte, Personen, Auftraggeber etc. ein.
- **Beschreibung**: Hier können Sie eine Beschreibung oder Zusammenfassung des Inhalts hinterlegen.

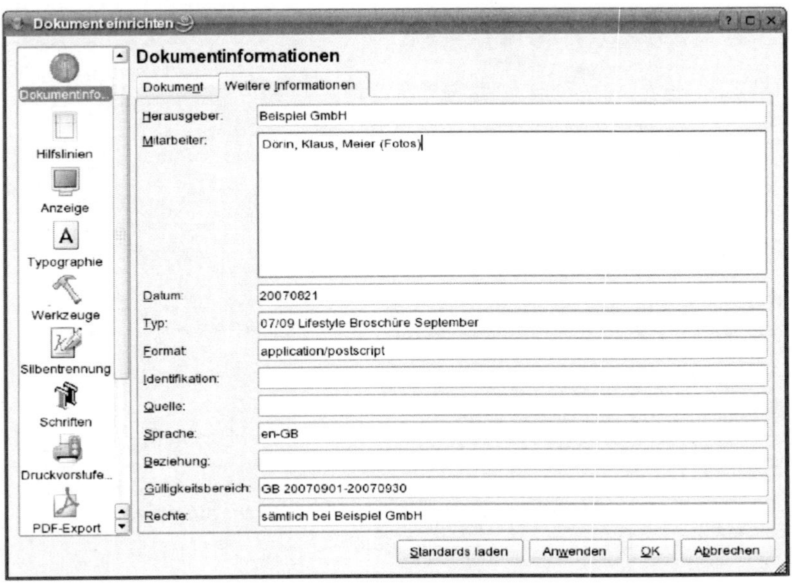

Dokumentinformationen* im Fenster *Dokument einrichten.

Das Register *Weitere Informationen* bietet diese Textfelder:

- **Herausgeber**: Geben Sie hier die Person oder die Organisation an, die für den Inhalt verantwortlich ist.
- **Mitarbeiter**: Zählen Sie hier die Personen auf, die an der Erstellung des Dokuments mitgewirkt haben.
- **Datum**: Geben Sie hier ein Datum ein, das mit der Erstellung des Dokuments zusammenhängt. Je nach Vorgehensweise und Absprache kann dies beispielsweise der festgesetzte Fertigstellungs- und Abgabetermin oder der Beginn der Arbeiten für das Projekt sein.
- **Typ**: In dieser Zeile können Sie Art oder Typ des Dokuments angeben.
- **Format**: Hier können Sie den Medientyp, dessen Abmessungen und die Art der Veröffentlichung hinterlegen.
- **Identifikation**: Falls das Dokument Teil eines bestimmten Projektes ist, können Sie hier die Kontextbeziehung beispielsweise zu einer ISBN (Internationale Standard-Buchnummer) oder einer URI (Uniform Resource Identifier) darstellen.
- **Quelle**: Hier können Sie auf eine ISBN oder URI bzw. ein Projekt oder Dokument verweisen, von dem das aktuelle Dokument abgeleitet wurde bzw. entstammt.
- **Sprache**: Geben Sie hier die Sprache an, in der der Inhalt geschrieben ist. Möglichst in der Form: *Sprachcode Bindestrich Ländercode*. Beispiele: *de-CH, de-DE, en-US.*
- **Beziehung**: Hier ist ein weiteres Feld für Referenzen zu ähnlichen oder übergeordneten Dokumenten oder Projekten.
- **Gültigkeitsbereich**: Hier sollten möglichst Ort, Zeitraum und Gerichtsstand des Geltungsbereichs erfasst werden.
- **Rechte**: Hier können Informationen zu rechtlichen Aspekten wie dem Urheberrecht für das Dokument oder dem Copyright stehen, ggf. aber auch Bemerkungen zu verwendeten Warenzeichen oder Patenten.

6.4 *Hilfslinien*

Zur Gestaltung Ihrer Seiten können Sie Hilfslinien und Raster einsetzen, die bei der präzisen Strukturierung helfen. Die Einrichtung der globalen Einstellungen unter *Datei> Allgemeine Einstellungen* funktioniert hierbei identisch wie für die dokumentspezifischen Einstellungen unter *Datei> Dokument einrichten.*

- **Im Hintergrund/Im Vordergrund**: Wählen Sie hier aus, ob die Hilfslinien und Raster sich im *Hintergrund* oder im *Vordergrund* befinden sollen. Wählen Sie *Vordergrund*, so verlaufen die Hilfslinien und Raster über eingefügte Objekte.
- **Distanz zum Einrasten**: Hier stellen Sie den Abstand ein, ab dem ein Element automatisch an einem vorhandenen Raster bzw. einer Hilfslinie ausgerichtet wird. Um mit dieser Funktion zu arbeiten, müssen Sie mindestens einen der folgenden Menüpunkte aktivieren: *Seite> Am Raster ausrichten* oder *Seite> An Hilfslinien ausrichten.*
- **Fangradius**: Dieser Wert gibt den Radius an, in dem es möglich ist, Objektgrenzen zu aktivieren bzw. zu markieren.
- **Hilfslinien zeigen**: Aktivieren Sie diese Option, so werden die Hilfslinien angezeigt. Die gleiche Funktion steht Ihnen über den Menübefehl *Ansicht> Hilfslinien anzeigen* zur Verfügung. Klicken Sie auf das Farbfeld in der Spalte Farbe, so wird das Fenster *Farbauswahl* geöffnet, in dem Sie die Farbe der Hilfslinien bestimmen können.

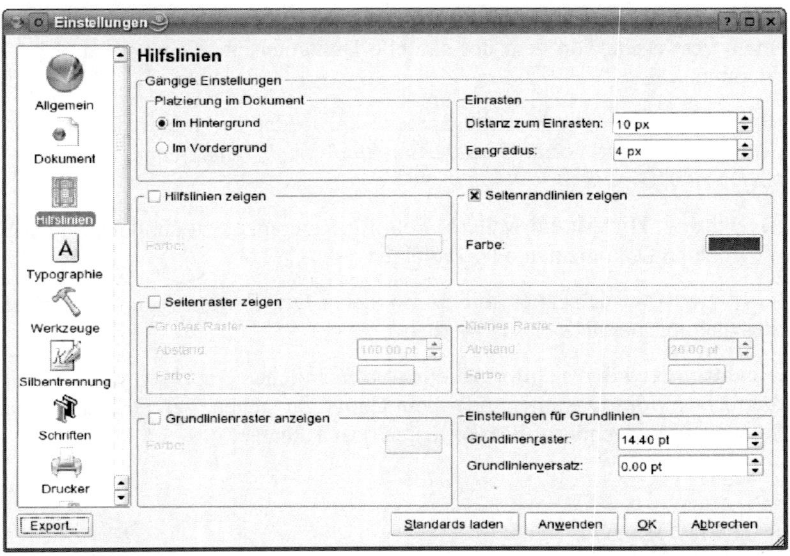

Die Kategorie *Hilfslinien* im Fenster *Einstellungen*.

- **Seitenrandlinien zeigen**: Aktivieren Sie diese Option, so werden die Seitenrandlinien angezeigt. Die gleiche Funktion steht Ihnen über den Menübefehl *Ansicht> Ränder anzeigen* zur Verfügung. Klicken Sie auf das Farbfeld in der Spalte Farbe, so wird das Fenster *Farbauswahl* geöffnet, in dem Sie die Farbe der Seitenrandlinien bestimmen können.

- **Seitenraster zeigen**: Mit dieser Option aktivieren Sie ein Seitenraster. Dabei werden die Linien des großen Rasters in durchgestrichenen Linien und die des kleinen Rasters gestrichelt dargestellt. Die Abstände können Sie individuell in der jeweiligen Spalte *Abstand* einrichten. Klicken Sie auf das Farbfeld in der Spalte *Farbe*, so wird das Fenster *Farbauswahl* geöffnet, in dem Sie die Farbe des jeweiligen Rasters bestimmen können.

- **Grundlinienraster anzeigen**: Mit dieser Option aktivieren Sie ein Grundlinienraster. Grundlinien sind horizontal verlaufende Linien, an denen sich mehrspaltiger Text ausrichtet. Klicken Sie auf das Farbfeld in der Spalte *Farbe*, so wird das Fenster *Farbauswahl* geöffnet, in dem Sie die Farbe der Grundlinien bestimmen können.

- **Grundlinienraster**: Hier bestimmen Sie die Abstände der einzelnen Grundlinien.

- **Grundlinienrasterversatz**: Mit dieser Größe legen Sie den Abstand vom oberen Seitenrand bis zur ersten Grundlinie fest.

6.5 *Anzeige*

Diese Kategorie finden Sie sowohl in den globalen Einstellungen als auch in den Dokument-Einstellungen. Legen Sie hier fest, welche Elemente und ggf. in welcher Farbe sie angezeigt werden sollen. Hierzu stehen die zwei Register *Allgemein* und *Farben* zur Verfügung. Die Einstellmöglichkeiten im Einzelnen:

- **Bilder anzeigen**: Hier legen Sie fest, ob Bilder angezeigt werden sollen oder nicht. Standardmäßig ist diese Option aktiviert.

- **Kontrollzeichen anzeigen**: Mit dieser Option können Sie nicht druckbare Zeichen wie Leer- und Absatzzeichen anzeigen lassen.

- **Lineale relativ zur Seite:** Standardmäßig aktivierte Option, bei der die Lineale relativ zur jeweiligen Seite anzeigt werden. Das heißt, dass die Nullpunkte jeweils die linke obere Ecke des Dokuments angeben. Um die Lineale zu verschieben, klicken Sie mit der Maus auf die Schnittfläche der beiden Lineale und verschieben bei gehaltener Maustaste die Lineale an die gewünschte Position. Hierzu wird ein Fadenkreuz angezeigt, dessen Koordinaten in der Statusleiste angezeigt werden.

- **Verkettung von Textrahmen anzeigen**: Zeigt die Verkettung von Textrahmen an.
- **Rahmen anzeigen**: Hier können Sie die Ansicht der Rahmen an- bzw. ausschalten.

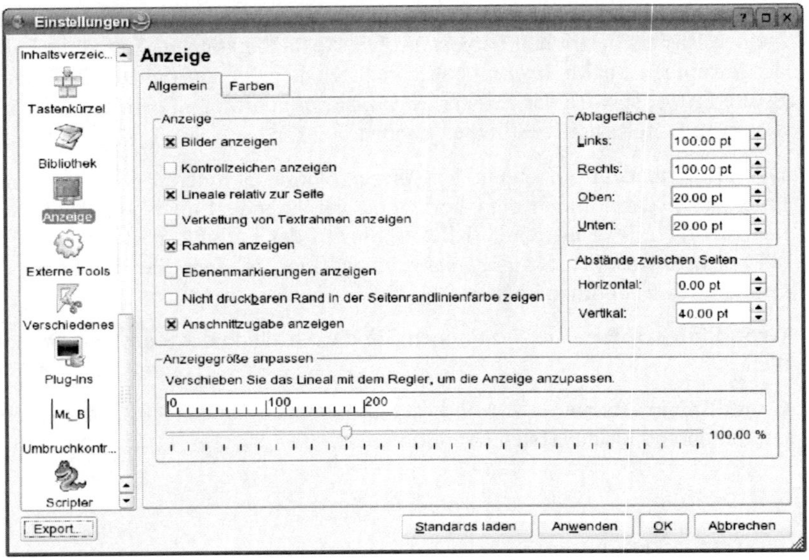

Kategorie *Anzeige* im Fenster *Einstellungen*.

- **Ebenenmarkierungen anzeigen**: Hier können Sie die Ansicht der Ebenenmarkierungen an- bzw. ausschalten.
- **Nicht druckbaren Rand in der Seitenrandlinie zeigen**: Aktivieren Sie diese Option, so wird der nicht druckbare Rand in der Farbe der Seitenrandlinien gezeigt.
- **Anschnittzugabe anzeigen**: Über diese Option aktivieren bzw. deaktivieren Sie die Anzeige der Anschnittzugabe im Dokument.
- **Links/Rechts/Oben/Unten**: Legt, bezogen auf das Dokument, den Raum fest, der als Ablagefläche zur Verfügung steht.
- **Horizontal/Vertikal**: Hier legen Sie die Abstände der einzelnen Seiten zueinander fest.

- **Anzeigengröße anpassen**: Diese Funktion, die nur in den globalen Einstellungen vorhanden ist, hilft Ihnen eine maßstabsgetreue Anzeige herzustellen. Legen Sie dazu ein Lineal am Bildschirm an und passen Sie mittels Schieberegler das abgebildete Lineal an die tatsächlichen Werte an.

Im Register *Farben* können Sie bei den Einstellungen für das Dokument lediglich die Füllfarbe der Seiten bestimmen, während Sie bei den globalen Einstellungen folgende Farbeinstellungen vornehmen können:

- **Füllfarbe**: Hier legen Sie die Standardfüllfarbe für Seiten fest.
- **Ausgewählter Seitenrand**: Farbe des Seitenrandes einer markierten Seite im Dokument.
- **Normal**: Farbe eines nicht ausgewählten Rahmens.
- **Ausgewählt**: Farbe eines ausgewählten (markierten) Rahmens.
- **Gruppiert**: Rahmenfarbe gruppierter Objekte.
- **Gesperrt**: Rahmenfarbe gesperrter Objekte.
- **Verkettet**: Rahmenfarbe verketteter Textrahmen.
- **Anmerkung**: Rahmenfarbe der Objekte, die als Anmerkung verwendet werden.
- **Steuerzeichen**: Zeichenfarbe der Steuerzeichen wie Leerzeichen und Zeilenumbrüche.

6.6 *Typografie*

In dieser Kategorie können Sie Vorgaben für bestimmte Textauszeichnungen vornehmen. Die Dokumenteinstellungen sind hier identisch:

- **Tiefgestellt (Versatz/Skalierung)**: Für tiefgestellten Text können Sie hier Vorgaben zum Versatz sowie zur Skalierung der Zeichen in Prozent machen.
- **Hochgestellt (Versatz/Skalierung)**: Für hochgestellten Text können Sie hier Vorgaben zum Versatz sowie zur Skalierung der Zeichen in Prozent machen.
- **Unterstrichen (Versatz/Linienbreite)**: Hier legen Sie Vorgabewerte zum (Linien-)-Versatz sowie zur Linienbreite in Prozent zu unterstrichenem Text fest.
- **Durchgestrichen (Versatz/Linienbreite)**: Hier können Sie Vorgaben zum (Linien-)-Versatz sowie zur Linienbreite in Prozent zu ~~durchgestrichenem~~ Text machen.

- **Kapitälchen**: Legen Sie die relative Größe der Kapitälchen im Vergleich zur normalen Schrift fest.
- **Automatischer Zeilenabstand**: Der Wert gibt an, um welchen prozentualen Wert der Zeilenabstand größer ist als die Zeichen.

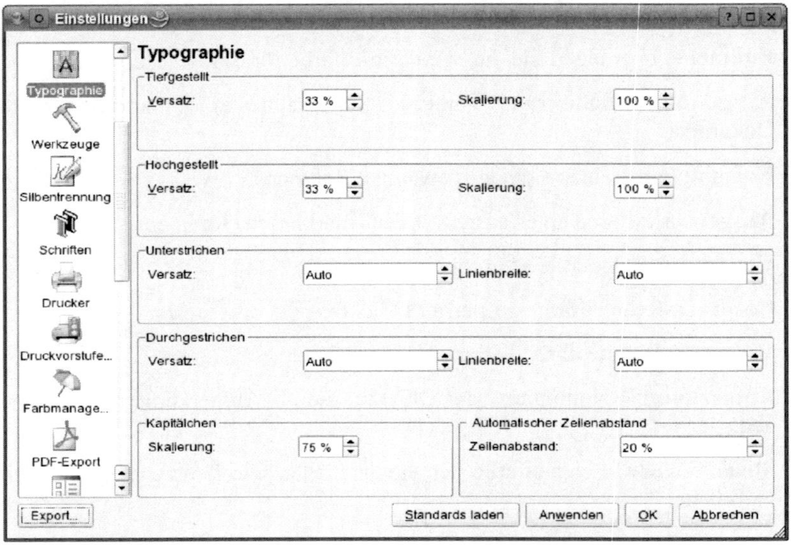

Die Kategorie *Typographie* im Fenster *Einstellungen*.

6.7 *Werkzeuge*

In der Kategorie *Werkzeuge* können Sie Vorgabewerte für Textrahmen, Bildrahmen, Formen, Polygone, Linien und das Vergrößerungswerkzeug vornehmen.

Um die jeweilige Unterkategorie zu wählen, müssen Sie zunächst eines der Symbole zwischen den Hauptkategorien des Fensters *Einstellungen* (in denen *Werkzeuge* ausgewählt ist) und den Einstellmöglichkeiten auswählen, welche die oben stehende Reihenfolge haben. Die globalen Einstellmöglichkeiten sind hierbei identisch zu den dokumentspezifischen.

6.7.1 Werkzeuge/Textrahmen

In der Unterkategorie *Textrahmen* können Sie folgende Einstellungen vornehmen:

- **Schrift**: Wählen Sie hier eine Schriftart, die standardmäßig für Textrahmen verwendet werden soll. In der Vorschau wird Ihnen die Schrift angezeigt.
- **Größe**: Legen Sie hier die Schriftgröße fest, die standardmäßig verwendet werden soll. In der Vorschau werden Ihnen die Veränderungen angezeigt.
- **Textfarbe**: Über das Listenfeld können Sie eine Farbe auswählen. Im rechts stehenden Feld können Sie den Tonwert der Textfarbe bestimmen.
- **Umriss**: Legen Sie über das Listenfeld die Textumrissfarbe fest. Diese Voreinstellung wird Ihnen in der Vorschau nicht angezeigt. Zusätzlich können Sie den Tonwert der Umrissfarbe über das rechts stehende Feld angeben.
- **Füllfarbe**: Über das Listenfeld können Sie eine Farbe auswählen, die als Füllfarbe für den Textrahmen verwendet wird. Im rechts stehenden Feld können Sie den Tonwert der Textfarbe bestimmen.
- **Linienfarbe**: Wählen Sie über das Listenfeld die Linienfarbe für den Textrahmen aus. Über das rechts stehende Feld können Sie den Tonwert der Linienfarbe bestimmen.

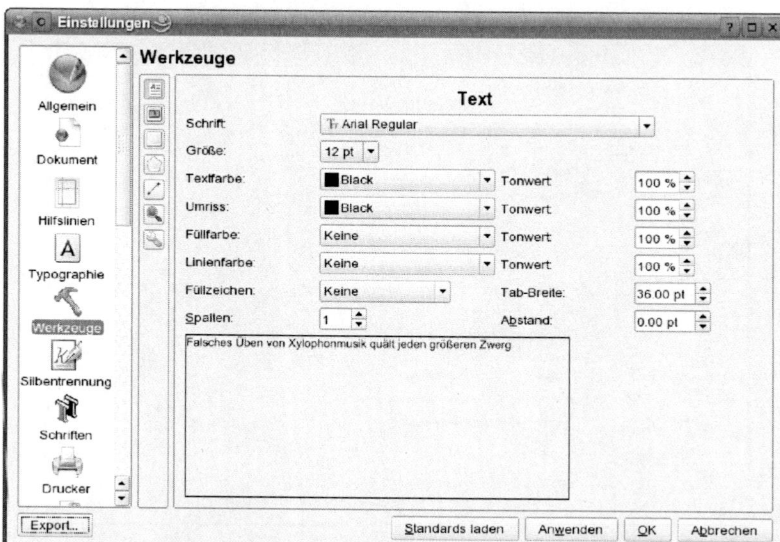

Die Kategorie *Werkzeuge (Textrahmen)* im Fenster *Einstellungen*.

- **Füllzeichen/Tab-Breite**: Wählen Sie im Listenfeld ein Füllzeichen für den Tabulator aus. Wählen Sie *Benutzerdefiniert*, so können Sie ein beliebiges Zeichen in das Listenfeld eingeben. Im Feld *Tab-Breite* legen Sie den Standardabstand der Tabulatoren fest.
- **Spalten/Abstand**: Im Feld *Spalten* legen Sie die Anzahl der Textspalten innerhalb des Textrahmens und im Feld *Abstand* den Abstand der Spalten zueinander fest.

6.7.2 Werkzeuge/Bildrahmen

Für Bildrahmen können Sie hier einige Voreinstellungen vornehmen:

- **Freie Skalierung/Bild an Rahmen anpassen**: Entscheiden Sie sich zwischen beiden Optionen. Bei *Freie Skalierung* können Sie zudem noch die Skalierung festlegen sowie über die Schaltfläche mit dem Kettensymbol festlegen, ob das Seitenverhältnis beibehalten werden soll bzw. nicht. Die Option *Bild an Rahmen anpassen* hat noch die Unterfunktion *Seitenverhältnisse beibehalten*, die dafür sorgt, dass das Bild nicht gezerrt oder gestaucht wird.
- **Füllfarbe/Tonwert**: Wählen Sie hier für den Bildrahmen eine *Hintergrundfarbe* sowie dessen *Tonwert.*
-

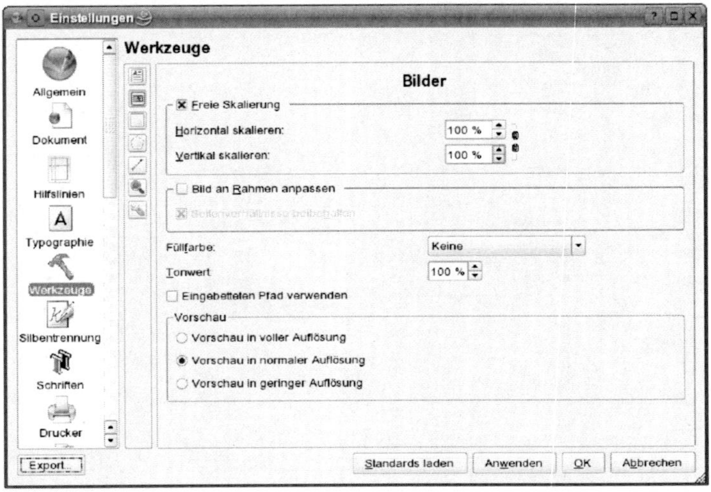

Die Kategorie *Werkzeuge (Bildrahmen)* im Fenster *Einstellungen*.

- **Eingebetteten Pfad verwenden**: Aktivieren Sie diese Option, um eingebettete Beschneidungspfade in den Formaten PSD und TIFF verwenden zu können.
- **Vorschau**: Legen Sie hier die Qualität der Vorschau-Bilder in Bildrahmen fest. Sie können zwischen diesen Optionen wählen: *Vorschau in voller Auflösung*, *Vorschau in normaler Auflösung* und *Vorschau in geringer Auflösung*.

6.7.3 Werkzeuge/Objekte

Hier können Sie Vorgaben für Formen machen. Über die entsprechenden Listenfelder kann die *Linienfarbe* und die *Füllfarbe* sowie über die darunter stehenden Spalten jeweils der *Tonwert* der Farbe in Prozent angegeben werden. Das Listenfeld *Linienstil* bietet fünf Alternativen an, zwischen denen Sie wählen können. Zudem können Sie eine bestimmte Linienbreite vorgeben.

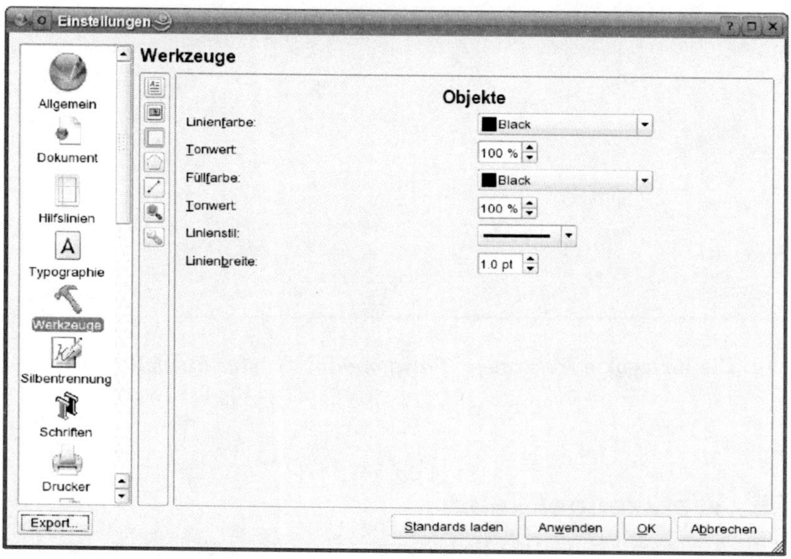

Die Kategorie *Werkzeuge (Formen)* im Fenster *Einstellungen*.

6.7.4 Werkzeuge/Polygone

Für Polygone (Vielecke) können Sie die Zahl der *Ecken* (3–999) und den Grad der *Drehung* vorgeben. Über die Option *Faktor übernehmen* können Sie zudem angeben, wie konkav bzw. wie konvex das Polygon gezeichnet werden soll. Dabei steht ein negativer Wert für eine konkave Figur mit einspringenden Ecken und ein positiver Wert für eine konvexe Figur.

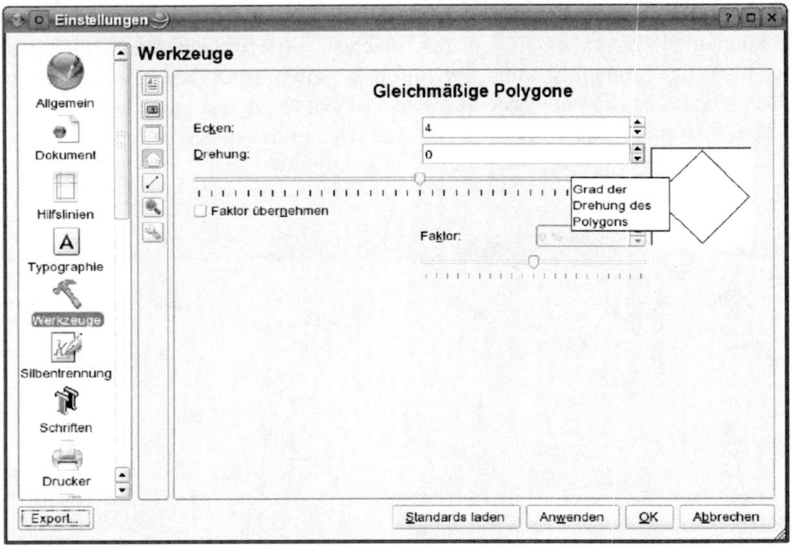

Die Kategorie *Werkzeuge (Polygone)* im Fenster *Einstellungen*.

6.7.5 Werkzeuge/Linien

Für Linien können Sie hier die Vorgabewerte für Farbe und Tonwert, den Linienstil, mögliche Pfeile für Anfang und Ende der Linie sowie die Linienbreite (1–36 pt) festlegen.

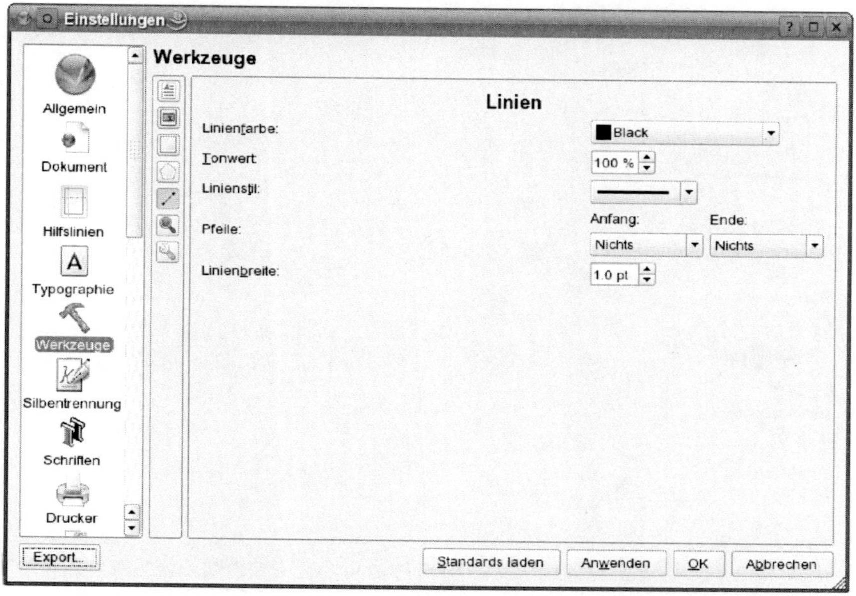

Die Kategorie *Werkzeuge (Linien)* im Fenster *Einstellungen*.

6.7.6 Werkzeuge/Vergrößerungsstufen

Für die Vergrößerungsstufen können Sie ein *Minimum* (10 %–3200 %) als kleinstmögliche Vergrößerungsstufe, ein *Maximum* (10 %–3200 %) als größtmögliche Vergrößerungsstufe und den Abstand zwischen zwei Vergrößerungsstufen in Prozent vorgeben.

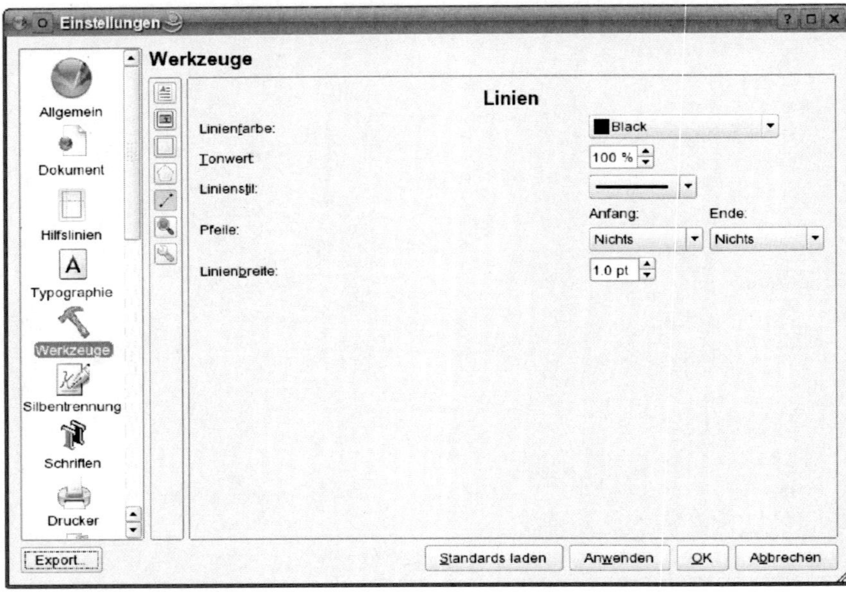

Die Kategorie *Werkzeuge* im Fenster *Einstellungen*.

6.7.7 Werkzeuge/Weitere Einstellungen

In dieser Kategorie legen Sie den Versatz für den Menübefehl *Objekt> Duplizieren* fest, den Sie auch über die Tastenkombination *Ctrl + Alt + Shift + D* aufrufen können. Zudem können Sie hier die Voreinstellung für die Schritte des Rotationswerkzeugs bei gehaltener Ctrl-Taste vornehmen.

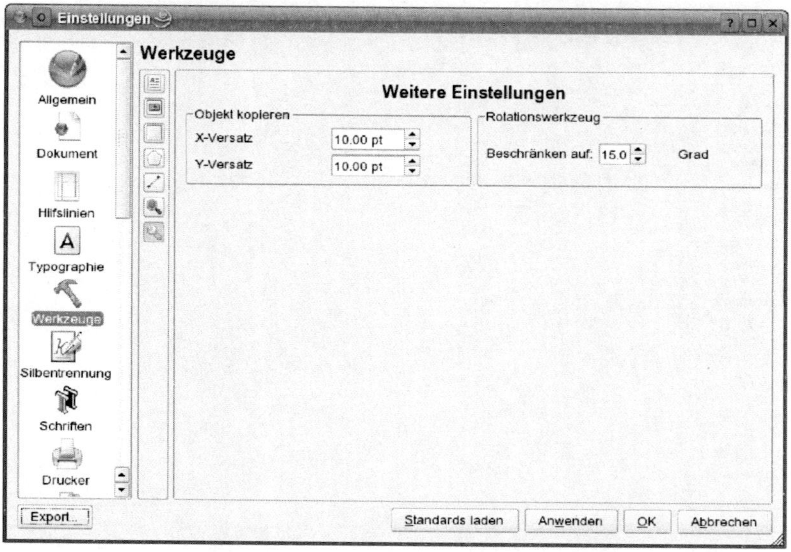

Weitere Einstellungen* der Kategorie *Werkzeuge.

6.8 *Silbentrennung*

Hier können Sie die Regeln der Silbentrennung festlegen. Die Einstellmöglichkeiten im Fenster *Einstellungen* und im Fenster *Dokument einrichten* sind hierbei identisch.

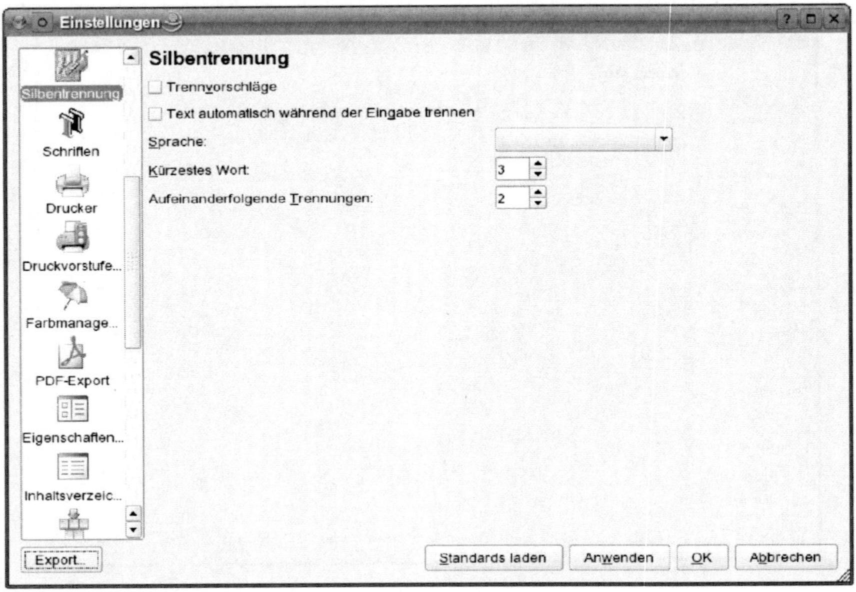

Die Kategorie *Silbentrennung* im Fenster *Einstellungen*.

- **Trennvorschläge**: Ist diese Option aktiviert, so können Sie über den Menübefehl *Extras> Silbentrennung anwenden* in einem Dialogfenster aus allen Trennmöglichkeiten eines jeden Wortes auswählen.
- **Text automatisch während der Eingabe trennen**: Nimmt die Trennungen des Textes direkt bei der Eingabe bzw. dem Laden vor.
- **Sprache**: Stellen Sie über das Listenfeld die gewünschte Sprache ein.
- **Kürzestes Wort**: Geben Sie die Länge des kürzesten Worts ein, das getrennt werden soll.
- **Aufeinanderfolgende Trennungen**: Legen Sie hier fest, wie viele Trennvorgänge maximal hintereinander erfolgen sollen.

6.9 Schriften

Diese Kategorie finden Sie sowohl im Fenster *Einstellungen* als auch im Fenster *Dokument einrichten.* Im Register *Verfügbare Schriften* erhalten Sie eine Übersicht aller in Scribus zur Verfügung stehenden Schriften. Dazu wird Ihnen der Name, die Angabe, ob sie benutzt werden kann, ob sie in Postscript eingebettet wird und der Speicherort angezeigt.

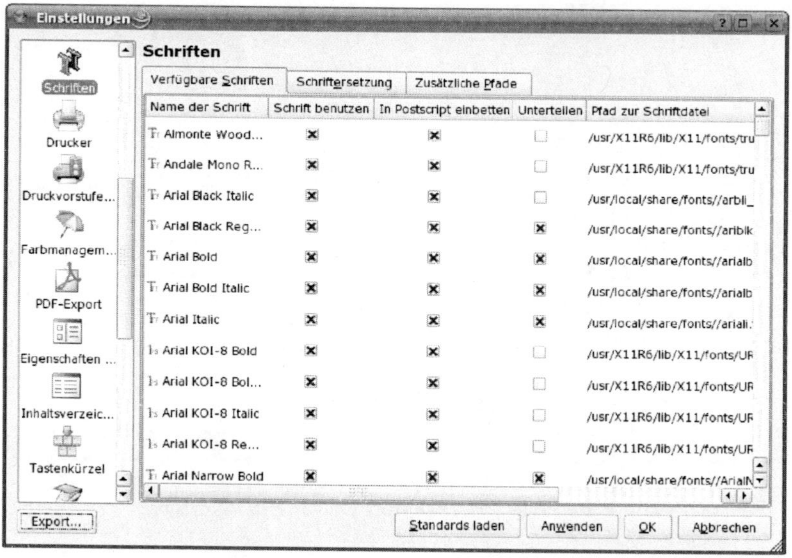

Kategorie *Schriften* im Fenster *Einstellungen.*

In den allgemeinen Einstellungen können Sie festlegen, welche Schriften verwendet werden können. Ob die Schrift in Postscript eingebettet werden soll, kann sowohl global als auch dokumentspezifisch festgelegt werden.

Zur individuellen Ansicht der einzelnen Schriften können Sie die Vorschau über den Menübefehl *Extras> Schriftvorschau* öffnen. Die verschiedenen Schriften lassen sich in frei wählbaren Größen anzeigen. Zusätzlich steht eine komfortable Suche zur Verfügung und die Möglichkeit, die Schriften zur direkten Benutzung zu übernehmen (siehe Kapitel 5.4, Die Schriftvorschau).

6.10 *Drucker*

Diese Kategorie, in der Sie die Voreinstellungen für den Drucker festlegen, finden Sie nur in den allgemeinen Einstellungen.

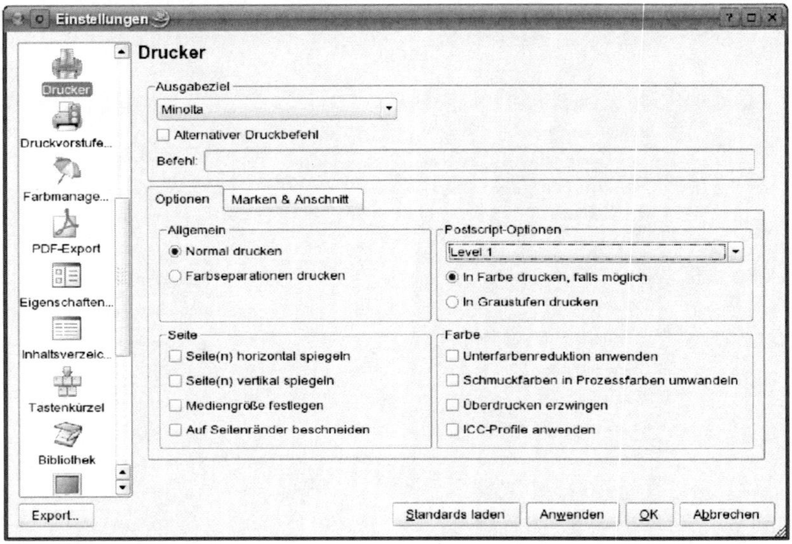

Die Kategorie *Drucker* im Fenster *Einstellungen*.

Die einzelnen Einstellungen:

- **Ausgabeziel**: Legen Sie hier das Ausgabeziel fest.
- **Alternativer Druckbefehl/Befehl**: Aktivieren Sie die Option *Alternativer Druckbefehl*, wird das festgelegte Ausgabeziel deaktiviert und Sie können in dem dazugehörigen Feld *Befehl* die Befehlszeile für einen alternativen Druckmanager (bspw. gtklp oder kprinter) eingeben.

Das Register *Optionen*:

- **Normal drucken/Farbseparationen drucken**: Wählen Sie zwischen dem normalen Druck und der Möglichkeit, die Farbseparationen zu drucken.
- **Seite(n) horizontal spiegeln**: Spiegelt die Seite(n) horizontal.

- **Seite(n) vertikal spiegeln**: Spiegelt die Seite(n) vertikal.
- **Mediengröße festlegen**: Legen Sie die Größe der Postscript-Datei ausdrücklich fest. Diese Option sollten Sie nur aktivieren, wenn dies von Ihrer Druckerei verlangt wird.
- **Auf Seitenränder beschneiden**: Legt fest, dass Objekte außerhalb des Satzspiegels nicht gedruckt werden.
- **Listenfeld *Postscript Optionen***: Wählen Sie hier die PostScript-Version.
- **In Farbe drucken, falls möglich/In Graustufen drucken**: Wählen Sie hier, ob die Ausgabe farbig erstellt oder in Graustufen umgesetzt werden soll.
- **Unterfarbenreduktion anwenden**: Diese Option kann die Druckqualität dadurch verbessern, dass bei Tertiärfarben reines Schwarz anstelle einer Farbmischung aus Cyan, Magenta und Gelb verwendet wird. Dies wirkt sich besonders positiv aus bei stark absorbierenden Papieren wie z. B. Zeitungspapier.
- **Schmuckfarben in Prozessfarben umwandeln**: Wandelt vorhandene Schmuckfarben in Prozessfarben um.
- **Überdrucken erzwingen**: Aktiviert das Überdrucken für das gesamte Dokument und ignoriert damit die objektbezogenen Einstellungen.
- **ICC-Profile anwenden**: Erlaubt die Einbettung von ICC-Profilen, wenn das Farbmanagement aktiviert ist.

Das Register *Marken & Anschnitt*:

- **Schneidemarken**: Fügt in die PDF-Datei Schneidemarken ein.
- **Anschnittmarken**: Fügt in die PDF-Datei Anschnittmarken ein.
- **Registrierungsmarken**: Erzeugt Registrierungsmarken für alle Farbseparationen.
- **Farbbalken**: Fügt einen Farbbalken hinzu.
- **Versatz**: In diesem Feld können Sie den Versatz der Registrierungsmarken festlegen.
- **Anschnitteinstellungen (Oben/Unten/Links/Rechts)**: Legen Sie hier den Anschnitt für die einzelnen Kanten fest.

6.11 *Druckvorstufenüberprüfung*

In dieser Kategorie sind für die verschiedenen Formate bereits Profile für die Druckvorstufenüberprüfung hinterlegt, die Sie nach Ihren Bedürfnissen ändern können.

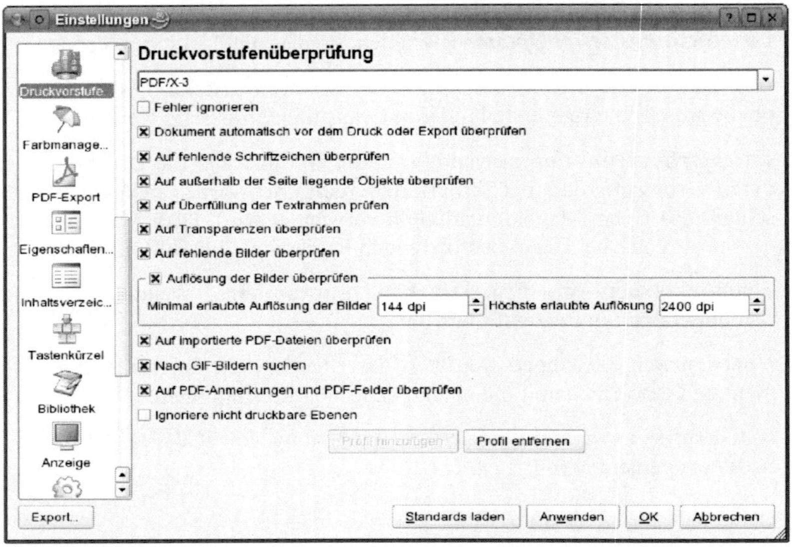

Die Kategorie *Druckvorstufenüberprüfung* im Fenster *Einstellungen*.

Neue Profile legen Sie an, indem Sie direkt im Listenfeld einen neuen Namen eingeben, die entsprechenden Einstellungen vornehmen und die dann aktivierte Schaltfläche *Profil hinzufügen* wählen.

6.12 *Farbmanagement*

Standardmäßig ist das Farbmanagement deaktiviert. Wollen Sie das Farbmanagement verwenden, so wählen Sie zunächst die Option *Farbmanagement aktivieren.* Im Farbmanagement legen Sie die Systemprofile über die einzelnen Listenfelder fest. Wollen Sie neue Profile verwenden, so können Sie in der Kategorie *Allgemein* einen Pfad für Ihre ICC-Profile bestimmen (schließen Sie dafür zuvor alle Dokumente).

Verschiedene ICC-Profile können Sie bei der ECI (European Color Initiative) unter *http://www.eci.org* kostenlos herunterladen. Neben ICC-Profilen größerer Druckereien und Verlage finden Sie z. B. das genormte ECI-RGB-Profil, welches seit Mitte April 2007 in der Version 2 vorliegt.

Die Einstellungen der Kategorie *Farbmanagement* sind im Fenster *Einstellungen* und im Fenster *Dokument einrichten* identisch.

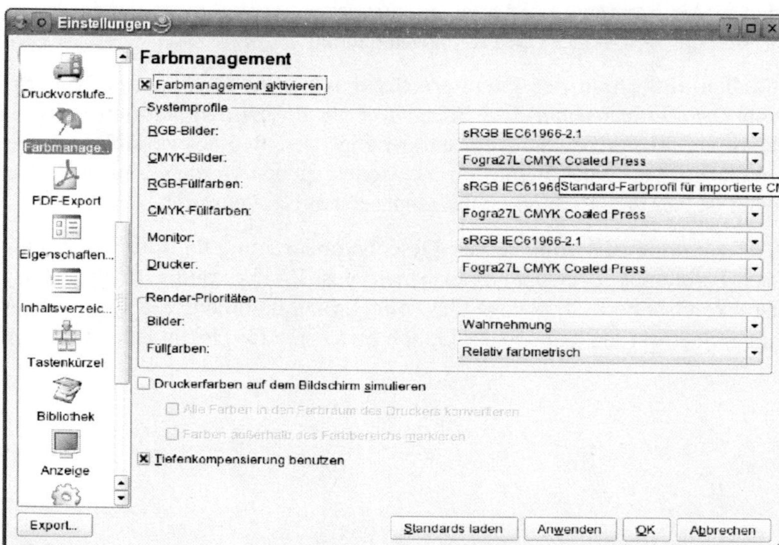

Die Kategorie *Farbmanagement* im Fenster *Einstellungen.*

- **Monitor/Drucker**: Bietet die folgenden Einstellmöglichkeiten für das Konvertieren des Farbraums: *Wahrnehmung*, *Relativ Farbmetrisch*, *Farbsättigung* und *Absolut Farbmetrisch*. Die Einstellung *Wahrnehmung* erhält das optische Verhältnis zwischen den Farben für das menschliche Auge. *Absolut Farbme-*

trisch lässt alle Farben innerhalb des Zielfarbumfangs unverändert. So kann es passieren, dass in einem kleineren Farbraum unterschiedliche Farben aus dem Quellfarbraum in die gleiche Farbe des Zielfarbraums konvertiert werden. Bei der Option *Relativ Farbmetrisch* wird im Prinzip ein Weißabgleich zwischen Quell- und Zielmedium vorgenommen und ggf. die Farbwerte entsprechend verschoben. *Farbsättigung* erzeugt dadurch kräftigere Farben, dass die relative Farbsättigung auf Kosten der Farbtreue erhalten bleibt. Bei dieser Skalierung kann es zu kleineren Farbverschiebungen kommen. Diese Option sollten Sie verwenden, wenn das Verhältnis zwischen den Farben weniger wichtig ist als satte, leuchtende Farben.

- **Druckerfarben auf dem Bildschirm simulieren**: Diese Option aktiviert die Druckvorschau auf dem Bildschirm unter Verwendung des angegebenen Druckerprofils.

- **Alle Farben in den Farbraum des Druckers konvertieren**: Dies ist eine Unteroption von *Druckerfarben auf dem Bildschirm simulieren,* wobei alle Farben in den Farbraum des Druckers konvertiert werden, unabhängig davon, ob es sich um RGB- oder CMYK-Farben handelt.

- **Farben außerhalb des Farbbereichs markieren**: Dies ist eine Unteroption von *Druckerfarben auf dem Bildschirm simulieren* und aktiviert die Gamut-Warnung für Farben, die aufgrund der Eigenschaften des gewählten Ausgabegeräts für den Druck nicht korrekt wiedergegeben werden können. Entscheidend ist hier die Genauigkeit des eingesetzten Geräteprofils.

- **Tiefenkompensierung**: Bei der Tiefenkompensierung wird der Schwarzpunkt des Farbraums der Quelle an jenen des Zielfarbraums (meist dem des Druckers) angepasst, sodass der volle Dynamikumfang des Quellfarbraums abgebildet werden kann. Diese Option bietet sich für Dokumente mit Fotos an.

6.13 *PDF-Export*

Die Einstellungen für den PDF-Export können hier in vier verschiedenen Registern vorgenommen werden. Die Einstellmöglichkeiten im Fenster *Einstellungen* sind dabei identisch zu denen des Fensters *Dokument einrichten*.

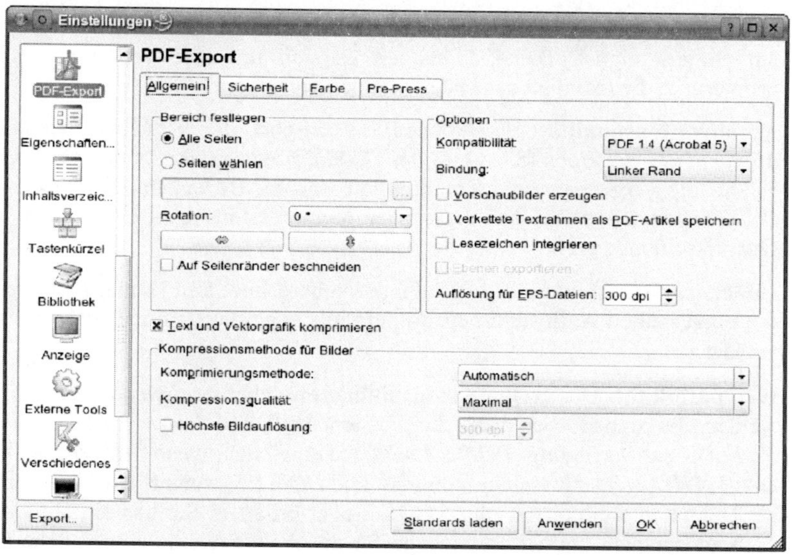

Die Kategorie *PDF-Export* im Fenster *Einstellungen*.

- **Alle Seiten/Seiten wählen**: Im Register *Allgemein* legen Sie zunächst den Bereich des Dokuments fest, der exportiert werden soll. Wählen Sie die Option *Seiten wählen*, so können Sie einzelne Seitenzahlen angeben, die Sie durch Kommas trennen (2,4,5) oder einen Bereich wählen (2-12).
- **Rotation**: Das Listenfeld bietet Ihnen die Rotation der Seiten um 90, 180 und 270 Grad an. Darunter befinden sich zwei Schaltflächen, über die die Seiten des Dokuments vertikal bzw. horizontal gespiegelt werden können. Aktivieren Sie eine der Schaltflächen, so ändert sich die Farbe der Schaltfläche dunkel. In diesem Beispiel 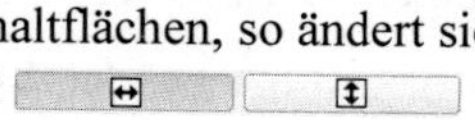 ist die horizontale Spiegelung aktiviert.
- **Auf Seitenränder beschneiden**: Wählen Sie die Option, so werden alle Objekte und Objektteile, die sich außerhalb der Seitenränder befinden, nicht exportiert.

- **Text und Vektorgrafik komprimieren**: Diese Option ist standardmäßig aktiviert und es wird empfohlen, sie nur in begründeten Ausnahmefällen zu deaktivieren. Hierbei werden Text und Grafiken verlustlos komprimiert.
- **Komprimierungsmethode**: Hier stehen *Automatisch*, *JPEG*, *ZIP* und *Keine* zur Auswahl. Dennoch wird empfohlen die Voreinstellung *Automatisch* zu übernehmen, um vom Programm die beste Methode wählen zu lassen. *JPEG* ist eine verlustbehaftete Komprimierung, die sich für Dokumente mit sehr vielen Bildern eignet. Bei *ZIP* handelt es sich um eine verlustlose Komprimierung, die lediglich das Datenvolumen verringert.
- **Kompressionsqualität**: Hier können Sie zwischen den verschiedenen Stufen *Maximal* (95 %), *Hoch* (85 %), *Mittel* (75 %), *Niedrig* (50 %) und *Minimal* (25 %) für die verlustbehaftete Kompression wählen. Bedenken Sie, dass es bei JPEG-Dateien – selbst bei maximaler Kompressionsqualität – immer eine Qualitätseinbuße gibt.
- **Bilder neu berechnen auf**: Diese Funktion berechnet Ihre Bitmap-Grafiken in der eingestellten Auflösung neu. Andernfalls wird die Originalauflösung verwendet.
- **Kompatibilität**: Die größte Kompatibilität erreichen Sie, wenn Sie *PDF 1.3* wählen. Es stehen aber auch die Versionen *PDF 1.4* sowie *PDF 1.5* und *PDF/X-3* zur Verfügung. *PDF 1.4* sollten Sie wählen, wenn Transparenz oder eine 128-Bit-Verschlüsselung nötig ist, und *PDF 1.5*, wenn Sie die Ebenen Ihrer Dokumente erhalten wollen. *PDF/X-3* erfordert in Scribus ein aktiviertes Farbmanagement und ist vorwiegend für die Weitergabe an gewerbliche Druckereien und Belichtungsstudios notwendig.
- **Bindung**: Beinhaltet die Optionen *Linker Rand* und *Rechter Rand*. Der Standard einer Bindung am linken Rand ist voreingestellt.
- **Vorschaubilder erzeugen**: Diese Option generiert von jeder einzelnen Seite ein kleines Vorschaubild (Thumbnail). Einige Programme verwenden diese Vorschaubilder für die Navigation.
- **Verkettete Textrahmen als PDF-Artikel speichern**: Arbeiten Sie mit verketteten Textrahmen, so erleichtert diese Funktion später die Navigation.
- **Lesezeichen integrieren**: Übernimmt die Lesezeichen in die PDF-Datei.
- **Ebenen exportieren**: Diese Funktion steht nur bei der Auswahl von PDF 1.5 zur Verfügung. Hierbei werden die Ebenen des Dokuments exportiert.
- **Auflösung für EPS-Dateien**: Aktivieren Sie diese Option, so können Sie die Auflösung von Text und Vektorgrafiken vorgeben. Bitmap-Grafiken bleiben davon unberührt.

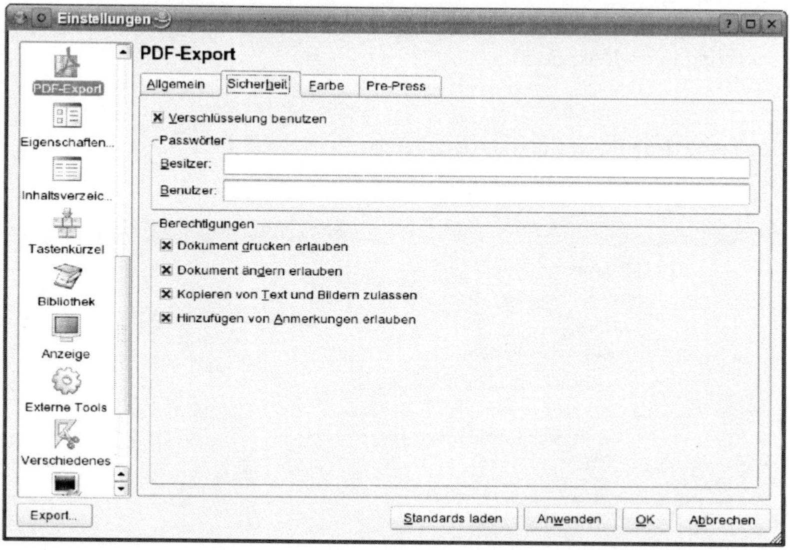

Das Register *Sicherheit* des PDF-Exports.

Das Register *Sicherheit* bietet Ihnen verschiedene Verschlüsselungen und andere Einschränkungen für PDF-Dateien an. Haben Sie im Register *Allgemein* das Format PDF/X-3 gewählt, so ist das Register *Sicherheit* deaktiviert. Die Funktionen im Einzelnen:

- **Verschlüsselung benutzen**: Aktiviert die Verschlüsselung einer PDF-Datei. Bei PDF 1.3 kommt hierbei eine 40-Bit-Verschlüsselung zum Einsatz, während bei PDF 1.4 eine 128-Bit-Verschlüsselung verwendet wird

- **Besitzer**: Wählen Sie hier ein Passwort, das alle Sicherungsfunktionen aktiviert bzw. deaktiviert.

- **Benutzer**: Wählen Sie hier ein Passwort, so wird bereits zum Lesen des PDF-Dokuments dieses Passwort nötig.

- **Dokument drucken erlauben**: Erlaubt das Drucken des PDF-Dokuments. Ist diese Option nicht gesetzt (kein Kreuz im voranstehenden Kästchen), so ist das Ausdrucken für den Benutzer nicht möglich.

- **Dokument ändern erlauben**: Erlaubt das Ändern des Dokuments.

- **Kopieren von Text und Bildern zulassen**: Erlaubt das Kopieren von Text und Bildern.

- **Hinzufügen von Anmerkungen erlauben**: Erlaubt das Hinzufügen von Anmerkungen im Dokument.

Im Register *Farbe* legen Sie die Ausgabe der PDF-Datei fest.

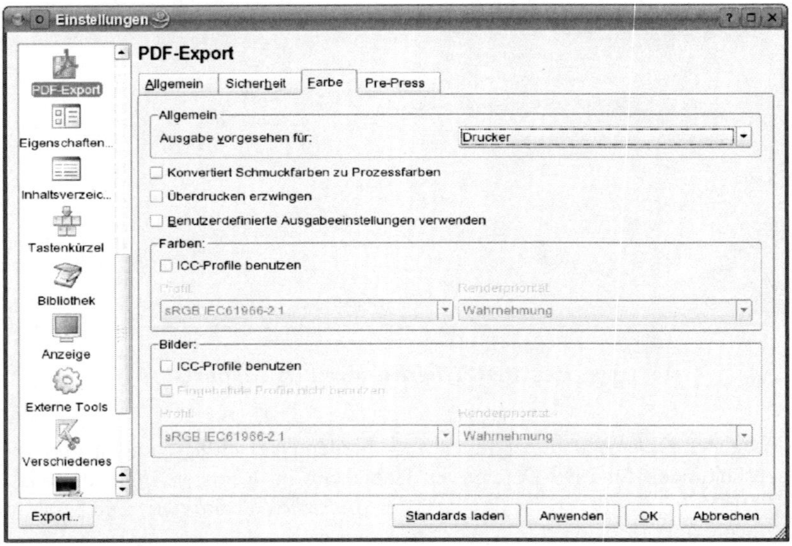

Das Register *Farbe* bei aktiviertem Farbmanagement.

- **Ausgabe vorgesehen für**: Hier können Sie über das Listenfeld das Farbmodell für die Ausgabe der PDF-Datei aus folgenden Möglichkeiten auswählen: *Monitor/Internet*, *Drucker* und *Graustufen*. *Monitor/Internet* können Sie wählen, wenn die Datei auf dem Monitor angezeigt oder auf herkömmlichen Druckern ausgegeben werden soll. *Drucker* sollen Sie wählen, wenn die Datei auf einem CMYK-Drucker ausgegeben werden soll. Wählen Sie *Graustufen*, wenn Sie keine farbigen Inhalte wünschen, z. B. für die Ausgabe auf einem Schwarz-Weiß-Laserdrucker.

Wählen Sie aus, dass die Ausgabe auf einem Drucker erfolgen soll, so können Sie zusätzlich festlegen, wie z. B. mit Schmuckfarben zu verfahren ist und übereinanderliegende Objekte gedruckt werden sollen:

- **Konvertiert Schmuckfarben zu Prozessfarben**: Wandelt vorhandene Schmuckfarben in Prozessfarben um. So kann die Ausgabe beispielsweise auf einem CMYK-Drucker erfolgen.
- **Überdrucken erzwingen**: Aktiviert das Überdrucken für das gesamte Dokument und ignoriert damit die objektbezogenen Einstellungen.
- **Benutzerdefinierte Ausgabeeinstellungen verwenden**: Diese Einstellung ist standardmäßig deaktiviert und sollte nur in Absprache mit der Druckerei verwendet werden. Ist diese Funktion aktiviert, so können weitere Einstellungen in Bezug auf das Rendern vorgenommen werden.
- **ICC-Profile benutzen**: Aktiviert die Listenfelder *ICC* und *Renderpriorität*, über die Sie die Ausgabeeinstellungen vornehmen.
- **Renderpriorität**: Bietet die folgenden Einstellmöglichkeiten für das Konvertieren des Farbraums: *Wahrnehmung*, *Relativ Farbmetrisch*, *Farbsättigung* und *Absolut Farbmetrisch*. Die Einstellung *Wahrnehmung* erhält das optische Verhältnis zwischen den Farben für das menschliche Auge. *Absolut Farbmetrisch* lässt alle Farben innerhalb des Zielfarbumfangs unverändert. So kann es passieren, dass in einem kleineren Farbraum unterschiedliche Farben aus dem Quellfarbraum in die gleiche Farbe des Zielfarbraums konvertiert werden. Bei der Option *Relativ Farbmetrisch* wird im Prinzip ein Weißabgleich zwischen Quell- und Zielmedium vorgenommen und ggf. die Farbwerte entsprechend verschoben. *Farbsättigung* erzeugt dadurch kräftigere Farben, dass die relative Farbsättigung auf Kosten der Farbtreue erhalten bleibt. Bei dieser Skalierung kann es zu kleineren Farbverschiebungen kommen. Diese Option sollten Sie verwenden, wenn das Verhältnis zwischen den Farben weniger wichtig ist als satte, leuchtende Farben.
- **Eingebettete Profile nicht benutzen**: Legt fest, dass nicht die Farbprofile der Quellbilder, sondern stattdessen die Auswahl des Listenfelds *Profil* verwendet wird.

Im Register *Pre-Press* können verschiedene Druckermarken gesetzt, die Anschnitteinstellungen definiert und die Ausgabebedingungen für PDF/X-3 festgelegt werden. Das Format PDF/X-3 wird vorwiegend für die Weitergabe an gewerbliche Druckereien und Belichtungsstudios verwendet.

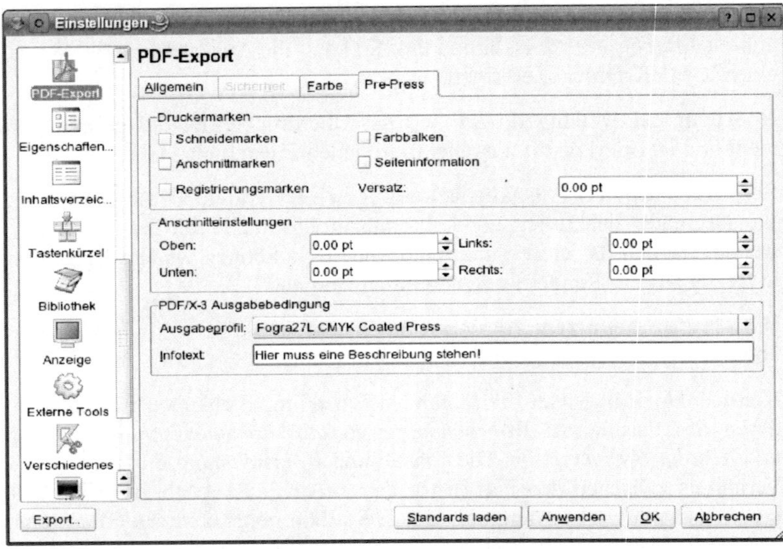

Das Register *Pre-Press* des PDF-Exports.

- **Schneidemarken**: Fügt in die PDF-Datei Schneidemarken ein.
- **Anschnittmarken**: Fügt in die PDF-Datei Anschnittmarken ein.
- **Registrierungsmarken**: Erzeugt Registrierungsmarken für alle Farbseparationen.
- **Farbbalken**: Fügt einen Farbbalken hinzu.
- **Versatz**: In diesem Feld können Sie den Versatz der Registrierungsmarken festlegen.
- **Anschnitteinstellungen (Oben/Unten/Links/Rechts)**: Legen Sie hier den Anschnitt für die einzelnen Kanten fest.
- **Ausgabeprofil**: Wählen Sie hier das Profil Ihres Druckers aus.
- **Infotext**: Hier muss ein Infotext eingegeben werden, damit das Dokument den Anforderungen von PDF/X-3 entspricht. Es wird empfohlen, den Dateinamen oder den Arbeitstitel einzugeben.

6.14 *Eigenschaften des Dokumentobjekts*

Hier können Sie Attribute als Metadaten eintragen, die Sie Objekten zuweisen können. Beispielsweise könnten Sie so Informationen über den Autor als Attribute eines Textrahmens speichern. Die einzig sinnvolle Benutzung ist im Moment aber noch die Erstellung eines Inhaltsverzeichnisses, bei dem der Inhalt des Feldes *Wert* in ein Inhaltsverzeichnis übernommen wird (siehe Kapitel 4.6, Inhaltsverzeichnis anlegen).

6.15 *Inhaltsverzeichnisse und Indizes*

Hier legen Sie Inhaltsverzeichnisse und Indizes an. Sehen Sie sich dazu das vorgestellte Beispiel unter Punkt 4.4, Inhaltsverzeichnis anlegen, an.

6.16 *Tastenkürzel*

Eigene Tastenkürzel für bestimmte Befehle anlegen zu können, ist ein Standard der KDE, der auch in Scribus übernommen wurde. Diese Funktion werden Sie besonders zu schätzen wissen, wenn Sie mit einem Notebook arbeiten.

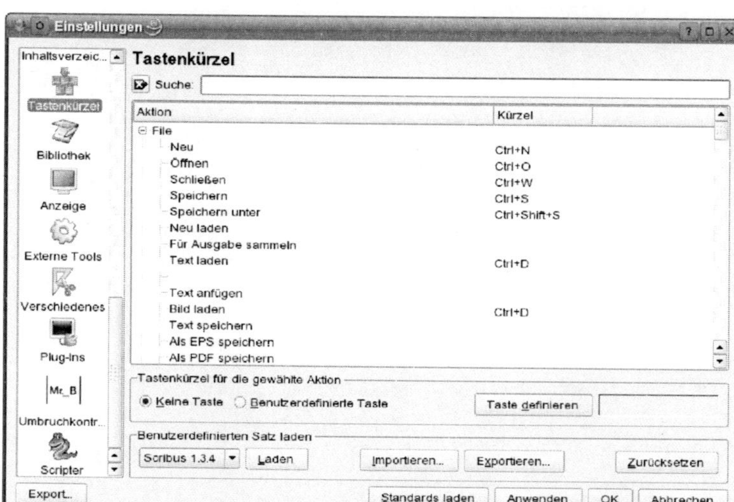

Die Kategorie Tastenkürzel im Fenster *Einstellungen*.

Diese Kategorie steht Ihnen nur in den allgemeinen Einstellungen im Fenster *Einstellungen* zur Verfügung. Über die Suchfunktion können Sie nach Befehlen suchen. Geben Sie ein Suchwort wie z. B. Bild ein, so werden nur Befehle angezeigt, die das Wort beinhalten. So legen Sie ein eigenes Tastenkürzel an:

- Markieren Sie zunächst die Aktion, der Sie ein Tastenkürzel zuweisen wollen.
- Wählen Sie die Option *Benutzerdefinierte Taste*.
- Wählen Sie die Schaltfläche *Taste definieren* aus.
- Drücken Sie die gewünschte Tastenkombination auf Ihrer Tastatur.

Die Tastenkombination wird nun sowohl rechts neben der Schaltfläche *Taste definieren* als auch hinter der betreffenden Aktion in der Spalte *Aktuelle Taste* angezeigt.

Wollen Sie ein Tastenkürzel löschen, so markieren Sie zunächst die Aktion und wählen danach die Schaltfläche *Zurücksetzen*.

Zudem können Sie komplette Sätze im- bzw. exportieren. Wollen Sie den Ursprungszustand wiederherstellen, so wählen Sie den Satz der Version von Scribus über das Listenfeld aus und wählen die Schaltfläche *Laden*.

6.17 *Bibliothek*

In dieser Kategorie, die nur in den allgemeinen Einstellungen zu finden ist, legen Sie fest, ob und in welchem Umfang kopierte Objekte in der Bibliothek bereitgehalten werden.

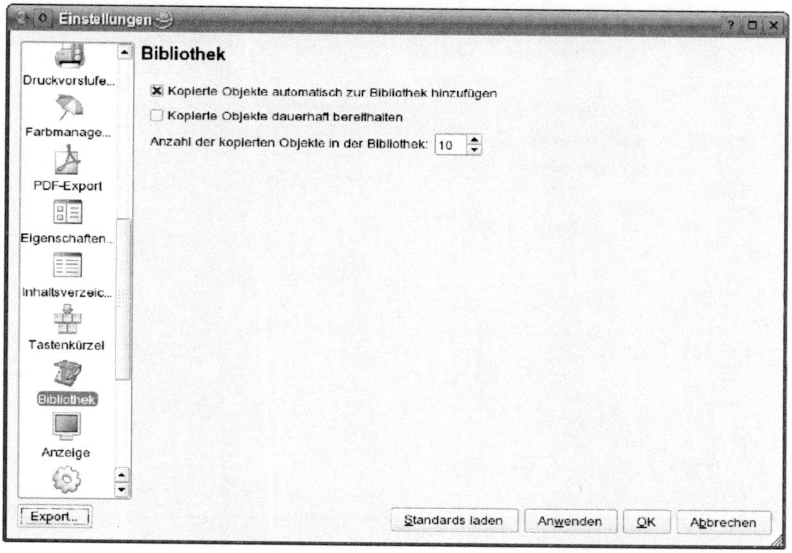

Die Kategorie *Bibliothek* im Fenster *Einstellungen*.

- **Kopierte Objekte automatisch zur Bibliothek hinzufügen**: Standardmäßig ist diese Option aktiviert und speichert die kopierten Objekte in der Bibliothek. Sozusagen als erweiterter Zwischenspeicher.
- **Kopierte Objekte dauerhaft bereithalten**: Mit dieser Funktion werden die kopierten Objekte der Bibliothek dauerhaft zugeordnet, das heißt, die Objekte sind auch nach einem Neustart von Scribus noch verfügbar.
- **Anzahl der kopierten Objekte in der Bibliothek**: Legen Sie hier fest, wie viele Objekte (1–100) in der Bibliothek gespeichert werden sollen.

6.18 *Externe Tools*

Die Kategorie *Externe Tools* finden Sie nur in den allgemeinen Einstellungen. Hier können die externen Applikationen festgelegt werden.

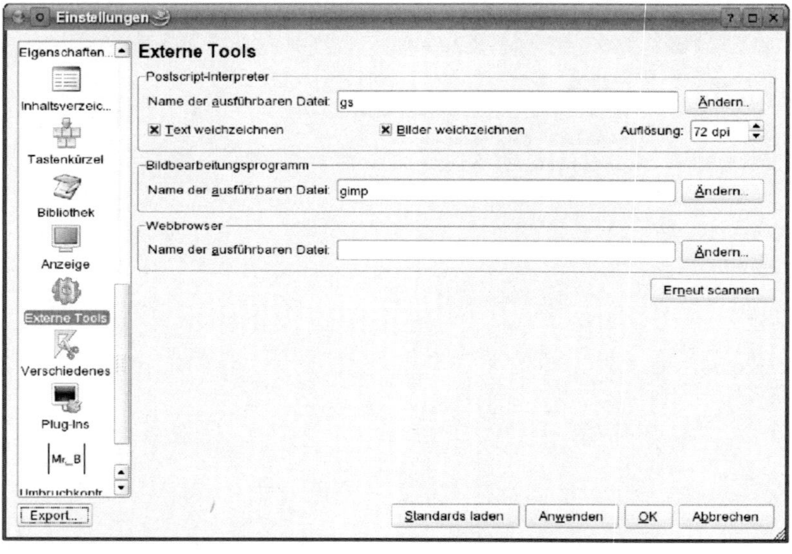

Kategorie *Externe Tools* im Fenster *Einstellungen*.

Drei externe Applikationen können angelegt werden: ein Postscript-Interpreter, ein Bildbearbeitungsprogramm und ein Webbrowser.

- **Postscript-Interpreter**: Verwenden Sie ein Windows-Betriebssystem, müssen Sie als ausführbare Datei *gswin32c.exe* wählen und nicht die *gswin32.exe*, da es sonst beim Start zu einem Programmabsturz kommen kann. Standardmäßig sind die Optionen *Text weichzeichnen* und *Bilder weichzeichnen* aktiviert, die sich auf die PDF- und EPS-Anzeige auswirken. Im Feld *Auflösung* können Sie die Auflösung in DPI (Dots Per Inch) festlegen.

- **Bildbearbeitungsprogramm**: Geben Sie hier das Programm an, mit dem Sie Ihre Bilder bearbeiten wollen. Arbeiten Sie mit dem Bildbearbeitungsprogramm *gimp*, so können Sie das Bild in einer laufenden Instanz bearbeiten, wenn Sie den Befehl *gimp-remote* eingeben.

- **Webbrowser**: Hier können Sie einen Webbrowser festlegen, der für externe Links in der Hilfedatei verwendet wird.

6.19 *Verschiedenes*

Diese Kategorie wird nur in den allgemeinen Einstellungen angeboten und bietet folgende Einstellmöglichkeiten an.

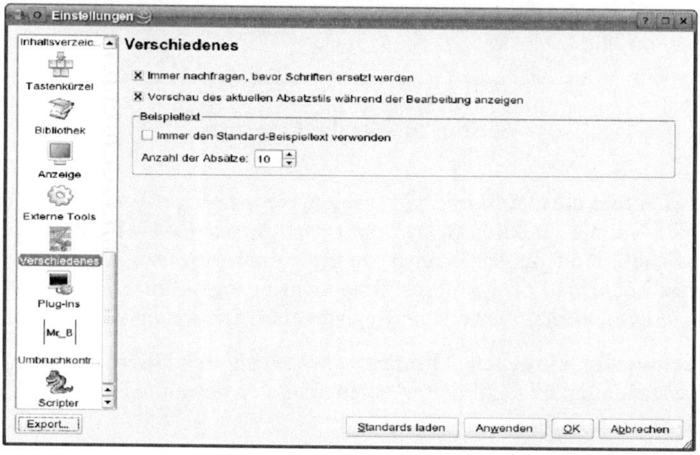

Die verschiedenen Einstellungen.

- **Immer nachfragen, bevor Schriften ersetzt werden**: Diese standardmäßig aktivierte Option sorgt dafür, dass eine Abfrage gestartet wird, bevor eine Schrift ersetzt wird.

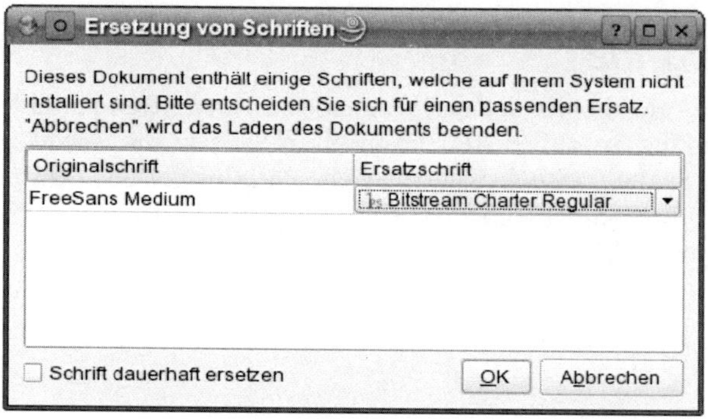

Eine Scribus-Abfrage, wie eine Schrift ersetzt werden soll.

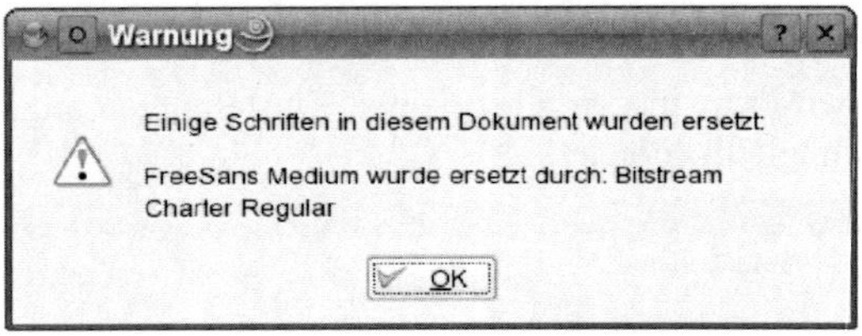

Scribus meldet die Ersetzung.

Im Listenfeld unter *Ersatzschrift* wählen Sie die zu verwendende Schrift aus. Wählen Sie die Funktion *Schrift dauerhaft ersetzen*, so wird diese Ersetzung gespeichert. Änderungen können Sie global unter *Datei> Allgemeine Einstellungen> Schriften* oder auf das Dokument bezogen unter *Datei> Dokument einrichten> Schriften* jeweils im Register *Schriftersetzung* vornehmen.

- **Vorschau des aktuellen Absatzstils während der Bearbeitung anzeigen**: Diese standardmäßig aktivierte Option zeigt den gewählten Absatzstil während der Bearbeitung an.
- **Beispieltext/Anzahl der Absätze**: Aktivieren Sie die Option *Immer den Standard-Beispieltext* verwenden, so wird immer der klassische Blindtext „Lorem ipsum dolor..." mit der angegebenen *Anzahl der Absätze* eingesetzt, wenn Sie über das Kontextmenü den Befehl *Beispieltext* wählen. Das Auswahlfenster *Beispieltext* wird in diesem Fall nicht geöffnet.

6.20 *Plug-Ins*

In dieser Kategorie, die nur in den *Allgemeinen Einstellungen* zu finden ist, werden die einzelnen Plug-Ins aufgelistet, die Ihnen in Scribus zur Verfügung stehen. Sie können in der Spalte *Laden* festlegen, welche Plug-Ins geladen werden sollen. Jede Änderung erfordert jedoch einen Neustart von Scribus, damit die Änderungen berücksichtigt werden können.

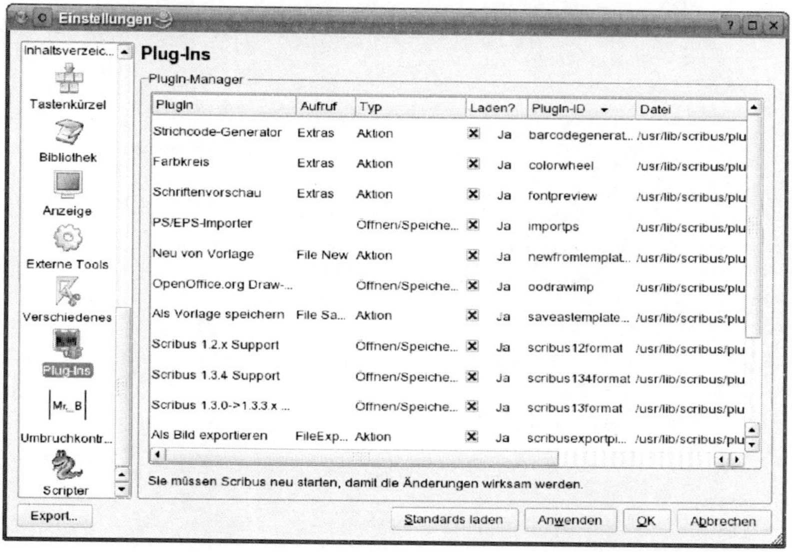

Die Kategorie *Plug-Ins* im Fenster *Einstellungen*.

6.21 *Umbruchkontrolle*

In dieser Kategorie, die nur in den allgemeinen Einstellungen zu finden ist, können Sie festlegen, welche Abkürzungen oder Wörter nicht umgebrochen werden dürfen. Eine Standardauswahl ist für die verschiedenen Sprachen bereits hinterlegt, die Sie direkt editieren und verändern können.

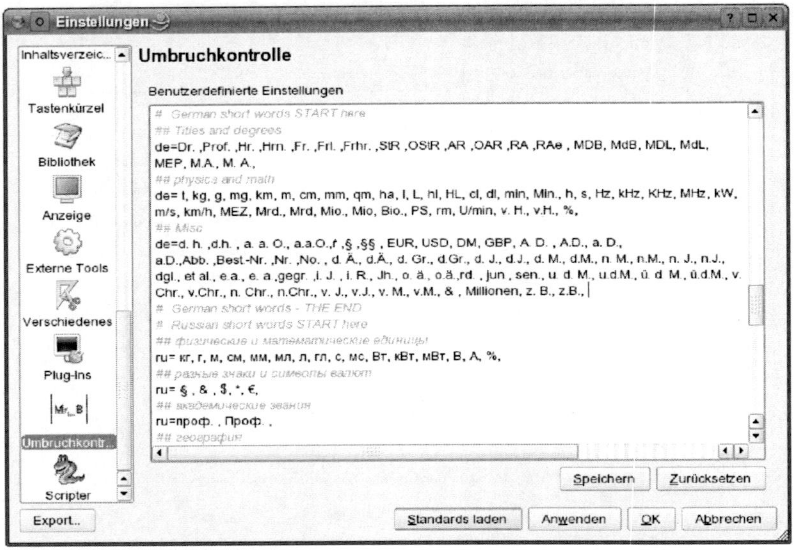

Die Kategorie *Umbruchkontrolle* im Fenster *Einstellungen*.

Die Sprachkürzel in der Übersicht:

cs = tschechisch	de = deutsch	en = englisch
et = estnisch	fr = französisch	it = italienisch
pl = polnisch	pt = portugiesisch	ru = russisch
sk = slowakisch		

6.22 *Skripter*

In dieser Kategorie, die nur in den allgemeinen Einstellungen zu finden ist, können Sie die *Erweiterungsscripte aktivieren* und zusätzlich ein Autostart-Skript festlegen.

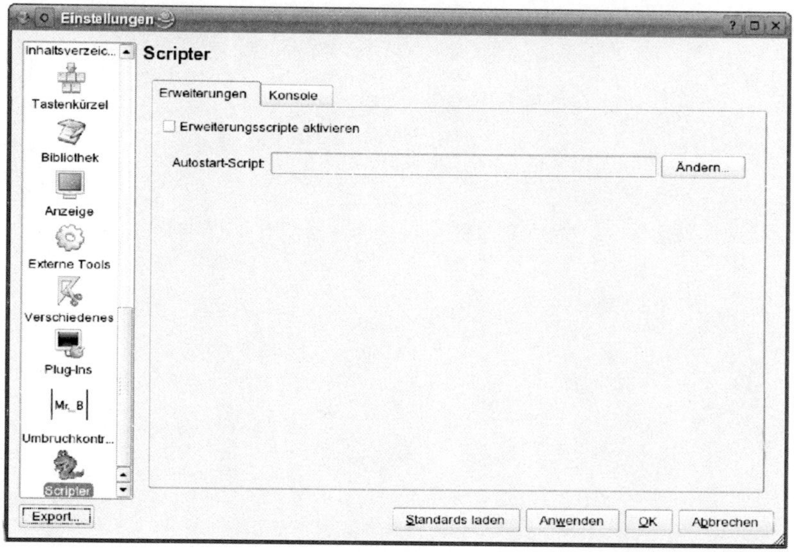

Kategorie *Scripter* im Fenster *Einstellungen*.

Auf der Registerseite *Konsole* können Sie den einzelnen Elementen der Skripts Farben zuordnen. Den folgenden Elementen kann jeweils eine separate Farbe zugeordnet werden: *Base Texts, Kommentare, Stichwörter, Zeichen, Fehler, Strings* und *Zahlen.*

7 Befehlsreferenz

Im Folgenden werden die einzelnen Menübefehle erläutert.

7.1 *Datei*

Menübefehl	Funktion
Neu	Öffnet das Fenster *Neues Dokument*, über das Sie Dokumentlayout, Seitenformat, Seitenränder und weitere Eigenschaften eines neuen Dokuments bestimmen.
Neu von Vorlage...	Öffnet das Fenster *Neu von Vorlage*, in dem Sie eine zuvor gespeicherte Vorlage zum Öffnen auswählen können.
Öffnen...	Öffnet das gleichnamige Dialogfenster, in dem Sie eine Datei auswählen können.
Zuletzt verwendete öffnen...	Öffnet ein Untermenü der zuletzt verwendeten Dokumente, aus dem Sie eines zum Öffnen auswählen können. Die angezeigte Anzahl lässt sich über den Menüpunkt *Datei> Allgemeine Einstellungen> Allgemein> Zuletzt verwendete Dokumente* einrichten.
Schließen	Schließt das aktuell geöffnete Dokument.
Speichern	Speichert das aktuell geöffnete Dokument. Wurde das Dokument noch nicht unter einen eigenem Namen abgespeichert, so öffnet sich das Dialogfenster *Speichern unter*, in dem Sie Speicherort und den Dateinamen festlegen können.
Speichern unter...	Dieser Befehl öffnet das Dialogfenster *Speichern unter*, in dem Sie Speicherort und den Dateinamen festlegen können. Standardmäßig wird die Datei mit der Endung *.sla* gespeichert. Aktivieren Sie die Option *Datei komprimieren*, so wird die Endung *.sla.gz* verwendet.
Als Vorlage speichern...	Öffnet das Fenster *Wählen Sie ein Verzeichnis*, in dem Sie den Ordner auswählen können, in dem die Vorlage gespeichert werden soll. Hier stehen Ihnen die Zusatzoptionen *Datei*

Menübefehl	Funktion
	komprimieren und *Schriften einbetten* zur Verfügung.
Neu laden	Lädt nach einer Warnung, dass die Veränderungen nicht gespeichert wurden, die Datei erneut von der Festplatte. Die gemachten Veränderungen werden dabei überschrieben.
Für Ausgabe sammeln...	Öffnet das Fenster *Verzeichnis auswählen*, in dem Sie einen Ordner auswählen können, in dem die Elemente des Dokuments (SLA-Dateien, Bilder etc.) gespeichert werden.
Importieren	Öffnet ein Untermenü mit folgenden Punkten: *Text laden, Text anfügen, Bild laden, SVG importieren, OpenOffice.org-Zeichnung importieren, EPS/PS-Daten importieren.* Je nach markiertem Objekt sind verschiedene Punkte aktiviert.
Exportieren	Öffnet ein Untermenü mit folgenden Punkten: *Text speichern, Seite als EPS speichern, Als PDF speichern, Seite als SVG speichern, als Bild speichern.* Je nach markiertem Objekt sind verschiedene Punkte aktiviert.
Alles speichern	Speichert alle geöffneten Projekte im aktuellen Zustand.
Dokument einrichten...	Öffnet das Dialogfenster *Dokument einrichten*, in dem Sie die Einstellungen für das aktuelle Dokument vornehmen können. Siehe Kapitel 6, Scribus einrichten.
Allgemeine Einstellungen	Öffnet das Dialogfenster *Einstellungen*, in dem Sie globale Voreinstellungen vornehmen können (siehe Kapitel 6, Scribus einrichten).
Drucken...	Öffnet das Dialogfenster *Drucker einrichten*. Hier nehmen Sie Ihre Druckeinstellungen vor.
Druckvorschau	Öffnet das Fenster *Druckvorschau*, in dem Sie das Dokument vor dem Druck noch einmal überprüfen können.
Beenden	Beendet das Programm. Gibt es noch ungespeicherte Änderungen oder Dokumente, so erhalten Sie eine Warnung.

7.2 Bearbeiten

Menübefehl	Funktion
Rückgängig	Macht den letzten Arbeitsschritt rückgängig. Die Voreinstellung für die mögliche Anzahl an Arbeitsschritten legen Sie unter *Datei> Allgemeine Einstellungen> Dokument> Anzahl der Rückgängig/Wiederherstellen-Aktionen* fest.
Wiederherstellen	Stellt den letzten Arbeitsschritt wieder her.
Objektbezogener Modus	Ermöglicht die Rückgängig-Funktion (Undo) für das markierte Objekt. Im Aktionsverlauf, der die einzelnen Arbeitsschritte aufzeichnet, werden dann nur die Veränderungen für das ausgewählte Objekt aufgelistet.
Ausschneiden	Schneidet ein markiertes Objekt bzw. markierten Text aus und speichert ihn in der Zwischenablage.
Kopieren	Kopiert ein markiertes Objekt bzw. markierten Text in die Zwischenablage.
Einfügen	Fügt den Inhalt der Zwischenablage an die Stelle des Mauszeigers bzw. in ein markiertes Objekt.
Zuletzt verwendete einfügen	Öffnet ein Untermenü mit den zuletzt verwendeten Objekten.
Inhalt	Öffnet ein Untermenü mit den Befehlen *Kopieren, Einfügen, Einfügen (Absolut)* und *Löschen.*
Alles auswählen	Markiert alle auf der Arbeitsfläche befindlichen Objekte.
Alles auswählen aufheben	Hebt die Markierung aller auf der Arbeitsfläche befindlichen Objekte auf.
Suchen und Ersetzen	Öffnet das Fenster *Suchen und Ersetzen*, mit dem Sie Textersetzungen vornehmen können.
Text bearbeiten	Dieser Menübefehl ist nur aktiviert, wenn ein Textrahmen markiert ist und öffnet den Story Editor (siehe Kapitel 5.6, Der Story Editor).
Bild bearbeiten	Öffnet das Bildbearbeitungsprogramm, das Sie unter *Datei> Allgemeine Einstellungen> Externe Tools* eingerichtet haben.

Menübefehl	Funktion
Farben	Öffnet das Fenster *Farben*, in dem Sie Ihre Farben bearbeiten und neue Farben erstellen bzw. importieren können.
Füllmuster	Öffnet das Fenster *Muster*, in dem gespeicherte Füllmuster aufgelistet werden und über das weitere Füllmuster importiert werden können.
Stile	Öffnet das Fenster *Stilverwaltung*, in dem Sie neue Stile anlegen und vorhandene Stile bearbeiten können.
Musterseiten	Öffnet das Fenster *Musterseiten bearbeiten*, über das Musterseiten importiert, angelegt und bearbeitet werden können.
JavaScripts	Öffnet das Fenster *JavaScripts bearbeiten*, in dem Sie Ihre Skripts bearbeiten und verwalten können.

7.3 *Stil*

Über die Befehle dieses Menüs können Sie schnell Änderungen in dem markierten Textrahmen vornehmen.

Menübefehl	Funktion
Schriftart	Zeigt ein Untermenü mit den verwendeten Schriften des markierten Textrahmens sowie die Standardschriftart und im Fenster *Schriftvorschau* über die Schaltfläche *Verwenden* ausgewählte Schriften.
Größe	Zeigt ein Untermenü von verschiedenen Schriftgrößen zur Auswahl an. Über den Befehl *Andere* öffnen Sie das Fenster *Größe*, in dem Sie eine Vorgabe machen können.
Effekte	Bietet die verschiedenen Texteffekte (*Unterstrichen, Großbuchstaben, Hochgestellt* etc.) zur Auswahl an, wobei eine Mehrfachauswahl möglich ist.
Ausrichtung	Stellt die verschiedenen Textausrichtungen (*Links, Zentriert, Rechts, Blocksatz, Erzwungener Blocksatz*) zur Auswahl.
Farbe	Öffnet ein Listenfeld, über das Sie eine Schriftfarbe auswählen können.

Menübefehl	Funktion
Tonwert	Hier sind Tonwerte in 10 %-Schritten hinterlegt. Über den Befehl *Andere* öffnen Sie das Fenster *Tonwert*, in dem Sie eine eigene Vorgabe machen können.
Tabulatoren	Öffnet das Fenster *Tabulatoren bearbeiten*, in dem Sie die verschiedenen Tabulatoren setzen können (siehe Kapitel 3.14.2, Form).

7.4 *Objekt*

Menübefehl	Funktion
Duplizieren	Kopiert das markierte Objekt und gibt es standardmäßig mit einem Versatz von 10 pt auf der X- und 10 pt auf der Y-Achse. aus. Den Versatz können Sie unter *Datei> Allgemeine Einstellungen> Werkzeuge> Weitere Einstellungen* einstellen.
Mehrfach duplizieren	Öffnet das gleichnamige Fenster, in dem Sie verschiedene Vorgaben für das mehrfache Kopieren von Objekten machen können (siehe Kapitel 3.11, Objekte duplizieren).
Löschen	Löscht das markierte Objekt.
Gruppieren	Gruppiert die markierten Objekte, sodass Sie praktisch ein neues Objekt darstellen, das Sie weiter bearbeiten (verschieben, vergrößern, Farben zuordnen etc.) können.
Gruppe auflösen	Hebt die Gruppierung auf und die einzelnen Objekte können wieder unabhängig voneinander bearbeitet werden.
Gesperrt	Sperrt das markierte Objekt und eine weitere Bearbeitung ist nicht mehr möglich.
Größenänderung gesperrt	Sperrt die Größe des markierten Objekts.
Anordnung	Mit den Pfeilsymbolen bringen Sie das Objekt innerhalb einer Ebene weiter oder ganz in den Vordergrund bzw. weiter oder ganz in den Hintergrund.
Auf andere Ebene verschieben	Wählen Sie im Untermenü die Ebene aus, auf die das markierte Objekt verschoben werden soll.

Menübefehl	Funktion
In Bibliothek speichern	Speichert das markierte Objekt in die Bibliothek.
Zu Füllmustern hinzufügen	Speichert das markierte Objekt als Füllmuster, die Ihnen über den Menübefehl *Bearbeiten> Füllmuster* im Fenster *Muster* angezeigt werden.
Rahmen an Bild anpassen	Passt den Bildrahmen an die Größe des Bildes an.
Erweiterte Bildeigenschaften	Öffnet ein Fenster, in dem Informationen zu den Pfaden hinterlegt sind. Dieser Menüpunkt ist nur für PSD-Dateien aktiv.
Bild aktualisieren	Aktualisiert das Bild im markierten Rahmen.
Vorschaumodus	Öffnet ein Untermenü, in dem Sie festlegen, ob das Bild angezeigt wird und in welcher Auflösung (niedrige, normale und hohe Auflösung).
Attribute	Öffnet das Fenster *Eigenschaften des Seitenobjekts*, in dem Sie dem Objekt bestimmte Attribute zuweisen können (siehe Kapitel 4.5, Inhaltsverzeichnis anlegen).
PDF-Optionen	Bietet für Textrahmen die Auswahl zwischen *PDF-Anmerkung* und *PDF-Lesezeichen* sowie für PDF-Objekte den Befehl *Eigenschaften des Feldes*, über den das Fenster *Feldeigenschaften* geöffnet wird. Erst bei markierter PDF-Anmerkung ist der Menüpunkt *Eigenschaften der PDF-Anmerkung* aktiviert.
Form	Öffnet ein Untermenü, über dessen obere Schaltfläche Sie dem markierten Objekt eine der vorgegebenen Formen zuweisen können, während der Befehl *Form bearbeiten* das Fenster *Pfade* öffnet und Sie das Objekt individuell bearbeiten können.
Umwandeln in	Öffnet ein Untermenü, über das Sie das Objekt umwandeln können (siehe Kapitel 3.10, Objekte umwandeln).
Text an Pfad ausrichten	Dieser Menübefehl ist aktiviert, wenn Sie einen Text und einen Pfad markiert haben. Wählen Sie den Befehl, so wird der Text am Pfad ausgerichtet (siehe Kapitel 4.1, Text an Pfad ausrichten).

Menübefehl	Funktion
Text vom Pfad lösen	Löst einen Text, der an einem Pfad ausgerichtet wurde von diesem.
Polygone kombinieren	Dieser Befehl gruppiert die markierten Polygone.
Polygone teilen	Hebt die Gruppierung von Polygonen auf.

7.5 *Einfügen*

Menübefehl	Funktion
Rahmen	Öffnet das Fenster *Rahmen einfügen*, über das Sie mehrere Text- oder Bildrahmen im Dokument erzeugen können (siehe Kapitel 3.3, Mehrere Text- oder Bildrahmen erzeugen).
Textrahmen	Der Mauszeiger wird so dargestellt und Sie können bei gehaltener Maustaste auf der Montagefläche einen Textrahmen aufziehen (siehe Kapitel 3.1.1, Textrahmen erstellen).
Bildrahmen	Der Mauszeiger wird so dargestellt und Sie können bei gehaltener Maustaste im Dokument einen Bildrahmen aufziehen (siehe Punkt 3.2.1, Bildrahmen erstellen).
Tabelle	Der Mauszeiger so dargestellt und Sie können bei gehaltener Maustaste im Dokument eine Tabelle aufziehen (siehe Punkt 3.4, Tabellen erzeugen).
Form	Der Mauszeiger wird so dargestellt und Sie können bei gehaltener Maustaste im Dokument die ausgewählte Form aufziehen (siehe Kapitel 3.5, Formen erzeugen).
Polygon	Der Mauszeiger wird so dargestellt und Sie können bei gehaltener Maustaste im Dokument das ausgewählte Polygon aufziehen (siehe Kapitel 3.6, Polygone erzeugen).
Linie	Der Mauszeiger wird als einfaches Kreuz dargestellt und Sie können bei gehaltener Maustaste die Linie erstellen (siehe Kapitel 3.7, Linien erzeugen).
Bézierkurve	Wählen Sie diesen Befehl, so wird der Mauszeiger als einfaches Kreuz dargestellt und Sie können die Punkte Ihrer Kurve festlegen (siehe Kapitel 3.8, Bézierkurve erstellen und bearbeiten).

Menübefehl	Funktion
Freihandlinie	Der Mauszeiger wird so dargestellt und Sie können bei gehaltener Maustaste die Freihandlinie erstellen.
Werkzeugmodus	Aktivieren Sie diese Option, so wird nach dem Auswählen und Anwenden eines Werkzeuges (z. B. Bildrahmen) nicht automatisch in den Auswahlmodus zurück gewechselt, sondern Sie bleiben in dem gewählten Werkzeugmodus und können beliebig viele Rahmen erstellen. Auch ein Werkzeugwechsel ist in diesem Modus möglich.
Zeichen...	Dieser Menübefehl ist aktiviert, wenn Sie sich im Editiermodus eines Textrahmens befinden, und öffnet das Fenster *Zeichenpalette*. Hier können Sie sich die Zeichensätze von allen geladenen Schriften darstellen lassen und nach Beschreibungen sowie Unicode-Bezeichnungen suchen.
Zeichen	Öffnet ein Untermenü, über das Sie folgende Sonderzeichen einfügen können, wenn Sie sich im Editiermodus befinden: *Seitenzahl, Bedingtes Trennzeichen, Geschützer Bindestrich, Copyright, Registriertes Warenzeichen, Schrägstrich, Aufzählung, Mittepunkt, Geviertstrich, Halbgeviertstrich, Zahlenstrich* und *Zitatstrich*. Je nach Schriftart stehen Ihnen hier nicht alle Sonderzeichen zur Verfügung.
Anführungszeichen	Öffnet ein Untermenü, über das Sie folgende Anführungszeichen einfügen können, wenn Sie sich im Editiermodus befinden: *Apostroph, Zollzeichen, Einfaches Anführungszeichen rechts, Einfaches Anführungszeichen rechts (Englisch), Doppeltes Anführungszeichen rechts, Doppeltes Anführungszeichen rechts (Englisch), Anführungszeichen links (Englisch) gespiegelt, Doppeltes Anführungszeichen links (Englisch) gespiegelt, Einfaches Anführungszeichen links, Doppeltes Anführungszeichen links, <, >, <<, >>, Einfaches Anführungszeichen links (CJK), Einfaches Anführungszeichen rechts (CJK), Doppeltes Anführungszeichen links (CJK), Doppeltes Anführungszeichen rechts (CJK)*. Je nach Schriftart stehen Ihnen hier nicht alle Zeichen zur Verfügung.

Menübefehl	Funktion
Leerzeichen & Umbrüche	Öffnet ein Untermenü, über das Sie die folgenden Leerzeichen einfügen bzw. Umbrüche vornehmen können, wenn Sie sich im Editiermodus befinden: *Geschütztes Leerzeichen, En-Abstand, Em-Abstand, Sehr enge Grundschriftweite, Weite Grundschriftweite, Extrem enge Grundschriftweite, Zeilenumbruch, Rahmenumbruch, Spaltenumbruch, Null-Leerzeichen*. Je nach Schriftart stehen Ihnen hier nicht alle Optionen zur Verfügung.
Ligaturen	Öffnet ein Untermenü, über das Sie die folgenden Ligaturen einfügen können: *ff, fi, fl, ffi, ffl, ft, st*. Je nach Schriftart stehen Ihnen hier nicht alle Ligaturen zur Verfügung.
Beispieltext	Öffnet das gleichnamige Fenster, in dem Ihnen eine große Auswahl von sogenannten Blindtexten angeboten werden, die Sie in den Textrahmen laden können (siehe Kapitel 3.1.3, Textinhalte erzeugen).

7.6 *Seite*

Menübefehl	Funktion
Einfügen	Öffnet das Fenster *Seite einfügen*, über das Sie ein oder mehrere neue Seiten in das Dokument einfügen können. Dies können „normale" oder auch bestimmte Musterseiten sein (siehe Kapitel 3.19.3, Musterseiten zuweisen).
Importieren	Öffnet das Fenster *Seiten importieren*, über das Seiten aus anderen Dokumenten importiert werden können.
Löschen	Öffnet das Fenster *Seiten löschen*, über das Seiten aus dem aktuellen Dokument gelöscht werden können.
Kopieren	Öffnet das Fenster *Seite kopieren*, über das eine Seite des Dokuments ein- oder mehrmals kopiert in das aktuelle Dokument übernommen werden kann.
Verschieben	Öffnet das Fenster *Seite verschieben*, über das Sie eine Seite des Dokuments an einen beliebigen Platz im aktuellen Dokument verschieben können.
Musterseite anwenden	Öffnet das gleichnamige Fenster, über das Sie eine Musterseite auf eine oder mehrere Seiten des Dokuments anwenden können (siehe Kapitel 3.19.3, Musterseite zuweisen).

Menübefehl	Funktion
In Musterseite umwandeln	Öffnet das gleichnamige Fenster, über das Sie die aktuelle Seite des Dokuments in eine Musterseite umwandeln können (siehe Kapitel 3.19.2, Seite als Musterseite abspeichern).
Hilfslinien bearbeiten	Öffnet das gleichnamige Fenster, über das Sie Hilfslinien anlegen, übertragen und löschen können (siehe Kapitel 3.16, Mit Raster- und Hilfslinien arbeiten).
Eigenschaften der Seite bearbeiten	Öffnet das Fenster *Seiteneigenschaften bearbeiten*, in dem Sie das Format, die Einstellungen der Ränder und zugeordnete Musterseiten ändern können.
An Raster ausrichten	Aktivieren Sie diese Funktion, so werden die Rahmen am Raster der Seite ausgerichtet, wobei Sie die *Distanz zum Einrasten* entweder global unter *Datei> Allgemeine Einstellungen> Hilfslinien* oder dokumentspezifisch unter *Datei> Dokument einrichten> Hilfslinien* einstellen können.
An Hilfslinien ausrichten	Aktivieren Sie diese Funktion, so werden die Rahmen an den Hilfslinien der Seite ausgerichtet, wobei Sie die *Distanz zum Einrasten* entweder global unter *Datei> Allgemeine Einstellungen> Hilfslinien* oder dokumentspezifisch unter *Datei> Dokument einrichten> Hilfslinien* einstellen können.

7.7 *Ansicht*

Menübefehl	Funktion
Seitenhöhe	Stellt das Dokument im Programmfenster in Seitenhöhe dar.
Seitenbreite	Stellt das Dokument im Programmfenster in Seitenbreite dar.
50 %	Zeigt das Dokument in 50 % der Originalgröße an.
75 %	Zeigt das Dokument in 75 % der Originalgröße an.
100 %	Zeigt das Dokument in 100 % der Originalgröße an.
200 %	Zeigt das Dokument in 200 % der Originalgröße an.
Vorschaubilder	Zeigt die einzelnen Dokumentseiten als Vorschaubilder an.

Menübefehl	Funktion
Satzspiegel anzeigen	Wählen Sie hier, ob der Satzspiegel angezeigt werden soll.
Anschnitt anzeigen	Wählen Sie hier, ob der Anschnitt angezeigt werden soll.
Rahmen anzeigen	Wählen Sie hier, ob die Rahmen angezeigt werden sollen.
Ebenenmarkierungen anzeigen	Wählen Sie hier, ob die Ebenenmarkierungen angezeigt werden sollen.
Bilder anzeigen	Wählen Sie hier, ob die Bilder angezeigt werden sollen.
Raster anzeigen	Wählen Sie hier, ob das Raster angezeigt werden soll.
Hilfslinien anzeigen	Wählen Sie hier, ob die Hilfslinien angezeigt werden sollen.
Spaltenmarkierungen anzeigen	Wählen Sie hier, ob die Spaltenmarkierungen angezeigt werden sollen.
Grundlinienraster anzeigen	Wählen Sie hier, ob das Grundlinienraster angezeigt werden soll.
Verkettete Textrahmen anzeigen	Wählen Sie hier, ob die Verkettung von Textrahmen angezeigt werden soll.
Kontrollzeichen anzeigen	Wählen Sie hier, ob die Kontrollzeichen (Leerzeichen, Zeilenumbrüche etc.) angezeigt werden sollen.
Lineale anzeigen	Wählen Sie hier, ob die Lineale angezeigt werden sollen.
Lineal relativ zur Seite	Wählen Sie hier, ob die Lineale relativ zur Seite angezeigt werden sollen.

7.8 *Extras*

Menübefehl	Funktion
Bilder verwalten	Dieser Befehl öffnet das gleichnamige Fenster, in dem Ihnen die aktuell verwendeten Bilder des Dokuments mit dazugehörigen Informationen angezeigt werden. Neben einer integrierten Suche können Sie über das Register *Bildwerkzeuge* weitere Eigenschaften des Bildes verändern (z. B.

Menübefehl	Funktion
	Ebenen aus- und einblenden) das Bildbearbeitungsprogramm, welches Sie unter *Datei> Allgemeine Einstellungen> Externe Tools* eingerichtet haben, öffnen und verschiedene Bildeffekte erzeugen (siehe Kapitel 5.1, Bilder verwalten).
Silbentrennung anwenden	Wendet die Silbentrennung an. Die Voreinstellungen können Sie unter *Datei> Allgemeine Einstellungen> Silbentrennung* oder *Datei> Dokument einrichten> Silbentrennung* vornehmen.
Silbentrennung rückgängig machen	Macht die vorgenomme Silbentrennung rückgängig.
Inhaltsverzeichnis erstellen	Erstellt ein Inhaltsverzeichnis (siehe Kapitel 4.6, Inhaltsverzeichnis anlegen).
Strichcodegenerator	Öffnet das gleichnamige Fenster, mit dem Sie alle gängigen Strichcodes erstellen können (siehe Kapitel 5.2, Der Strichcodegenerator).
Farbkreis	Öffnet das gleichnamige Fenster, in dem Sie Informationen über die Zusammensetzung von Farben erhalten, harmonierende und korrespondierende Farben zu einer bestimmten Farbe finden sowie die Farbwahrnehmung von Menschen mit bestimmten Sehbehinderungen überprüfen können (siehe Kapitel 5.3, Der Farbkreis).
Schriftvorschau	Bietet einen guten Überblick über vorhandene und eingesetzte Schriften sowie eine Suche für Schriften (siehe Kapitel 5.4, Die Schriftvorschau).
Umbruchkontrolle für Abkürzungen	Öffnet das Fenster *Umbruchkontrolle*, in dem Sie festlegen, auf welchen Bereich die Umbruchkontrolle angewendet werden soll. Zur Auswahl stehen: *Markierte Textrahmen, Aktive Seite, Alle Objekte*.

7.9 *Script*

Menübefehl	Funktion
Scripte für Scribus	Öffnet ein Untermenü mit den verfügbaren Scripten. Hier sollten Sie wenigstens die Scripte *CalendarWizard*, mit dem Sie Kalender erstellen können, und *FontSample*, mit dem Sie eine Schriftvorschau mit Inhaltsverzeichnis erstellen können, finden.
Script ausführen	Öffnet ein Fenster, über das Sie Phyton-Scripte laden können.
Zuletzt verwendete Scripte	Öffnet ein Untermenü der zuletzt geöffneten Scripte.
Konsole zeigen	Über diesen Befehl können Sie die *Script Konsole* ein- oder ausblenden.

7.10 *Fenster*

Menübefehl	Funktion
Hintereinander	Ordnet die geöffneten Dokumente hintereinander an.
Nebeneinander	Ordnet die geöffneten Dokumente nebeneinander an.
Eigenschaften	Öffnet das Fenster *Eigenschaften*.
Dokumentstruktur	Öffnet das Fenster *Übersicht*, in dem die Dokumentstruktur abgebildet ist.
Bibliothek	Öffnet das Fenster *Bibliothek* (siehe Punkt 5.9, Die Bibliothek).
Ebenen	Öffnet das Fenster *Ebenen* (siehe Punkt 5.10, Ebenen).
Seiten anordnen	Öffnet das gleichnamige Fenster, in dem Sie die Seiten anordnen, nachträglich das Dokumentlayout ändern und Musterseiten zuordnen können (siehe Punkt 5.11, Seiten anordnen).
Lesezeichen	Öffnet das gleichnamige Fenster, in dem die verwendeten Lesezeichen aufgelistet sind (siehe Punkt 5.12, Anmerkungen und Lesezeichen).
Abstandmesser	Öffnet das Fenster *Abstände*, mit dessen Hilfe Sie Ent-

Menübefehl	Funktion
	fernungen im Dokument exakt vermessen können (siehe Punkt 5.13, Abstandsmesser).
Aktionsverlauf	Öffnet das gleichnamige Fenster, in dem die einzelnen Arbeitsschritte aufgelistet sind, die Sie rückgängig machen bzw. wiederherstellen können (siehe Punkt 5.15, Die Undo/Redo Funktion).
Druckvorstufen-überprüfung	Öffnet das gleichnamige Fenster, mit dessen Hilfe überprüft werden kann, was im Dokument nicht dem ausgewählten Standard entspricht. Diese Überprüfung lässt sich sowohl für PDF/X-3, als auch für PDF 1.3, 1.4, 1.5 und PostScript durchführen (siehe Punkt 6.11, Die Druckvorstufenüberprüfung).
Ausrichten und Verteilen	Öffnet das gleichnamige Fenster, mit dessen Hilfe Sie Objekte exakt ausrichten bzw. im Dokument verteilen können (siehe Punkt 5.16 Ausrichten und Verteilen).
Werkzeuge	Über diesen Befehl blenden Sie die Symbolleiste *Werkzeuge* ein bzw. aus.
PDF-Werkzeuge	Über diesen Befehl blenden Sie die Symbolleiste *PDF-Werkzeuge* ein bzw. aus.

7.11 *Hilfe*

Menübefehl	Funktion
Handbuch für Scribus	Öffnet die Online-Hilfe von Scribus. Bislang leider komplett in Englisch gehalten.
Tooltipps	Ist diese Funktion aktiviert, so werden für Schaltflächen, Listen- und Eingabefelder kleine Erläuterungen ausgegeben, wenn Sie den Mauszeiger darauf führen.
Über Scribus	Öffnet das Fenster *Über Scribus 1.3.4,* in dem Ihnen in den Registern *Über, Autoren, Übersetzungen, Online* und *Updates* grundsätzliche Informationen zum Programm gegeben werden.
Über Plug-Ins	Öffnet das Fenster *Scribus: Über die Plug-Ins*, in dem links die verwendeten Plug-Ins aufgelistet sind und rechts dazu nähere Informationen gegeben werden.
Über Qt	Öffnet das gleichnamige Fenster, in dem Ihnen zu der verwendeten Version von Qt-Informationen gegeben werden.

8 Installation

Wie bereits erwähnt, ist Scribus für Linux, Windows, und Mac OS verfügbar. Die entsprechenden Pakete können Sie unter *http://www.scribus.net* herunterladen. Die Systemvoraussetzungen unterscheiden sich bei den verschiedenen Betriebssystemen in Bezug auf die Software-Ausstattung, nicht aber die geforderte Hardware. Hier wird generell mindestens ein Rechner mit Pentium III Prozessor und 512 MB Arbeitsspeicher empfohlen. Für Mac OS sollte eine dieser Ausstattung entsprechende Hardware eingesetzt werden.

8.1 *Linux*

Scribus können Sie für Ihr Linux generell auf zwei verschiedene Arten installieren. Entweder Sie verwenden die Binaries, die als RPM-Dateien für verschiedene Distributionen vorliegen, oder Sie benutzen den Sourcecode (Quellcode), den Sie zuvor jedoch erst kompilieren müssen. Im Folgenden werden die Empfehlungen zu den einzelnen Distributionen gezeigt, während weiter unten die Software-Voraussetzungen und das Kompilieren des Sourcecodes gezeigt werden.

Linux	Empfohlene Installationsmethode
Debian	*apt-get install scribus*
Free BSD	*cd /usr/ports/print/scribus*; *make install*
Gentoo	*emerge scribus*
PLD	*poldek -i scribus*
RedHat/ Fedora	*rpm -Uvh* *./scribus-1.x.rpm*
Slackware	Installieren Sie den Sourcecode.
SuSE	Benutzen Sie Yast2 zur Installation oder verwenden Sie *rpm -Uvh* *./scribus-1.x.rpm*

Die folgende Auflistung der benötigten Programme und Komponenten ist unterteilt in erforderliche Software, optionale Software und Software, die zum Kompilieren notwendig ist. Bedenken Sie, dass mit der erforderlichen Software lediglich die Grundfunktionen mit Scribus möglich sind. Empfohlen wird, auch die optionale Software zu installieren.

Erforderliche Software:

- **Qt 3.3.4 oder höher**: Klassenbibliothek für die plattformübergreifende Programmierung grafischer Benutzeroberflächen in C++. Wobei sowohl die Klassenbibliotheken als auch die Entwicklungsbibliotheken (Qt3-devel) installiert werden müssen. Empfohlen wird die Version Qt 3.3.6 (oder höher), die Version Qt 3.2.x und frühere Versionen werden nicht unterstützt.

- **Python und python-devel libraries 2.3 oder höher**: Phyton ist eine Programmiersprache. Beim Kompilieren können Sie Python mit dem Befehl *configure --without-python* deaktivieren. Die Version Python 2.2 wird nicht unterstützt.

- **Freetype2 2.1.7 oder höher**: Programmbibliothek zur Darstellung von Schriften (TrueType-Fonts, OpenType-Fonts, X11 PCF-Fonts, Windows FNT-Fonts und andere mehr). Wegen verschiedener Fehler in früheren Versionen wird empfohlen die Version 2.3.x (oder höher) zu verwenden, falls diese für Ihre Distribution vorhanden ist.

- **libart_lgpl 2.3.10 oder höher**: Bibliotheken für die Darstellung von Vektor-Grafiken. Empfohlen ist die Version 2.3.17 oder höher.

- **libxml2 2.6 oder höher**: Ein ursprünglich für das Gnome-Projekt entwickelter XML-Parser, der für Unix, Linux und Cygwin verfügbar ist.

- **Ghostscript 8.15 oder höher bzw. GPL Ghostscript 8.56 oder höher**: Ghostscript ist ein freier Interpreter der Seitenbeschreibungssprache Postscript. Empfohlen wird hier stets die aktuellste verfügbare Version.

- **Postscript-Fonts und TrueType-Fonts**: Scribus unterstützt auch Open-Type-Fonts.

- **Littlecms 1.12 oder höher**: Hierbei handelt es sich um ein freies Farbmanagement-System, das in einigen Distributionen auch lcms heißt. Mindestanforderung ist die Version 1.12, wobei 1.15 oder höher empfohlen ist.

- **libtiff 3.6.0 oder höher**: Bibliothek zum Lesen und Schreiben von TIFF-Dateien.

- **libjpeg**: Bibliothek zum Lesen und Schreiben von JPEG-Dateien.

Optionale Software für die erweiterten Funktionen:

- **cairo-devel 1.2.6 oder höher**: In Scribus Version 1.3.3 oder höher können diese optional mit *--enable-cairo* aktiviert werden. Für die Version 1.3.3.x und höher benötigen Sie mindestens Version 1.2.6 oder höher. Scribus 1.3.4 verlangt mindestens die Version 1.4.0.
- **cups-devel**: Entwicklungsbibliotheken für CUPS (Common UNIX Printing System) Scribus unterstützt das Drucken mit CUPS.
- **Gimp Print development libraries**: Scribus unterstützt das Gimp-Druck-Plug-In mit CUPS.
- **tkinter**: Wird in Scribus für die Schriftvorschau und Skripts verwendet. Der Name steht für Toolkit-Interface.
- **python-imaging libraries**: Diese Bibliotheken werden für die Schriftvorschau und die Ausführung von Skripts verwendet.
- **openssl-devel**: Einige Linux-Distributionen aktivieren beim Drucken die SSL (Secure Socket Layer).
- **fontconfig-devel**: Für die Suche nach Fonts für Linux, Mac OS X und Unix.
- **antiword**: Zeilenorientierter Konverter, der MS-Word-Dateien in ASCII oder Postscript umwandelt. Das Programm wird von Scribus automatisch eingebunden, sodass es nicht unbedingt vor dem Kompilieren von Scribus installiert sein muss.

Notwendige Software zum Kompilieren:

- **GCC 3.x oder höher:** Für Scribus 1.3.x wird die Version 3.3 oder neuer empfohlen. Auch die Version GCC 4.1 wurde bereits erfolgreich getestet und kann empfohlen werden.
- **autoconf 2.53 oder höher**: Generiert Skripts, die Makefiles produzieren.
- **automake 1.6.3 oder höher**.
- **GNU make**: Wandelt Makefile.am-Dateien in Makefile.in-Dateien um.

Sind die Systemvoraussetzungen erfüllt, so können Sie sich der Installation widmen. Um den Quellcode, z. B. die Datei *scribus-1.3.3.9.tar.bz2* von Scribus zu installieren, gehen Sie wie folgt vor:

1. Öffnen Sie eine Konsole und wechseln Sie in das Verzeichnis, in dem sich der Quellcode befindet.
2. Entpacken Sie den Quellcode mit dem Kommando
   tar xjvf scribus-1.3.3.9.tar.bz2
3. Wechseln Sie in das neu erstellte Installationsverzeichnis mit dem Befehl
   cd scribus-1.3.3.9
4. Führen Sie Configure aus.
   ./configure

   Nach diesem Vorgang wird eine Zusammenfassung ausgegeben, aus der zu erkennen ist, welche Funktionen unterstützt werden. Fehlen gewünschte Funktionen, so müssen zunächst die erforderlichen Komponenten installiert werden, bevor Sie erneut *./configure* ausführen. Im nachfolgenden Beispiel könnte CUPS und Cairo installiert werden und der Befehl um *--enable-cairo* erweitert werden.

```
Configuration Summary:
    libtiff installed:          Yes
    Libxml2 installed:          Yes
    Freetype2 installed:        Yes
    Fontconfig found:           Yes
    CUPS installed:             No
    LittleCMS installed:        Yes
    libtiff installed:          Yes
    Libxml2 installed:          Yes
    Python installed:           Yes
Configuration options:
    Debugging enabled:          No
    cairo enabled:              No (If you don't know you
need this, ignore it)
```

Eine Beispielkonfiguration.

5. Im nächsten Schritt starten Sie die Kompilierung mit dem Befehl *make.*

6. Wurde die Kompilierung fehlerfrei durchgeführt, kann die Installation mit folgendem Befehl gestartet werden:
   su -c "make install"

   Hierbei werden Sie aufgefordert, das Root-Passwort einzugeben.

7. Nun kann Scribus gestartet werden. Dazu rufen Sie einfach das Programm in der Konsole auf: *scribus*

Das DTP-Programm startet und präsentiert seine Benutzeroberfläche. Für die Zukunft empfiehlt es sich, eine Verknüpfung auf dem Desktop oder in der Startleiste zu erzeugen, um das Programm einfacher starten zu können.

Installieren Sie hingegen ein RPM-Paket, so wird, zumindest bei der KDE, direkt ein Menüeintrag vorgenommen. Er lautet dann *K-Menü> Büroprogramme> Textverarbeitung>Page Layout (Scribus).*

8.2 *Windows*

Lediglich die Betriebssysteme Windows 2000 und Windows XP werden aktiv unterstützt. Ältere Betriebssysteme wie Windows 98 und ME werden hingegen nicht mehr unterstützt. Berichten von Anwendern zufolge soll Scribus auch problemlos unter Windows Vista laufen.

Verwenden Sie Windows 2000 als Betriebssystem, so benötigen Sie zusätzlich die Bibliothek GDI+, die Sie sich von der Seite *http://www.microsoft.com* herunterladen können. Das Betriebssystem XP verfügt hingegen bereits über diese Bibliothek.

Es wird dringend empfohlen, das Standard-Design (Classic Theme) zu benutzen, da mit anderen Designs (Themes) Fehler auftreten können. Insbesondere bei der Verwendung von Themes von Drittanbietern ist Vorsicht geboten.

Wichtig

Bevor Sie Scribus installieren, sollten Sie zunächst die aktuelle Version von Ghostscript auf Ihrem Rechner installieren.

8.3 *Mac OS X*

Grundvoraussetzung für die Installation von Scribus ist mindestens das Betriebssystem 10.3.9 (Panther) oder höher sowie Ghostscript und Python 2.4. Auch auf Intel-Macs soll das Programm unter Rosetta lauffähig sein.

- Laden Sie sich Python 2.4 herunter, entpacken Sie es und speichern Sie es im Verzeichnis */Library/Frameworks*.
- Laden Sie sich Ghostscript in der neuesten Version herunter, entpacken Sie es und speichern Sie es im Verzeichnis */Library/Frameworks*.
- Laden und entpacken Sie die Datei *ScribusAqua-134B.tar.bz2* und doppelklicken Sie auf die Datei *Scribus.app*.

Jetzt sollte Scribus starten, wobei der erste Programmstart einige Zeit in Anspruch nehmen kann, da alle verfügbaren Schriften eingelesen werden.

8.4 *Nach der Installation*

Rufen Sie nach der Installation einmal den Menübefehl *Hilfe> Über Scribus* auf, um die wichtigsten Informationen zur installierten Software zu bekommen.

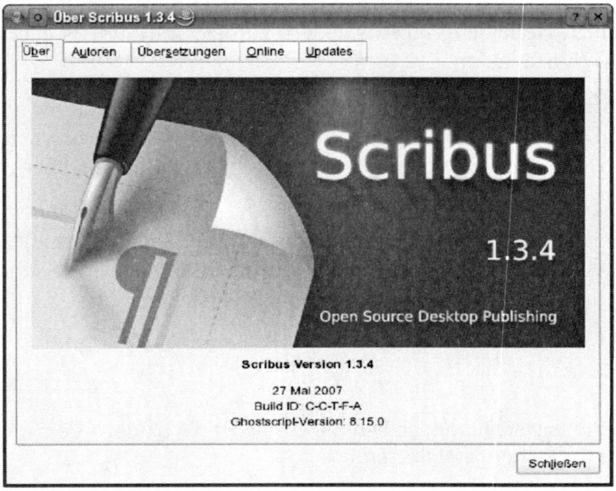

Die Informationen zur eingesetzten Software.

Im Register *Über* wird Ihnen die Programmversion, Build ID und Ghostscript-Version angezeigt.

Die Build ID, im Beispiel oben C-C-T-F-A, erklärt sich folgendermaßen: Das erste C steht für LittleCMS (ein Farbmanagement-System), das zweite C für das Drucksystem CUPS (Common UNIX Printing System), das T für TIFF-Unterstützung, das F für Fontconfig-Unterstützung (Bibliothek für den Zugriff auf Schriften), während der letzte Buchstabe den Renderer bezeichnet. Ein A steht dabei für den Renderer libart und ein C für Cairo.

Wird eine dieser Funktionen nicht unterstützt, so steht statt des Buchstabens ein *. Bei Windows-Versionen wird weder Fontconfig noch CUPS verwendet.

9 Glossar

Anschnitt: Produktionsbedingte Toleranzen machen eine Anschnittzugabe notwendig. Diese sollte ca. 2–5 mm betragen und bedingt, dass Objekte über den Formatrand eines Druckerzeugnisses hinaus laufen.

Antialiasing: Ist ein Prozess, beim dem die harten Kanten von beispielsweise Rastergrafiken oder pixelbasierten Schriften geglättet werden, um den sogenannten Treppeneffekt (Aliasing) zu vermeiden. Diese Technik wird auch in der Bildbearbeitung eingesetzt, um harte Übergänge bei Bildmontagen zu kaschieren.

Beschneidungspfad: Der in einer Bilddatei eingebettete Linienverlauf, der das Objekt von seinem Hintergrund trennt.

Dia: Freies Programm zur Erstellung von Diagrammen oder Geschäftsprozessen, das auch für Windows erhältlich ist.

EPS: Die Abkürzung steht für Encapsulated Postscript und ist ein Standardformat zum plattform- und programmübergreifenden Austausch von Daten in der Seitenbeschreibungssprache Postscript. Dabei stellt EPS eine Untermenge (subset) von Postscript dar. Der wohl größte Unterschied zu Postscript ist, dass EPS immer nur eine Seite beschreibt. Das Format kann (Vektor-)-Grafiken, Rastergrafiken mit Halbtönen, Schriften und optional eine Vorschau in geringer Auflösung speichern. Dabei kann RGB, Lab, CMYK, Duplex oder indizierte Farben und Graustufen als Farbmodus verwendet werden. Scribus verwendet die Dateiendung *.eps* für EPS-Dateien. Andere Programme nutzen auch die Endung *.epsf*, was für Encapsulated Postscript File steht.

EXIF-Informationen: EXIF steht für Exchangeable Image File Format und ist ein Standard-Dateiformat zur Speicherung von Metadaten in der modernen Digitalfotografie. EXIF-Informationen werden im Header gespeichert und können bspw. folgende Informationen beinhalten: Kamerahersteller, Kameramodell, Belichtungsprogramm, Belichtungszeit, Blende, Aufnahmedatum, Uhrzeit, Brennweite (meist ein 35mm-Äquivalent), ASA-Wert, GPS-Koordinaten, Vorschaubild, Blitzeinstellungen und einige mehr.

Farbseparation: Mit Farbseparation werden zwei unterschiedliche Verfahren bezeichnet. Zum einen, und das ist die ursprüngliche Bedeutung, bezeichnet es die Trennung eines Farbbildes in die vier Grundfarben Gelb, Magenta, Cyan und Schwarz. Diese Trennung ist notwendig, um die einzelnen Druckvorlagen zu erzeugen, die später übereinander gedruckt werden. Zum anderen wird mit Farbseparation auch die Umrechnung von Farben aus einem Farbraum in einen anderen bezeichnet.

Gemeine: Typografischer Fachbegriff für Kleinbuchstaben, während Großbuchstaben Versalien bzw. Majuskeln genannt werden.

Glyphe: Bezeichnet die grafische Darstellung eines Schriftzeichens, die in sich eine grafische Einheit bildet.

Kivio: Freies Programm zur Erstellung von (Fluss-)Diagrammen als Bestandteil von Koffice.

Laufweite: Die Laufweite bezeichnet den horizontalen Abstand zwischen bestimmten Schriftzeichen bzw. einer Schrift. Die Laufweite können Sie in Scribus im *Story Editor* oder über das Fenster *Eigenschaften* in der Kategorie *Text* über den Befehl *Zeichenabstand anpassen* einstellen.

Majuskel: Typografischer Fachbegriff für Großbuchstaben, während Kleinbuchstaben Gemeine genannt werden.

Musterseite: Vordefinierte Seite, die ein feststehendes Layout verwendet. Die Musterseite gehört immer zu einem bestimmten Dokument, ist also keine unabhängige Vorlage. Bereits erstellte Musterseiten können Sie verwenden, indem Sie diese in eine geöffnete Datei importieren.

ODG: Offenes Austauschformat im Java-Archive-Format, welches in OpenOffice zur Speicherung von Zeichnungen verwendet wird.

PPI: PPI steht für Pixel per Inch, was auf Deutsch etwa Bildpunkte pro Zoll bedeutet. Es gibt die relative Bildpunktdichte an. Häufig wird auch DPI (Dots per Inch) verwendet.

Satzspiegel: Der Satzspiegel bezeichnet die mit druckenden Elementen bedeckte Fläche einer Druckvorlage. Nicht dazu zählen die Seitenzahlen (Paginierung). Sie werden auch als tote Kolumnentitel bezeichnet, vor allem, wenn sie oben auf die Seite gesetzt werden. Lebende Kolumnentitel gehören hingegen zum Satzspiegel und sind zusätzliche Angaben über Inhalt, Kapitel bzw. Unterkapitel, z. B. als Kopfzeile. Satzspiegel sowie Papierformat bleiben gewöhnlich in einer Publikation durchgehend gleich.

Spationierung: Ist eine Bezeichnung für die Bearbeitung der Zwischenräume von Buchstaben und Wörtern durch den Typografen. Hierbei wird meist versucht die Lesbarkeit zu optimieren.

SVG: Die Abkürzung steht für Scalable Vektor Graphics, was mit skalierbare Vektorgrafiken übersetzt werden kann. SVG ist ein offizieller W3C-Standard zur Beschreibung von zweidimensionalen Vektorgrafiken. Vektorgrafiken haben gegenüber Bitmap-Grafiken wie GIF oder JPEG den großen Vorteil, dass sie ohne Qualitätsverlust zu skalieren sind. SVG-Dateien beinhalten ASCII-Code, der XML-basiert ist. So können sie mit praktisch jedem Editor bearbeitet werden.

SXD: Vektorformat, das in älteren OpenOffice-Versionen benutzt wurde. Seit der Version 2.0 wird es zunehmend vom neueren ODG-Format verdrängt.

Unicode: Unicode ist der scheinbar erfolgreiche Versuch, ein einheitliches plattform-, programm- und sprachunabhängiges Kodierungssystem für Schriftzeichen zu schaffen. Dabei wird für jedes weltweit bekannte Schriftzeichen eine Codierung festgelegt. Die zunehmende weltweite Akzeptanz, wird als eine der wichtigsten Entwicklungen im Bereich der Informationstechnologie angesehen. Die Version Unicode Character Database 5.0 umfasst inzwischen mehr als 99.000 Zeichen.

Versalien: Ein in der Typografie verwendeter Begriff für Großbuchstaben. Der Begriff Majuskeln wird hierbei identisch gebraucht. Ein Schriftsatz nur aus Großbuchstaben wird dementsprechend Versal- bzw. Majuskelschrift genannt.

WMF: WMF steht für Windows Metafile und ist ein vektorbasiertes Grafikformat von Microsoft. Es wird zur Speicherung von Bildern in der Zwischenablage sowie für den Datenaustausch von Bildern zwischen Windows-Programmen verwendet.

XPM: Hierbei handelt es sich um ein Bitmap-Grafikformat, das auch als X PixMap bekannt ist. Die Grafiken, meist handelt es sich hierbei um Icons, werden in einfachen Textdateien gespeichert.

10 Anhang

Die wichtigsten Adressen im Zusammenhang mit Scribus im Internet:

Scribus Homepage (*http://www.scribus.net*): Hier finden Sie alles rund um Scribus: FAQs, Downloads, Wiki, Dokumente, Vorlagen, weiterführende Links etc.

Scribus-Wiki (*http://wiki.scribus.net*)

Fehler und Featurewünsche (*http://bugs.scribus.net*)

Mailingliste (*http://nashi.altmuehlnet.de/mailman/listinfo/scribus/*)

Deutschsprachiges Forum (*http://www.scribus-forum.de*): Forum der deutschsprachigen Scribus-Gemeinde mit weit über 500 Teilnehmern, in dem sich alles um Scribus dreht.

Chat-Kanal (*irc.freenode.net*): Ein Chat-Kanal, bei dem es ebenfalls nur um Scribus geht. Rufen Sie den Kanal #scribus an, bekommen Sie von kompetenten Ansprechpartnern Tipps und Hinweise.

Vorlagen (*http://kde-files.org/index.php?xcontentmode=642*): Hier können Sie verschiedene Vorlagen für Scribus herunterladen.

Index